KB057019

자율신경기능의학을 통한

유방 치료

|일러두기|

- 이 책은 의학 지식에 대한 논픽션입니다.
- 담당 의사를 통한 진단 및 치료 과정을 대신 하는 것이 아님을 분명히 밝혀 둡니다.
  본인의 건강 상태나 그 치료법과 관련해 궁금한 내용은 반드시 주치의와 상담하거나
  병원을 방문하여 제대로 진료받기를 권합니다.
- 책 내용에서 사례 등에 나오는 주인공들은 사생활 보호를 위해 개인정보를 각색했습니다.

자율신경기능의학을 통한

유방
치료

개인별 맞춤형 치료 **2** C + SMART 치료

김준영 지음

에듀웰
eduwell

나는 외과 전문의이다. 환자의 병변 부위를 수술로 한순간에 제거해 병을 낮게 할 수 있다는 대단한 자부심을 가지고 있었고, 간혹 영양제 얘기를 꺼내는 환자에게는 '치료를 믿지 않고 엉뚱한 소리를 한다.'며 단호하게 대하곤 했다. 하지만, 지금은 완전히 반대이다. 큰 병원에서 수술과 치료에만 집중하다가 개업 후 조그마한 진료실에서 수많은 환자들의 다양한 애환을 하나하나 듣게 되면서 근본적인 의문을 품게 되었다.

'질병으로 힘들어하는 환자들이 바라는 치료의 궁극적인 목표는 무엇일까?' 이 궁금증을 풀어 보고자 몇 년 동안 파고든 전공과목 이외의 공부가 세상의 기준으로 보면 '엉뚱한 외과 의사'로 나를 변신시켜 버렸다.

그리하여 지금은 자율신경기능의학 치료를 하고 있다. 자율신경기능의학은 많은 사람이 들어봤음 직한 영양 요법의 기능의학에서 한 걸음 더 나아가 자율신경 치료와 심리 치료를 접목한 치료 요법이다. 여기저기 흩어져 있던 분야의 여러 학문을 모으고 분석하여 구성한 자율신경기능의학 치료를 임상에 적용하기까지는 수많은 시간과 실로 엄청난 노력이 필요했다.

우연한 계기로 접하게 된 기능의학에 대해 처음에는 불신과 깊은 의문이 있었지만 곧 기대와 희망으로 바뀌었고, 영양학 분야의 수많은 강의를 열렬히 쫓아다니며 몇 년을 공부하다 보니 어느덧 영양 요법 전문가로서 강의까지 하게 되었다. 그리하여 영양 요법을 응용한 치료에 능숙해지면서 의과대학에서 힘겹게 수련하고 전문의로서 수술해 왔던 긴 시간 동안 영양에 대해 제대로 알지 못하고 지나온 사실이 무척 안타까웠다. 수술 당시 기능의학적인 원인 찾기와 해결책을 함께 적용했더라면 치료 결과가 더욱 좋았으리라는 확신이 들어서다. 지금은 의학 과정에서 배우지 못했고 관심조차 없었던 영양학 분야가 질병 예방과 생명 유지에 외과 수술보다 더 중요하다 싶은 생각까지 든다.

그런데 영양 치료로 어떤 병이든 치료할 수 있을 거라 자신하던 무렵 쉽게 해결되지 않는 환자들을 하나둘 만나며 한계를 서서히 느끼게 되었고, 보완책으로 NLP 심리 치료 기법을 접목하게 되었다. 영양 치료에 심리 치료가 더해지니 치료 성적은 월등히 상승했지만 한계는 또 생겼다. 그 즈음에 마침 근골격계 구조학 분야를 접하게 되면서 현재의 자율신경 기능의학의 체계를 마련하게 되었다.

이러한 과정을 거치면서 영양, 심리, 구조 등이 몸을 어떻게 움직이고 변화시키는지에 대해 몰입해 가다 '질병을 바라보는 관점'이 바뀌어 점차 '별난 외과 의사'가 되어 갔다. '치료는 몸이 스스로 하고 의사는 도와줄 뿐이다.' 또는 '내 몸에 100명의 의사가 산다.'는 말을 완전히 이해하고 체득한 때문이다.

하지만, 이렇게 만들어진 자율신경기능의학이 무슨 질병이든 뚝딱 낫게 해 주는 만능 치료 요법은 아니다. 현대 주류 의학의 치료 요법을 우선하면서 기능의학 검사로 질병의 뿌리를 찾아내고, 영양 요법과 자율신경 치료를 병행하여 면역력을 키우고, 심리를 안정시켜 치료 효과를 높이고 재발을 막아 보려는 요법이다. 즉, 자율신경기능의학을 적용하여 현대의학의 치료 중에 생길 수 있는 부작용을 최소화시키고, 면역력을 극대화하여 치료 효과를 향상시키는 데 중점을 둔다. 이렇게 '자율신경기능의학'은 '현대의학의 진단과 치료 접근을 우선하면서 보조적이지만 적극적인 역할을 한다.'라는 점을 강조하고 싶다. 단순한 보조 역할만 하는 단역이 아니라 '주연급 조연'인 것이다.

현대의학은 양성 질환이나 초기 암에서는 치료 효과가 높지만, 치료 부위 외에 연관된 문제가 생길 경우 명확한 검사 결과가 뒷받침되지 않으면 해결할 수 있는 방법이 별로 없다. 그리고 만약 질병으로 이름(상병명) 붙이지 못할 때는 현재 의료 체계상 뾰족한 치료 방침조차 없다. 또한 병세가 위중하거나 암 병기가 높아 몸에 부담될 정도의 강력 치료를 할 때 생길 수 있는 부작용을 해결할 마땅한 방법도 사실 부족하다. 한 가지 병을 치료하려다가 또 다른 병을 얻어서 고생을 하는데도 병원에서 적절한 치료를 받지 못하고 비방이나 민간요법 또는 한방 요법으로 겨우 지내는 환자들이 너무 많다. 심지어는 증상의 호전이나 완치를 포기하고 그냥 고통 속에 지내는 환자들도 있다. 이렇게 외면받는 환자들에게 자율신경기능의학 치료는 일반적인 증상 완화 치료보다 훨씬 효과적인 부분이 분명히 있다.

처음 시작했던 '간·담·췌 외과' 전문의로서나 이후 '유방·갑상선 외과' 전문의로서 오랫동안 환자를 치료했던 방식은 수술, 항암제, 방사선을 중심으로 하는 3대 표준 치료 요법이었다. 이 요법 외에는 암 환자를 살릴 수 있는 방법이 없다는 신념으로 가득 찼었다. 그러나 표준 치료로 많은 환자들을 살리기도 했지만, 최선을 다해도 암이 완전히 치유되기를 기대할 수 없다고 판단된 환자도 있었고, 수술과 항암 치료를 하면서 더 악화되어 안타까운 결과로 이어지거나 다른 치료법을 찾아 떠나는 환자도 있었다. '만약 이런 분들에게 자율신경기능의학 치료를 적용했더라면 어떠했을까?'라는 안타까운 의문은 항상 가지고 있다.

모든 질병에는 이미 분석되어 온 원인이 있다. 그래서 찾아진 원인만 제거하면 간단히 치료될 듯하지만, 생명체에서는 원인과 결과가 1:1의 대응 방식으로 생기는 게 아니기 때문에 결과에 대응하는 방식으로는 근본적 치료가 쉽지 않다. 그런데 현대의학이 결과(증상)를 해결하는 방법인지라 원인을 피하는 방법은 제대로 알려 주지 못하는 한계가 있다. 예를 들면, 현대의학은 싸우지 않으면 가장 좋지만 어쩔 수 없이 싸움에 휘말려 주먹을 맞게 되고 멍이 들면 연고나 파스를 붙여 주는 방식이다. 기능의학은 날아오는 주먹을 피하지 못할 때 덜 아프게 맞는 기술, 그리고 멍이 덜 들게 맞는 기술을 알려 주는 역할을 할 수 있다. 그 역할이 획기적으로 치료 효과를 높이기도 하고, 재발 방지에 큰 도움이 됨을 강조하고 싶다.

　현재 만연하고 있는 기능의학 치료는 비정상적이고 기형적일 만큼 '영양학'에만 치중되어 있다. 관련 전문가들이 영양학으로 치료가 대부분 가능하다고 하니, 영양에 대해 좀 아는 사람이라면 저마다 질병을 쉽게 치료할 수 있다고 호언장담하는 부작용까지 낳고 있는 현실이다. 이런 마당에, 기능의학의 한계를 뛰어넘는 자율신경기능의학의 발전으로 하루하루 조금씩 희망을 발견해 가고 있어 한편으로는 다행이라고 생각한다.
　세상 만물 모든 일에는 인과 법칙이 있듯이 질병도 마찬가지이다. 질병을 일으키는 원인은 3대 건강 요소의 불균형에서 찾아야 한다. 근골격·신경·혈관계로 구성된 물리적인 측면의 '구조학', 9대 영양소의 조화로 형성되는 화학적 측면의 '영양학', 그리고 감정과 생각을 포함한 생명에너지 측면의 '심리·영성학'이다.
　구조·영양·심리 세 분야를 기초로 개발된 자율신경기능의학은 각각의 영역에서 질병의 원인 규명과 치료를 위해 새로운 체계인 'SMART' 기법을 도입했다. 그리고 SMART 체계의 중심인 자율신경기능의학에 현대의학을 접목시켜 'C+SMART 치료법'으로 발전시켰다. 'C+SMART 치료법'은 질병의 원인을 현명하게 찾아내고, 치료를 똑똑하게 하자는 의미도 포함되어 있다. SMART 분류 체계는 거의 모든 질병에 적용할 수 있지만, 이 책에서는 유방·갑상선 전문의로서 유방 질환에 해당하는 부분을 자세하고 구체적으로 설명했다. 쉽게 찾을 수 있는 정보들은 배제하고, 독자가 얻은 정보를 어느 부분에 어떻게 사용하면 좋을지 판단이 쉽도록 노력했다.

이런 이유로, SMART 체계에서의 질병 요인에 따른 치료법은 매우 중요하다. 현재의 질병 상태를 정확히 파악해야 문제를 해결할 능력도 얻어지며, 이는 곧 질병의 치유와 치료로 이어지는 결정적인 방법이 된다. 자신이 앓고 있는 어떤 질병이든 치료가 어렵다거나 치료법이 없다는 주변의 주장을 그냥 믿고 포기하지 말고, 질병에 적극적으로 대처하여 이겨 내고 재발하지 않는 방법을 찾아가길 바란다. 부디, 많은 사람들이 질병으로부터 자유로워지기를 바라며 이 책의 소개를 마친다.

모든 일에는 작용과 반작용이 있듯이, 암을 치료할 때도 항암 치료가 효과적이지만 어쩔 수 없이 부작용이 동반될 수밖에 없습니다. 암 치료의 최일선에 있는 외과 의사로서 치료가 잘된 환자를 보며 보람도 느끼지만, 수술을 잘 받고 나서 항암제 치료로 더 힘들어하는 환자들을 보며 마음 아프기도 합니다. 많은 정보가 넘치면서 환자들은 더 효과 있다고 생각되는 치료를 찾아 나서지만, 실제는 의학적으로 부실하거나 검증되지 않은 민간요법이나 대체 요법인 경우가 많습니다. 현재 현대의학 표준 치료의 보완적인 측면으로 체계를 갖추고 있는 자율신경기능의학이 방황하는 많은 환자들에게 실질적인 도움을 줄 수 있기를 기대하며, 좋은 자료를 모아 집필해 주신 저자께 감사드리며 이 분야에 더 많은 발전이 있기를 바랍니다.

– 박찬흔 교수(성균관의대 강북삼성병원 유방–갑상선암센터장,
전 대한유방암학회 이사장, 한림의대 강동성심병원 병원장)

유방과 갑상선 암은 그 어떤 암보다 표준 요법 치료 후 생존율이 높은 암이지만, 병원 치료가 끝난 후에는 건강하고 긍정적인 삶의 자세가 매우 중요합니다. 그렇지만 다른 환자들의 재발을 듣고 보게 되면서, 오히려 걱정 속에서 살아가는 모습을 많이 보게 됩니다. 김준영 원장은 새로운 시각에서 어떻게 하면 더 건강하고 긍정적으로 살아갈 수 있을지를 제시하고 있습니다. 자율신경기능의학을 통해 건강을 회복하고 암의 재발이라는 두려움에서 벗어나, 보다 밝은 미래를 그려 나갈 수 있기를 기대해 봅니다.

– 김도일 교수(한림대학교성심병원 유방내분비암센터장)

유방암을 포함하여 질병이 심각할수록 다양한 질병에 노출될 가능성이 큽

니다. 이런 환자들의 치료에 있어 자율신경기능의학이 현대의학과 공조하면서 어떻게 치료 효과를 높일 수 있는지 친절하게 안내하고 있습니다. 더불어 환자가 질병 회복에 현대의학과 자율신경기능의학을 어떻게 이용해야 할지도 제시하고 있습니다. 질병 치료에 어려움을 겪고 있는 많은 분들에게 실제적인 도움이 되기를 기대합니다.

– 김승기 교수(차의과대학교 분당차병원 유방암센터장)

　　의학이 눈부시게 발전해 왔으나 인체에 문제를 일으키는 위협 요소들도 함께 늘어나고 있어, 건강이 손상되는 속도는 더욱 빨라지고 있습니다. 의학이 건강을 지키기 위한 필수 요건이지만, 건강상의 모든 문제를 해결할 수 없는 한계도 있습니다. 환자가 질병을 맞닥트렸을 때 가장 크고 위급한 문제는 현대의학이 책임지고 해결하려고 노력하지만 다양한 증상의 해결에는 부족한 부분이 있기 때문입니다. 심각한 건강상의 고비를 넘기는 순간에 환자들의 다양한 증상이 발목을 잡는다면 자율신경기능의학적 뿌리 원인을 찾아 해결하려는 시도가 필요하다고 생각됩니다. 자율신경기능의학이 건강에 대한 두려움과 고통의 고비를 넘으려는 모든 분들에게 도움이 되기를 바랍니다.

– 강수환 교수(영남대학교병원 유방내분비외과 유방센터장)

　　유방암뿐만 아니라 다양한 질병 치료에 있어 자율신경기능의학이 현대의학과 공조하면서 어떻게 치료 효과를 높일 수 있는지 친절하게 안내하고 있습니다. 이 책에서 가장 인상적인 부분은 'C+SMART' 체계의 개발인데, 현대의학을 기반으로 접목한 자율신경기능의학이 질병의 예방과 치료에 있어서 어떤 역할을 하는지에 대해 환자의 입장에서 상세하게 기술하고 있습니다. 건강한 삶을 추구하는 우리 모두에게 훌륭한 '삶의 생활 지침'을 제공하고 있으며 당장 질병 때문에 고민이 많은 분들에게 실제적인 도움을 주리라 생각합니다.

– 김구상 교수(고신대학교복음병원 유방외과)

수술로 암을 철저하게 제거하려고 노력하는 외과 의사의 입장에서는 타 분야의 확실한 도움을 받아서라도 환자가 재발과 생명의 위협이 없는 상태에서 늘 건강하게 지내기를 바라고 있습니다. 중요하다고는 하지만 진료실에서는 소홀해질 수밖에 없는 영양, 구조, 심리의 측면에서 건강을 만들어 가고 유지시키려는 방법이 체계적으로 정리되어 있어 더할 나위 없이 반갑고 든든합니다. 환자들이 자율신경기능의학을 통해 자신만의 건강 관리와 암 재발 예방에 도움이 되기를 기대합니다.

– 윤지섭 교수(성균관의대 강북삼성병원 유방 · 갑상선 암센터 외과)

암 환자들을 진료하면서 어쩔 수 없이 경험하게 되는 한계와 환자에 대한 연민이 저자로 하여금 다방면의 공부에 매진한 결과가 잘 정리되었다고 생각합니다. 의학적 측면으로 볼 때 세부적인 내용에 대해서는 이견이 있지만 수술, 항암 화학 요법, 방사선 치료 등 직접적인 암 치료 외에 당뇨, 고지혈증, 비만 등 동반 질환에 대한 조절 및 식생활 개선과 운동, 스트레스 관리 등의 중요성에 대해서는 의견을 같이 합니다. 이미 자율신경기능의학의 이론과 결과가 있지만, 보다 많은 연구와 다양한 분야의 전문가들과의 논의를 통해 환자들에게 도움이 될 수 있기를 바랍니다.

– 허호 과장(국민건강보험 일산병원 유방외과)

유방암 치료에서 조기 발견에 의한 완치를 기대하는 부분은 차치하고라도, 기존의 표준 치료에 다양한 접근법을 추가하여 유방암이나 유방 질환을 포함하여 다양한 신체 증상에 대한 치료 완성도를 높이고자 한 김준영 원장님의 노고에 찬사를 보냅니다. 생각의 패러다임이 전환된 자율신경기능의학 치료가 많은 환자분께 도움이 되기를 기원합니다.

– 윤찬석 교수(차의과학대학교 강남차병원 유방외과)

새로운 관점에서 유방 질환에 대해 보완의 해결책을 제시하고 있어 '제5원소' 같은 감명을 받았습니다. 수술, 항암 약물 치료, 방사선 치료와 유방암의 표적 치료에 이은 자율신경기능의학을 통해 환자들이 유방암을 치유하고 건강한 삶을 유지할 수 있기를 기원합니다. 우리 몸의 면역 체계를 균형 있게 잘 유지하고 지속적으로 관리할 수 있도록 영양, 구조, 심리의 3대 축을 통해 해법을 기술하고 있습니다. 이 책을 접하는 모든 분들이 자신의 삶을 되돌아보고, 자신만의 건강한 생활 시스템을 구축하기를 소망해 봅니다.

– 박세호 교수(연세대학교 세브란스 연세암병원 유방암센터장)

수술과 항암 주사 치료, 표적 치료, 항호르몬 치료 등과 같은 현대의학의 발전은 괄목할 만한 유방암 치료 성적의 향상을 가져왔습니다. 그럼에도 불구하고 철저한 근거 중심의 표준 치료는 유방암 치료 전후 건강의 모든 요소를 다루지 못하는 것 또한 사실입니다. 김준영 원장님께서 제시한 자율신경기능의학을 잘 활용한다면 유방암의 완치를 넘어서 온전한 건강 관리와 회복에 도움이 될 것입니다.

– 안성귀 교수(연세대학교 강남세브란스병원 유방외과)

프롤로그 · 4
추천사 · 10

6장 C+SMART 치료법의 유방암 검사법

01 **현대 주류 의학(C)에서의 유방암 검사** ···················· 22

검진 1단계: 상담 및 임상 진찰   22

검진 2단계: 유방 영상 검사   22

검진 3단계: 조직 검사   24

02 **SMART 치료를 위한 자율신경기능의학 검사** ············· 25

혈액 검사(Blood chemistry)   27

소변 유기산 대사 균형 검사(Urine organic acid profile,
소변 OAP) / 소변 유기산 검사   32

만성 지연성 IgG4 음식물 알레르기 검사(IgG4 food allergy test)   38

타액 호르몬 검사(Salivary hormone test)   49

에스트로넥스 검사(Estronex profile)   53

더치 검사(DUTCH test)   56

혈액 / 모발 중금속 검사   59

생체 전기 저항 분석법(Bio-electrical impedance analysis, BIA)   66

NK 세포 활성도 검사   68

7장 C+SMART 치료법의 유방암 치료 요법

01 **현대 주류 의학(C)에서의 치료 요법** ································· **80**

치료 전 미리 받는 검사　　　　　　　　　　　　　　　80

치료 방법의 선택 기준: 유방암 병기　　　　　　　　　81

현대의학의 유방암 치료 문제점　　　　　　　　　　　85

02 **자율신경기능의학적 SMART 치료법** ······················· **88**

독특한 **S** MART 치료법

Stabilizing ANS(자율신경 안정화하기) ····················· **92**

신경 스트레스 이완 ANS(anti-neural stress) 치료　　　92

지·수·화·풍(地水火風, 영양·수분·체온·산소)　　　　　99

고주파 온열 치료 요법　　　　　　　　　　　　　　111

독특한 S **M** ART 치료법

Managing Mucosa(점막 관리하기) ························· **117**

식이 요법에 관한 고찰　　　　　　　　　　　　　　117

메틸화(Methylation, 메틸레이션) 대사　　　　　　　　123

저탄고지와 간헐적 단식　　　　　　　　　　　　　129

평소 상식이 무색해지는 소금에 대한 오해　　　　　　141

장 점막 손상 회복 방법으로서의 6Rs　　　　　　　　146

독특한 SM Ⓐ RT 치료법

Adjusting Hormone(호르몬 조절하기) ·········· 159

인슐린 저항성 측정과 치료   159

올바른 콜레스테롤 수치 관리하기   165

에스트로겐 우세증(Estrogen dominance) 관리   176

합성 호르몬 치료 요법   183

마른 비만-상대적 근감소증과 이소성 지방   185

독특한 SMA Ⓡ T 치료법

Reframing Thought(생각 관점 바꾸기) ·········· 191

신경-언어 프로그래밍(Neuro-linguistic programming, NLP) 요법 191

관계 개선하기 치료 요법   197

심신의학의 허와 실   202

독특한 SMAR Ⓣ 치료법

Taking-out Toxin(독소 배출하기) ·········· 206

독소 배출하기   206

환경 에스트로겐(유사 에스트로겐) 피하기   229

스테로이드 과용은 금물   230

비타민C 고농도 정맥 주사 치료 요법   233

독특한 SMART 치료법

기타 영양 치료 ·········· 242

유방에 도움되는 기타 영양제   242

8장 자율신경기능의학 치료 사례

사례1 ········ **258**

자율신경기능의학 치료 병행으로 항암 치료 부작용이 거의 없이
암 덩어리가 사라졌어요

사례2 ········ **263**

자율신경기능의학 치료로 유방암과 관련된 미세 석회가 없어졌어요

사례3 ········ **266**

버려야 할 습관을 고치지 못하면 치료 효과가 현저히 떨어져요

사례4 ········ **270**

케톤 식이 요법으로 암 크기가 줄어들었는데 식이 요법을 중단하자 재발했어요

유방암의 예후 단계 · 275

에필로그 · 281

책 속 별책 부록

세포 대사 교정으로, 요요 없이 건강해지는 다이어트 비법

케톤 대사 식단

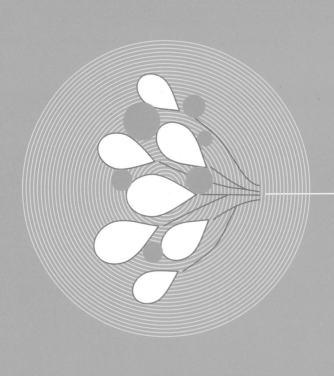

6장

C+SMART 치료법의
유방암 검사법

유방암의 검사 및 치료 방법	
기본 항목	**추가 항목**
현대 주류 의학 (C)	자율신경기능의학 (SMART)

유방에서 뭔가가 만져지거나 유방암이 의심되는 상황에 병원을 찾으면 여러 검사를 하게 된다. 자율신경기능의학에서는 현대 주류 의학의 검사와 SMART 자율신경기능의학 검사를 함께 하고 있다.

현대 주류 의학에서의 유방 검사는 가장 우선적으로 '유방암 찾기'에 초점이 맞춰져 있다. 유방암을 찾으려고 검사를 시작했다가 유방 종양이나 유선 조직의 변화 등을 찾아내게 되면 병변 상태를 확인하기 위해 미세침 세포 검사 또는 총조직 검사를 하게 된다.

반면 SMART 검사는 유방 질환이 발생하게 된 원인을 찾는 데 목적이 있다. 유방암에 직접적인 영향을 주는 에스트로겐 우세증 검사를 하고, 인슐린 저항성이나 탈수, 영양 상태, 중금속, 일자목 등도 상황에 따라 검사한다. 처음에는 일상적으로 잘 모르는 검사인지라 의아해 하지만, 검사를 통해서 이상 여부를 발견하고 치료를 하면 대부분 만족해 한다. 모든 유방 질환은 유방만의 문제가 아니라 몸 전체와 연결되어 있다. 몸의 어디에서부터 문제가 생겼고, 현재 어떤 상태인지 알아야 정확하게 치료 방향을 정할 수 있다. 이제 현대 주류 의학 유방 검사와 SMART 자율신경기능의학 검사에 대해 자세히 알아보자.

01

현대 주류 의학(C)에서의 유방암 검사
(수술 중심 표준 유방암 치료 요법)

검진 1단계: 상담 및 임상 진찰

상담을 통해 초경 시기, 폐경 여부, 생리 주기, 생리통 여부와 강도, 출산 경험, 여성 호르몬제 복용 여부, 난소 종양 여부, 유방 질환 과거력, 유방암을 포함한 암 가족력 등을 조사하여 유방암 가능성을 파악한다. 그리고 육안으로 양쪽 유방의 대칭, 유방의 크기와 모양, 피부 등에 문제가 있는지를 관찰한 후 겨드랑이, 유방, 목 주변을 세밀하게 촉진하고 유두 분비물이 있는지 확인한다.

검진 2단계: 유방 영상 검사

유방 압박 엑스레이 촬영(Mammogram, 맘모그램)

양쪽의 유방을 각각 위아래, 좌우로 압박해서 4장의 X선 사진을 찍는다. 경우에 따라서는 촬영 중 유방에 압박 통증이 생길 수도 있지만 유방 암의 조기 발견에 중요한 검사로, 만 40세 이상 여성은 1~2년에 한 번 검사를 권고한다. 유방에 혹이나 멍울로 인한 비대칭이 있는지, 칼슘 성분 등이 유방 조직에 하얀 돌가루처럼 쌓인 석회화 증상이 있는지, 유선 조직이 지방 조직보다 많은 치밀 유방인지를 확인한다. 치밀 유방인 여성은 유방 X선 촬영과 초음파 검사를 함께 받는 것이 좋다. 특히, 미세 석회를 동반한 유방암은 유방 초음파 검사만으로는 놓칠 수가 있기 때문에 반드시 유방 X선 촬영을 해야 한다.

유방 초음파 검사

유방 X선 촬영과 함께 시행하는 또는 추가적인 정밀 검사로 시행하는 일반적인 방법은 유방 초음파 검사이다. 유방 X선 촬영에서 혹이 발견된 경우, 유방에서 혹이 만져지는 경우, 치밀 유방인 경우, 비대칭인 경우, 임산부나 수유부로 유방 검사가 필요한 경우에 유방 초음파 검사를 한다. 동양 여성은 서양 여성보다 치밀 유방의 가능성이 높아서 유방 초음파 검사를 기본적으로 해야 하지만, 서양 여성을 기준으로 정해진지라 정기 검사 시 유방 X선 촬영만 기본 사항으로 정해져 있다. 게다가 유방 암의 80~90%가 종양임을 고려할 때 유방 초음파 검사가 필수가 되어야 한다. 맘모그램에서 미세 석회가 발견되었을 때도 유방 초음파 검사를 해서 종양과 관련이 있는지 반드시 확인해 봐야 한다.

유방 MRI 검사

일반적인 유방 질환이 있을 때 시행되는 검사는 아니다. 유방암 진단과 병기나 전이 여부를 판단하는 데 도움이 되는 검사법으로 가격은 비싸지만 방사선 노출이 없고 비교와 관찰이 쉬운 장점이 있다. 뿐만 아니라, 유방 X선 촬영이나 유방 초음파에서 찾아내기 어려운 병변을 찾을 수 있기 때문에 유방암 수술 전 수술 범위를 결정하는 경우, 항암 치료 중 그 효과의 판정이 필요한 경우, 겨드랑이 림프절 전이가 발견된 유방암의 경우, 평생 유방암 발병 위험성이 20%가 넘는 경우, 다른 검사에서 유방암이 의심되는 경우 등에 필요한 검사이다. 유방에 파라핀, 자가 지방, 필러 등 이물질을 넣어 일반적인 검사로는 유방암의 여부를 판정하기 어려울 때에도 사용되며, 유방 확대술 후 인공 보형물의 파열 여부 확인이 필요한 경우에도 MRI 검사를 한다.

검진 3단계: 조직 검사

조직 검사는 유방 혹에서 세포나 작은 조직을 떼어 암세포가 있는지 확인하는 것으로 유방 종양의 성질과 유방암을 확진하는 방법이다. 유방 초음파 검사에서 이상 소견이 있을 경우, 가느다란 주사 바늘로 종양 부위를 찔러 얻은 세포를 검사하는 미세침 흡입 세포 검사, 부분 마취 후 초음파를 보면서 약간 굵은 바늘로 종양 조직을 가늘게 떼어 내 검사하는 총 조직 검사, 굵은 바늘을 넣고 진공 흡입기를 작동해 조직을 떼어 내 관찰하는 진공 보조 유방 생검술 등의 검사를 하게 된다. 만일 유방 X선 촬영에서 석회화가 발견된 경우에는 유방 촬영술 유도하 조직 검사나 입체 정위 심부 생검법 같은 조직 검사를 받는다.

02

SMART 치료를 위한
자율신경기능의학 검사

　유방에 불편감이 있는데도 유방 촬영과 유방 초음파 검사에서 별 이상이 없는 경우, 유방 내에 이미 물혹이나 결절이 다수 있는 경우, 유방 결절을 반복적으로 제거해야 할 정도로 재발이 많은 경우에는 반드시 SMART 검사를 해서 유방암이 생길 가능성을 사전에 차단해야 한다. 이미 유방암인 경우에는 더욱 SMART 검사를 해서 가능한 빨리, 정확하게 요인을 제거해야만 항암 치료의 부작용을 줄일 수 있고 재발의 걱정도 덜 수 있다.

　현대 주류 의학의 검사 해석법은 1:1 대응 방식이다. 즉, 흔히 정상치라고 하는 참고치를 벗어난 검사 결과에 따라 하나의 해결책을 대응하는 방식이다. 하지만, 기능의학 검사 해석법은 서로 유기적인 관계를 파악하는 데 있다. 하나의 결과가 나타나기까지는 여러 가지 원인이 복합적으로 작용한다는 의미이다.

　1:1 대응 방식은 '장님, 코끼리 만지기'가 될 수 있다. 기능의학 검사 해석도 현대의학의 틀을 벗어나지 못한 의료인이 해석할 때는 포괄적 통

합 해석을 못할 수도 있다. 그럴 경우, 병의 증상만 억제하는 현대의학 치료의 한계를 영양제로 대체할 뿐 별다른 차이가 없으며 제대로 된 기능의학적 치료를 했다고 할 수 없다.

유방 질환만 가진 환자는 없다. 생리 불순, 생리통, 목·어깨 불편, 불면증, 수면 장애, 소화 불량, 피부 문제 등이 함께 있을 가능성이 높다. 또한 운동을 할 기운도 없고, 조금씩 먹는 데도 자꾸 살이 찌는 몸으로 하루하루 겨우 지내는 경우가 더 흔하다. 이런 상태로 시간이 흐르면 만성 질환이라고 불리는 고혈압, 고지혈증, 당뇨병 등과 같은 대사성 증후군이 생길 가능성이 높고, 여성의 경우에는 자궁 근종, 자궁 내막증, 갑상선 결절, 유방 종양, 다낭성 난소 등의 꼬리표를 달고 사는 환자가 되기 쉽다.

원인이 정확하게 드러나지 않은 질병은 모두가 저영양(地, 지), 저수분(水, 수), 저체온(火, 화), 저산소(風, 풍)'와 관련이 있고, 이들은 신경계, 내분비계, 면역계에 이상을 유발한다. 그 결과가 '혈액 순환 장애'이며 다시 건너오기 힘든 강을 건너가는 순간이다. 그 근간에 자율신경(空, 공) 이상의 문제가 깔려 있다.

SMART 검사법은 현대의학에서 다루지 않는 영역에서 질병의 뿌리 원인을 찾아내는 검사법이다. 유방에 생긴 문제로 불편하고 미심쩍은데 '유방 촬영이나 유방 초음파에서 이상이 없으니 그냥 지내 보고 몇 달 후에 봅시다.'라는 얘기를 여러 번 들었다면, 이제는 SMART 검사를 통해 원인을 샅샅이 찾아야 할 때임을 명심하자.

혈액 검사(Blood chemistry)

혈액 검사에서 이상 수치가 나온다면 신체적 이상 증상이나 질병이 있을 가능성이 높다. 하지만 혈액 검사 결과가 참고 수치(Reference range) 내에 있다고 해서 신체 기능이 꼭 정상이라고 할 수는 없다. 그래서 기능의학에서는 최적치(Optimal range)를 사용하며, 기성복과 같은 평균 범위가 아니라 개인의 몸 상태에 딱 맞게 파악하려고 노력한다.

진단은 어느 날 갑자기 받게 되지만, 질병은 어느 한 순간에 생기지 않고 신체의 물리적, 화학적 불균형 그리고 생체 에너지의 장애가 지속되어 세포 조직의 형태학적인 변화를 만들고 나서야 어느샌가 드디어 병이 나타나게 된다. 기능의학 검사들은 현대의학에서 별로 사용하지 않는 진단 방법이 많지만 혈액 검사는 현대의학과 기능의학 모두 가장 기초 자료로 중요하게 사용한다. 다만, 기능의학에서는 현대의학의 해석법에 추가하여 세포 대사의 기능적인 문제를 더 파악하는 데 중점을 둔다.

예를 들어, 빈혈을 파악하는 혈색소 헤모글로빈(Hb)과 적혈구 용적 헤마토크리트(Hct), 알부민 수치로 탈수를 찾아낼 수 있다. MCV, MCH, RDW 수치를 이용해서 비타민B군에 대한 대사 이상, 위축성 위염에 의한 저위산증과 점막 두께를 예측할 수 있다. 알칼리포스파타아제(ALP) 수치는 담즙관이나 근골격계 문제를 확인하면서 암 발생 위험도와 인공 감미료 섭취 정도를 파악할 수 있고, 아연과 비타민C 대사 이상을 예측할 수 있다. 여러 검사 수치를 종합하면 더 많은 의미를 찾아낼 수 있기 때문에 많은 개수의 혈액 검사 종목이 필요하게 됨으로써 결국 최고급 종합 검진보다 더 자세한 혈액 검사를 하게 된다.

에스트로겐 우세증

혈액 검사로 자궁과 난소의 건강 상태까지 파악할 수 있다. 에스트로겐 우세증은 에스트로겐의 에스트라디올(Estradiol, E2)과 프로게스테론(Progesterone, pg) 수치로 파악하지만, 혈액 검사의 다른 항목으로 장 기능과 호르몬 생성 정도를 추가 파악하게 되면 더 예리하게 추측할 수 있다. 물론, 혈액 검사로 에스트로겐 우세증을 정확히 파악하기 힘들기 때문에 기능의학의 타액 호르몬 검사(Salivary hormone test)나 에스트로넥스(Estronex) 또는 더치(DUTCH) 검사로 정확하게 파악해야 한다고 주장한다. 그렇지만 수백 건의 기능의학적 호르몬 검사를 해 본 결과 비싼 비용으로 검사를 다 하지 않아도 혈액 검사를 통해 에스트로겐 우세증의 추세 파악이 충분하다는 생각이 든다.

이런 시도는 외국에서 이미 다양한 계산법으로 시도되었지만, 그 기준에 맞추다 보면 대부분의 한국인들은 에스트로겐 우세증에 해당하고 검사 결과의 단위 변환을 해야 하기 때문에 그대로 적용하기에는 어려움이 있었다. 그래서 기준치를 조절하여 사용하고 있으며 기능의학 검사에 비해 정확도는 떨어진다고 해도 충분히 유용한 진단 기준으로 사용할 수 있다. 대신 한 가지 문제라면 산부인과에서는 일반적으로 프로게스테론 수치를 측정하지 않기 때문에 검사를 요청하거나 다시 혈액 검사를 해야 한다. 만약 혈액 검사에서 에스트라디올(E2)과 프로게스테론(PG)의 검사 수치가 있다면 쉽게 계산할 수 있다.

우선, 에스트라디올과 프로게스테론은 10:1의 비율이어야 한다. 물론, 배란기 후부터 생리 직전까지이면 가장 좋지만 혈액 검사를 배란기 전에 해도 상관은 없다. 에스트라디올 수치의 단위는 mg/mL이고 프로게스테론 수치는 ng/mL이지만 단위의 환산 없이 그냥 숫자만으로 계산하면 된다. 여기에서 10:1의 범위를 벗어나면 일단 문제이다.

예를 들어, 에스트라디올 E2 170mg/mL이고 프로게스테론 0.13ng/mL일 때 예전 계산법에 의하면 프로게스테론을 130mg/mL로 단위를 환산한 후 계산해야 하지만 그럴 필요가 없다는 의미이다. 에스트라디올이 170이라면 10:1의 값은 17이어야 한다. 그런데 0.13은 17에서 한참 모자란다. 즉, 10:1의 범위를 벗어난 상태이다. 일차적으로는 에스트로겐 우세증을 우선 의심해 볼 수 있는 상태이지만, 확증을 위해서는 한 번 더 계산을 해야 한다. 'E2/10−PG≧10'이면 에스트로겐 우세증을 의심할 수 있다. 이에 따라 계산하면 17−0.13은 16.87이므로 '에스트로겐 우세증'에 해당한다. 혈액 검사를 생리 주기마다 한 번씩 해서 3번 중에 2번 이상이면 거의 확실히 에스트로겐 우세증으로 진단 가능하다. 검사는 생리 중일 때만 피하고 연속 3번이 아니어도 아무 때나 하면 된다. 정확하게는 '에스트라디올 우세증'이라고 해야 하지만, 가임기 여성에게서 에스트로겐 호르몬 3가지 종류 중에 에스트라디올(E2)이 가장 우세하고 대표성을 띄기 때문에 그냥 '에스트로겐 우세증'이라고 한다.

에스트로겐 우세증이 발견되었다면 반드시 유방 검사를 해 보고, 산부인과에서 자궁과 난소를 검사해 보기를 권한다. 문제가 동시에 있거나 순차적으로 생길 가능성이 높기 때문이다. 에스트로겐 우세증이 오래되면 갑상선에도 문제가 생길 가능성이 높아진다. 에스트로겐 우세증 증상이 오래 전부터 있었다는 판단이 들면 갑상선 검사도 꼭 같이 해 보기를 권장한다.

인슐린 저항성

대사 질환의 시작이라고 할 수 있는 인슐린 저항성은 공복 인슐린과 혈당 수치를 측정해서 복잡한 계산을 한 후에 HOMA-IR 값으로 진단해야 하지만 건강 검진 차원에서 흔히 하는 콜레스테롤 혈액 검사로도 예측이 가능하다. 가장 흔히 쓰이는 방법이 중성 지방/고밀도 지단백 콜레스테롤 비율(TG/HDL ratio)인데, 2 이하가 가장 이상적인 수치이고, 2~4는 주의를 요하며, 4 이상이 되면 대사 증후군을 유발하는 인슐린 저항성이 있을 가능성이 매우 높다. 또한 총콜레스테롤(TC)과 고밀도 지단백 콜레스테롤(HDL)의 비율로도 예측할 수 있다. HDL/TC×100으로 계산해서 25% 이하이거나 TC/HDL이 4 이상이면 인슐린 저항성을 의심할 수 있는데, 만약 5 이상이면 급성 심근 경색의 향후 발생 가능성을 예측할 수 있을 정도의 기준으로 사용되기도 한다. 여담이지만, LDL/HDL 비율도 HOMA-IR 값과 비교하여 의미 있는 계산법이기는 하지만 아직 정확한 기준 수치는 연구 중에 있다.

이렇게 콜레스테롤을 이용해서 10대 소아청소년에서도 대사 증후군의 위험도를 예측해 볼 수 있다. HDL보다 TG가 3.3배 높으면 14.8배 위험하고, TC가 3.8배 높으면 30.6배 위험하며, 두 조건이 모두 충족되면 대사 증후군의 위험이 36.2배나 높다.

건강한 상태를 원한다면 TC/HDL 3.5 이하, HDL/TC×100 29% 이상, TG/HDL 1.5 이하로 유지하면 된다. 하지만, 어떤 비율보다도 더 중요한 전제 조건은 TG 150mg/dL이하인데, 좀 더 엄격하게는 100mg/dL 이하여야 한다. 만약, HDL 60~90mg/dL이고 TG 100mg/dL 이하를 유지할 수 있다면 어떤 조건이라도 관계없이 인슐린 저항성은 물론 고지혈증(고콜레스테롤 혈증)의 합병증과 관련된 위험에서 벗어날 수 있다.

인슐린 저항성을 직접적으로 측정하는 방법은 공복 인슐린 수치 측정과 HOMA-IR 수치 계산이다. 공복 혈액 검사에서 정상 혈당이라고 해도 인슐린 농도만으로 인슐린 저항성을 측정할 수 있다. 공복 인슐린 수치가 $10\mu U/mL$를 넘으면 인슐린 저항성을 의심할 수 있고, $13\mu U/mL$를 넘으면 25% 정도가 인슐린 저항성이 거의 확실하다. 일본에서는 $15\mu U/mL$보다 높으면 인슐린 저항성을 진단한다. 주의할 점은 검사 전 검사 전 공복이 8시간 이상 잘 지켜졌는지가 중요하다.

HOMA-IR(Homeostasis model assessment for insulin resistance)은 현재까지 인슐린 저항성을 측정하기 위해 사용되는 계산법 중에서 현재까지는 정확도가 가장 높은 방법이다. '공복 인슐린($\mu U/mL$) × 공복 혈당(mg/dL)/405'의 계산값이다. 혈중 인슐린 수치의 단위가 pmol/L라면 6.0으로 나눈 후에 대입을 하고, 공복 혈당의 단위가 mmol/L라면 22.5로 나눈 값이 HOMA-IR이 된다. 2.3 이상이면 대사 증후군이 있을 가능성이 높고, 3.0 이상이면 인슐린 저항성이 확실하다고 하지만, 일본에서는 1.6 이하가 안전한 정상 수치이고 2.5 이상이면 인슐린 저항성을 의심하라고 권고하고 있다. 인슐린 저항성의 진단은 빠르면 빠를수록 이점이라는 측면에서 조금 엄격한 기준일 수 있지만 같은 동양인이라는 측면에서 일본의 기준값을 이용해도 좋을 듯하다. 이 검사도 주의할 점이 있는데, 공복 혈당 140mg/dL를 기준으로 이하일 때는 정확도가 높지만 그 이상이 되면 해석에 주의를 해야 한다. 본인의 수치를 확인하려고 할 때, 만약 직접 계산하기 어렵다면 수치를 입력했을 때 자동으로 계산해 주는 공식을 인터넷에서 찾을 수 있고 결과는 쉽게 확인 가능하다.

일부에서는 식후 인슐린 수치가 공복 시 수치보다 더 낮다고 주장을 하지만, 이는 실험에서나 가능한 방법일 뿐이다. 동일한 식단 조건에서 인슐린 저항성이 있어도 혈중 인슐린 수치가 높지 않고 정상인과 비슷하여 식전 검사로는 구별이 어려운 경우도 있지만, 식후 30분~2시간 정도 지나면서 혈중 인슐린 수치가 더 높게 유지되어 정상인과 차이가 나기 때문이다. 그러나 현실에서는 검사하기 전에 모두가 똑같은 음식을 먹고 측정하지 않기 때문에 이런 연구 결과를 믿고 적용한다면 사랑을 책으로 이해하는 바와 다르지 않다.

소변 유기산 대사 균형 검사 (Urine organic acid profile, 소변 OAP) / 소변 유기산 검사

유기산 검사는 기능의학 검사의 꽃이라고 할 수 있고, 아주 유용하고 강력한 임상 검사 도구이다. 원래는 오래 전부터 소아과에서 미토콘드리아 대사 장애를 포함하여 선천성 대사 이상 검사 방법으로 많이 이용해 왔다. 유전적으로 대사 과정에 결함이 있으면 저체중아나 미숙아 또는 건강 상태가 좋지 않은 경우가 많아 검사의 미세한 수치 차이가 심각한 진단 결과를 초래할 수 있기 때문이다. 그래서 검사 장비의 정확도 정도 관리가 아주 중요하다.

성인의 경우에는 품질 정도 관리가 정밀하게 안 된 검사라도 큰 문제로 이어지는 일이 거의 없기 때문에 영세 업체들이 쉽게 진입하는 분야이다. 그렇지만 성인의 경우라도 결과 해석에 따른 혼선이 생길 수 있고 치료의 방향이 달라질 수 있기 때문에 정확한 결과를 위한 품질 정도 관리가 잘 유지되고 신뢰도가 높은 검사 기관에 맡겨야 한다.

소아의 경우에는 대사 이상이 목숨과 관련될 정도로 심각하기 때문에 국가 의료 보험이 적용된다. 성인에서는 대사 이상이 직접적으로 목숨에 관련이 없고, 대사 이상에 따른 이차적인 문제를 잘 해결하면 살아가는 데 문제는 불편함 정도이므로 보험 적용을 받을 수 없다. 이런 이유로 유기산 검사를 하면 단가가 비싼 게 흠이지만, 기능의학 치료를 받겠다고 결심했다면 성인도 유기산 검사를 필수로 해 보기를 권한다.

유기산 검사란 '유기산 대사 균형 검사'의 줄임말이다. '대사'라 함은, 인체가 섭취한 음식물에서 영양소를 뽑아내어 흡수하고 신체 구성과 성장 및 회복과 유지에 필요한 모든 과정이다. 이런 대사 과정은 음식물(유기물)에서 뽑아낸 유기산 성분들을 효소와 조효소를 활용하여 빠른 속도로 반응시키게 된다. 만약, 효소 단백질은 재료인 아미노산이 부족하면 결핍이 되고 미네랄과 비타민이 부족해지면 조효소가 결핍되어 대사 과정의 반응 속도가 느려지면서 유기산이 축적된다. 이렇게 생성되고 축적되는 유기산이 소변으로 버려질 때 정량 분석으로 측정하는 방법이 유기산 대사 균형 검사이다. 즉, 내가 먹고 마셔서 소화·흡수된 음식(유기물)들이 내 몸(유기물)에 피와 살로 만들어지기 위해 균형 맞게 잘 쓰이고 처리되고 있는지 확인할 수 있는 검사이다. 좀 더 넓게 얘기한다면 유기물과 유기물을 섞어서 좋은 상태로 만드는 과정에서 자꾸 오류가 생기는 반응 단계를 찾아내는 검사이다.

검사 결과지(영양지표, 세포 조합 지표, 독성 물질 및 해독, 세균 및 곰팡이균 대사율 지표 등)

영양 지표(Nutrient Markers)

▶ 지방산 대사(Fatty acid oxidation)

검사항목	L/H	검사결과	참고치
Adipate		1.6	0.0 ~ 2.0
Suberate		0.7	0.0 ~ 1.2
Ethylmalonate		2.0	0.0 ~ 2.0

▶ 탄수화물 대사(Carbohydrate metabolism)

검사항목	L/H	검사결과	참고치
Pyruvate		0.3	0.0 ~ 0.3
Lactate		10.6	0.0 ~ 7.4
β-hydroxybutyrate	H	13.0	0.0 ~ 10.1
Acetoacetic acid		0.1	0.0 ~ 1.3

▶ 에너지 생성(Energy production)

검사항목	L/H	검사결과	참고치
Citrate	H	77.6	4.6 ~ 68.3
Cis-Aconitate	H	18.7	0.0 ~ 15.5
Isocitrate	H	12.0	0.0 ~ 4.8
α-Ketoglutarate		0.1	0.0 ~ 0.8
Succinate	H	7.8	0.0 ~ 3.3
Fumarate		0.5	0.0 ~ 0.5
Malate		0.3	0.0 ~ 0.4
Hydroxymethylglutarate		0.4	0.0 ~ 0.7

▶ 비타민 B 인자(B-complex vitamin markers)

검사항목	L/H	검사결과	참고치
α-Ketoisocaproate		0.0	0.0 ~ 0.3
α-Ketoisovalerate		0.0	0.0 ~ 0.4
α-Keto-β-methylvalerate		0.0	0.0 ~ 0.3
β-Hydroxyisovalerate	H	5.9	0.0 ~ 4.8
Xanthurenate		0.3	0.0 ~ 0.8

세포 조절 지표(Cell Regulation Markers)

▶ 신경전달물질 대사(Neurotransmitter metabolism)

검사항목	L/H	검사결과	참고치
Vanillylmandelate (VMA)		2.9	1.2 ~ 4.6
Homovanillate (HVA)	H	4.6	0.8 ~ 2.7
5-Hydroxyindoleacetate		0.9	0.5 ~ 3.5
Kynurenate		0.6	0.0 ~ 2.4
Quinolinate		0.4	0.0 ~ 1.4

▶ 메틸화 조효소 지표(Methylation cofactor markers)

검사항목	L/H	검사결과	참고치
Methylmalonate	H	3.2	0.0 ~ 2.0
Forminiglutamate		0.0	0.0 ~ 0.5

독소-해독 지표(Toxicant and Detoxification)

▶ 해독 지표(Detoxification indicators)

검사항목	L/H	검사결과	참고치
Orotate		0.0	0.0 ~ 1.2
Pyroglutamate		3.0	0.6 ~ 3.7
α-Hydroxybutyrate		0.9	0.0 ~ 1.1
Sulfate	H	4.5	0.5 ~ 3.0

세균 및 곰팡이균 대사물 지표(Compounds of Bacterial or Yeast/Fungal Origin)

▶ 일반 세균 대사물(Bacteria - general)

검사항목	L/H	검사결과	참고치
Benzoate		0.1	0.0 ~ 0.3
Hippurate	H	329.1	0.0 ~ 53.8
Phenylacetate		0.0	0.0 ~ 0.2
p-Hydroxybenzoate		0.7	0.0 ~ 1.2
p-Hydroxyphenylacetate		15.5	0.0 ~ 18.9
Tricarballylate		0.1	0.0 ~ 0.4

▶ 클로스트리디움균 대사물(Clostridial species)

검사항목	L/H	검사결과	참고치
HPHPA	H	40.6	0.0 ~ 37.7
Dihydroxyphenylpropionate		2.9	0.0 ~ 1.0

▶ 효모균/곰팡이균 대사물(Yeast/Fungal)

검사항목	L/H	검사결과	참고치
Arabinose		0.0	0.0 ~ 1.0
Tartarate		0.7	0.0 ~ 2.2
Citramalic acid		2.4	0.0 ~ 1.0
5-hydroxymethyl-2-furoic acid		0.3	0.0 ~ 2.8

세포 대사 상태 파악을 위한 소변 유기산 검사 항목

영양 지표
• 지방산 대사(fatty acid oxidation)   • 탄수화물(carbohydrate metabolism)   • 에너지 생성(energy production)   • 비타민B 인자(B-complex vitamin markers)
세포 조절 지표
• 신경 전달 물질 대사(neurotransmitter metabolism)   • 메틸화 조효소 지표
독소-해독 지표(toxicant and detoxification)
• 해독 지표(detoxication indicators)   • 환경 독소 노출 지표(environmental toxins)
세균 및 곰팡이균 대사물 지표
• 일반 세균 대사물(bacteria-general)   • 클로스트리디움균 대사물(clostridial species)   • 호모균/곰팡이균 대사물(Yeast/Fungal)

유기산 대사 이상과 관련된 질환은 지금까지 밝혀진 바로는 1,000여 종 정도이지만, 예상하기로는 최소 5,000종 이상으로 추정한다. 소아에서는 선천성 대사 이상이라는 좁은 범위에 한정된 질환을 치료하기 위해 사용되는 검사이지만, 성인의 경우에는 효소(단백질)와 조효소(비타민, 미네랄)의 결핍과 관련되어 생긴 대사 이상과 교정 등 아주 폭넓은 범위의 질환과 증후군 치료 시도에 필요한 검사이다. 특정 효소의 결핍으로 단백질 대사에 이상이 생기거나 비타민과 미네랄이 부족하여 효소가 제 기능을 못하면 체내에 독성 물질이 축적된다. 이로 인해 대뇌, 신장, 간, 안구, 피부 등의 장기에 치명적인 손상이 생기게 되는데, 대사 이상이 생긴 단계를 정확하게 진단해 낸다면 적절한 영양 요법으로 충분히 치료할 수 있다.

사망 원인을 분석해 보면, 1900년대에는 감염 질환 위주였지만, 2000년대에는 암, 심혈관 질환, 뇌 질환 등으로 상위 사망 원인이 바뀌고 있다. 거의 대부분의 원인이 세포 대사 이상, 즉 예전에 성인병이라 불렸던 질병들이다. 감염병과 전염병을 일으키는 세균과 싸워야 했던 시대에서는 약물이 아주 강력한 무기가 되었다. 하지만 최근에는 내 몸의 세포를 손상시키는 각종 화학 반응 즉, 나날이 발전하는 과학의 새로운 창조물들이 섞인 식품 산업이나 주변 환경 오염 등과 관련된 식생활 방식과 싸워야 하는데도 불구하고 성능이 좋은 무기가 없다. 이제까지 개발된 약물들은 증상은 없애 줄 수 있어도 질병 자체를 고치는 효과는 없기 때문이다.

현대에는 원인을 정확하게 찾지 못해서 질병으로 정확하게 규정하지 못하고 증상으로만 나눈 질환 체계인 '증후군'이 너무 많다. 신체적인 증상으로 분류한 증후군만 2,700개가 넘어가고, 사회 현상이나 정서적인 문제들과 연관된 증후군들까지 포함하면 수만 종류까지 되리라 예상한다. 수많은 사람들이 원인도 모르고 신체적, 정신적으로 고생을 하고 있는 경우가 많다. 원인이라도 알아보고자 여기저기 다니면서 많은 검사를 하겠다면, 그중 하나로 유기산 대사 균형 검사는 꼭 추천한다.

유기산 대사 균형 검사는 소변으로 하기 때문에 아주 어린 영·유아라고 해도 검사가 가능하다. 만약, 신생아가 위·장관에 특별한 문제가 없는데도 불구하고 우유를 토하고 계속 처진다면 반드시 대사 이상 질환 특수 검사로 유기산 검사를 하게 된다. 아예 어린 경우에는 병원에서 의료진이 직접 검사하므로 검체 수집에 대한 걱정이 별로 없으나, 스스로 검체를 받아야 하는 성인의 경우에는 스스로 지켜야 할 주의 사항이 있다. 그중 가장 흔히 저지르는 실수 중 하나가 수면 유지 장애로 검사 전날 잠을 자다가 중간에 자꾸 화장실에 가서 소변을 보는 경우이다. 아침 첫 농축 소변을 받아야 검사 결과가 비교적 정확한데, 잠이 오지 않아 새벽 늦게 겨우 잠들기 직전에 화장실을 가거나 수면 중간중간 몇 번씩 깨서 소변을 보는 경우가 문제이다. 이럴 때는 아침 첫 소변이라도 농축 소변이 아닐 가능성이 높다. 12시경부터 보는 소변부터 아침 첫 소변까지를 모두 한 통에 모아 났다가 잘 섞어서 검체 통에 일부 덜어서 가져오면 그나마 정확도를 유지할 수 있다.

유기산 검사는 인간 세포의 구성 성분이나 대사 과정의 오류를 찾아내기 위한 검사이지만, 인체 내부에 공존하고 있는 미생물의 상태도 함께 점검할 수 있다. 인간의 세포보다 더 많은 수의 미생물이 인체와 공존하고 있고, 대부분이 장 내에서 살아가고 있다는 사실을 고려할 때 어쩌면 유기산 검사로 미생물의 대사 상태를 점검한다는 의미가 있다고 해도 과언이 아니다. 따라서 미생물이 생성하는 특유의 유기산을 소변으로 측정한 검사 결과가 가장 중요하다고 할 수도 있다. 이런 미생물은 위·대장 내시경으로 확인할 수 없다. 위장 미생물은 헬리코박터균이 유일하다 보니 간단히 점검되지만 소장은 내시경으로 접근하기도 너무 어려워 소장과 대장 미생물은 유기산 검사를 통해서야 알 수 있다. 대변을 통해 미생물의 상태를 점검하는 방법도 있지만 검사의 유용성이나 편의성 등을 고려하면 아무래도 소변 유기산 검사가 첫 번째라고 생각한다.

유기산 검사를 통한 장내 미생물 불균형의 확인은 해당 질병을 치료함에 있어 매우 중요한 의의가 있다. 유기산 검사를 하지 않아도 장 치료를 할 수 있고 적절한 조치와 치료로 나아진 느낌이 잠깐 있겠지만 장내 미생물의 상태가 균형을 잡지 못하고 계속 불균형 상태이면 결국은 재발하거나 악화되기 때문에 확인이 필수이다. 특히 가장 골치 아픈 장내 미생물은 곰팡이(Yeast / Fungus)이다. 곰팡이 약을 먹어도 치료가 금방 되지 않고 시간이 오래 걸리며 금세 반복적으로 재발을 잘하기 때문이다. 그러므로 유기산 검사를 할 때는 곰팡이가 만들어 내는 대사산물을 많이 찾아낼 수 있는 검사일수록 더 도움이 된다.

지용성 호르몬 에스트로겐과 관련이 많은 유방 질환, 특히 유방암의 경우에는 장 상태를 자세히 살펴 올바른 치료를 빠르게 시작할수록 재발의 위험이 낮아진다. 이처럼 장 건강은 유방뿐만 아니라 다른 모든 질환에 해당하는 건강의 첫 걸음이다.

SMART 상식 유기산 검사가 도움이 되는 장애 및 질병

1. 선천적 대사 이상 이외에 소아 성장 장애, 전뇌증, 자폐 및 발달 장애, 당뇨,
   알츠하이머 치매 등
2. 위장관 문제: 소화 장애, 설사, 변비, 자가 면역 질환 크론병, 궤양성 대장염 등
3. 자가 면역 질환: 갑상선염, 베쳇트병, 루푸스, 쇼그렌 증후군, 류머티즘 관절
   염, 다발성 경화증 등
4. 피부 질환 및 알레르기: 건선, 습진, 아토피, 비염, 만성 두드러기 등
5. 에스트로겐 우세증: 유방통, 유방 결절, 유방암, 자궁 내막증, 자궁 선근증과
   근종, 다낭성 난소 증후군, 심한 갱년기 장애, 악성 생리통, 생리불순 등
6. 만성 피로, 섬유 근육통, 다양한 화학 물질 과민증, 반복된 질염 또는 방광염 등
7. 불안·우울 심리 장애, 학습 장애, 집중력 장애, 수면 장애, 경도 인지 기능 장
   애 등
8. 그 외 모든 난치성 질환 및 다수의 증후군

만성 지연성 IgG4 음식물 알레르기 검사(IgG4 food allergy test)

특별한 원인 없이 계속되는 설사나 변비, 장 가스, 복통, 소화 불량, 두
드러기, 가려움증, 아토피를 포함한 각종 피부 질환, 잦은 두통, 주의력
결핍 및 과잉 행동 장애(ADHD), 만성 피로, 천식, 부비동염과 비염 등 일
일이 나열할 수도 없을 만큼 많은 신체적 문제와 음식은 상관관계가 많
다. 특히 유방암을 비롯한 암 환자들은 음식을 조절하는 식단 관리가 필

수적인데, 질병을 일으키는 원인인 만성 염증의 수많은 원인 중에 알레르기가 있기 때문이다. 알레르기는 본인이 알 수 있다면 의도적인 회피 방식으로 피해를 최소화할 수도 있지만, 증상이 없어 전혀 눈치채지 못한 사이에 염증이 생기고 만성화됨으로써 세포 손상을 일으키고 질병까지 유발하기도 한다. 이러한 알레르기의 원인 물질은 다양하지만, 가장 간과하기 쉽고 가장 많은 원인으로 음식을 꼽을 수 있다.

피부 반응 검사(Skin test), 마스트(MAST), 유니캡(UniCAP), 만성 지연성 음식물 알레르기 검사 등은 신체의 이상 반응을 유발하는 면역 유발 물질(병원체, 알레르겐, 항원)을 찾는 검사이다. 똑같이 면역 반응을 유도하지만, 세균이나 바이러스처럼 병을 직접적으로 유발하는 물질을 병원체(Pathogen)라고 하고, 비병원체 물질을 알레르겐(Allergen)이라고 한다. 하지만, 일반적으로 병원체와 비병원체 물질 모두를 포함하여 항원(Antigen, Ag)이라고 한다. 그런 측면에서 항원에 대항하는 모든 면역 글로불린(Immunoglobulin, Ig)을 항체(Antibody, Ab)라고 한다.

알레르기는 1963년 젤(Gell)과 쿰스(Coombs)가 제안한 4가지 분류 체계가 현재까지 이용된다. 알레르기와 과민증은 똑같은 의미이지만, 면역 이상 반응에 대해 처음 연구할 당시에는 겉으로 표시되는 증상만 알 수 있었기 때문에, 좁은 의미로는 눈에 보이는 증상이 있을 때만 알레르기라고 한다. 그래서 알레르기라고 하면 일반적으로 과민증 4가지 종류 중 제1형 즉각형 과민성 반응(Immediate reaction)이고 급성 알레르기라고 한다. 조금 더 넓게는 과민성 반응이 눈으로 확인되는 제1형과 제4형을 알레르기라고도 하지만 제4형의 경우에는 증상이 너무 애매모호하게 나타나고 원인 물질과 연관성을 짓기가 어렵기 때문에 엄밀한 생물학적 의미로는 제1형만 해당된다. 과민증 제1형은 급성 과민증이고, 제2~제4형은 만성 과민증이다. 또 제1~3형은 항체 관여 과민증이고, 제4형은 세포 관여 과민증이다.

- I형: 급성 반응과 조급성 반응, 아나팔락시스, 혈관 부종, 기관지 경련, 아토피
- II형: 항체 의존 세포 독성·용혈성 빈혈, 간질성 신염
- III형: 면역 복합체 질병·혈청병
- IV형: 세포 매개 혹은 지연성 과민 반응·접촉성 피부성, 항암 노출 48~72시간 뒤에 반응이 나타난다.
- V형(특수형): 특발성 황반 발진(Idiopathic maculopapular rash), 스티븐-존슨 증후군 (Stevens-johnson syndrome)

이물질이 생체 내로 들어오면서 생기는 '이상 반응(Adverse reaction)'은 면역 체계와 관련될 수도 있지만 전혀 관련 없이 증상을 일으킬 수도 있는데, 이를 '불내성(Intolerance)'이라고 한다. 유당 불내성이나 히스타민 불내성 등이 해당한다.

기능의학에서 흔히 하는 만성 지연성 음식물 알레르기 검사는 원래 명칭이 '음식물 불내성 검사'이다. 음식은 원래 소화되고 흡수되는 동안 면역 체계의 아무런 방해를 받으면 안 된다. 하지만, 일부에서는 음식물이 이물질처럼 작용해서 이상 반응을 나타내는데, 이는 면역 반응과는 아무런 관계가 없다. 그러나 첫 시작만 그렇지 자꾸 반복되면 결국에는 면역 체계가 작동하는 상황이 되어 병원에 오는 시점에는 첫 시작이 뭔지 알기 어려운 상태가 된다. 그래서 검사의 정식 명칭은 '면역 글로불린G 음식

알레르기(Allergy)는 증상을 유사하게 일으키는 과민증(과민 반응, Hypersen-sitivity)과 혼동하기 쉽다. 1906년 클레멘스 폰 피르케(Clemens von Pirquet) 는 '알레르기(Allergie)'라는 용어를 처음으로 제안한 오스트리아 소아과 의사 이다. 생체는 외부에서 들어오는 이물질에 적절한 반응을 하게 되는데, 면역 (Immune)과 이상 증상을 유발하는 과민증은 둘 다 동일한 면역 체계 방어 기전 에 의한 '면역 반응(Immune reaction)'이라는 사실을 알게 되었다. 알레르기란 변 화된 반응(Changed reactivity)이라는 의미인데, 이는 희랍어의 Allos(Changed) 와 Ergos(Action)의 합성어에서 유래하며, 반응이 반복될수록 증상이 달라진다 는 뜻이다. 알레르기 중 우리 몸에 이로운 반응은 면역이고 해로운 반응은 알 레르기라고 한다. 알레르기를 일으키는 물질을 알레르겐(Allergen) 또는 항원 (Antigen)이라고 하고, 항원에 대한 알레르기 반응(과민증)의 결과로 알레르기 질 환이 발생한다. 결국 면역의 이상 반응을 유럽에서는 '알레르기'라고 하고, 미국 에서는 '과민증'이라고 할 뿐 차이는 없다. 이와 더불어 면역 반응을 일으키는 물질을 유럽에서는 '알레르겐'이라고 하고, 미국에서는 '항원'이라고 하는 명칭 이 통상적이다. 이렇듯 유럽과 미국의 힘싸움(학문적 우수성 경쟁)에서 비롯되어 용어 사용의 혼선이 초래된 경우가 많다.

물 불내성 검사(IgG food intolerance test)'가 되어야 한다. 면역 글로불린 IgG 가 개입하는 불내성 검사라는 의미이지만, IgG가 개입한 이상 불내성이 아니고 과민증이 된다. 하지만 일반인들에게는 과민증보다 알레르기가 더 쉽게 이해되기 때문에 'IgG 음식물 알레르기 검사'라고 부른다. 알레르 기, 불내성, 과민증 등을 학술적으로 설명하다 보니 복잡하고 이해하기가 더 어려울 수 있겠지만, 간단히는 '내 몸에 맞지 않는 물질 때문에 생긴 반응' 정도만으로 이해를 해도 충분하다.

음식물 알레르기 용어

- Food hypersensitivity(Allergy): 음식물이나 음식 첨가물에 의한 면역학적 반응
- Food intolerance: 음식물이나 음식 첨가물에 의한 비면역학적 반응으로 약리적, 대사적, 독성 반응을 포함함
- Food toxicity(Poisioning): 음식물, 음식 첨가물 자체, 미생물이 아닌 화학 매개물에 의한 비면역학적, 직접적인 이상 반응
- Phamacologic food reaction: 음식물이나 음식 첨가물에 의한 직접적인 약리학적 반응
- Metabolic food reaction: 음식물이나 첨가물이 숙주 대사에 관여하여 나타나는 이상 반응

그런데, IgG는 1~4아형(Subclass)이 있다. 모두 다 검사를 하면 'Total IgG 검사'라고 하고, 4아형만 검사하면 'IgG4 검사'라고 한다. 일간에서는 Total IgG 검사에서는 음식물 종류를 많이 늘려서 200여 종을 검사하기 때문에 더 선호하기도 한다. 검사 업체들은 IgG 아형에 따라 면역 반응 방식이 다르다고도 선전을 하는데, 본인의 몸 상태를 망가뜨리는 원인을 찾기 위해 비싼 비용을 지불하는 만큼 더 자세히 알고 싶다는 희망 때문에 검사해 본다면 그건 부질없는 시도이다. 본인의 몸이 이상하다고

생각할 즈음이나 병원에 내원하는 시기 정도 되면 심각한 제1형 과민증이냐 아니냐만 중요하기 때문이다.

제1형 과민증은 면역 글로불린 IgE에 대한 면역 반응(IgE-mediated hypersensitivity)이고 반응이 초급성 또는 급성으로 수분 내에 증상이 생기게 된다. 가장 심각한 제1형 과민증은 수초 만에 생겨서 호흡 곤란을 일으키며 생명까지도 잃을 수 있는 아나필락시스(Anaphylaxis)이지만, 음식을 잘 피하면 생기지 않기 때문에 고쳐 보겠다고 병원까지 찾아오지 않는다. 비교적 흔히 볼 수 있는 제1형 과민증이 아토피이다. 그런데, 아토피도 첫 시작만 IgE가 시작했을 뿐 병원에 오는 시점에는 여러 유형의 과민증과 불내증이 혼재되어 있는 상태가 많다. 다른 형태의 과민증도 역시나 마찬가지로 여러 면역 반응과 불내증이 뒤죽박죽되어 있다. 제1형 과민증에 대한 검사는 비만 세포(Mast cell)가 관여되어 면역 글로불린 E(IgE)가 관여하는 마스트(MAST) 또는 유니캡(UniCAP) 검사를 하면 되는데, 나머지 면역 반응은 불내증을 확인하는 IgG4 검사를 하면 된다. 즉, 어떤 형태의 과민증이든 오래되면 면역 체계의 혼란과 망가진 세포가 동시에 반응을 해 버리는 상태에 처해진다고 이해하면 된다.

불내증 검사를 위한 IgG4는 여러 아형 중에서도 크기가 작기 때문에 염증 반응을 일으키지 않을 가능성이 높은 아형이다. 그럼에도 불구하고 음식물에 대해 IgG4 비율이 통상적인 농도보다 높아지면 면역 반응이 강하다고 표현된다.

어째서 IgG4 농도가 높아졌을까? IgG4가 많이 만들어지는 원인은 항원 음식물과 반응하는 노출 빈도와 점막 손상에 있다. 제대로 소화되지 않은 음식물이 얇아졌거나 손상된 장 점막을 뚫고 장 세포와 접촉해 생기는 현상을 '불내증(Intolerance)'이라고 한다. 그래서 IgG4 검사를 하는 진짜 이유는, 면역 반응을 일으키는 항원을 찾아내려는 기존의 목적에 추가하여 장 점막 상태의 손상 정도를 파악하고 소화 능력을 측정하기 위한 검사가 주목적이 되어야 한다.

IgG4 검사로 예상하는 장 점막의 상태와 소화 능력 측정은 특히 스테로이드 계열의 호르몬과 관련된 질환에서는 매우 중요하다. 코르티솔과 관련된 만성 피로, 유방암을 포함한 유방 질환, 자궁·난소와 관련된 질환, 난임·불임, 생리 이상, 부종, 탈모 등등 너무 많다. 그 외에도 중금속 문제, 인슐린 저항성, 고혈압, 당뇨, 비만 등과 같은 질환뿐만 아니라 사실 신체 모든 문제 발생의 근간이기 때문에 건강을 회복하려면 더할 나위 없이 중요하다.

장 점막은 95%가 수분이고 5%의 당단백(Glycoprotein)과 세포 표면의 당사슬(Glycan)이 물을 잡아서 흐르지 못하도록 하여 미끌미끌하고 축축한 점막층을 만들어 낸다. 물이 부족한 탈수 상태이든지 당단백이나 당사슬이 부족하여 물을 잡고 있지 못하든지 간에 결과는 점막이 이미 얇아졌거나 얇아지는 상태가 된다. 그러므로 알레르기, 과민 반응, 자가 면역, 만성 두드러기나 피부 묘기증 등의 면역 반응이 있을 때는 반드시 점막 복구를 위한 탈수 교정과 당단백이나 당사슬의 재료가 보충되어야 한다. 그렇지 않으면 약을 복용할 때만 또는 면역 억제 주사를 맞을 때만 잠잠하다가 끊으면 더 심해진 증상을 만나게 된다.

음식물 알레르기 검사 결과를 일상생활과 식습관 개선에 적용할 지침으로 사용하면 매우 유용하다. 하지만 검사의 한계와 단점도 잘 알고 있어야 한다. 최근에 류머티즘 내과 분야에서 IgG4 관련 질병(IgG4-related disease)에 관한 연구가 새롭게 떠오르고 있음에도 불구하고, IgG4 음식물 알레르기 검사는 아직까지 임상적 유용성이 확립되어 있지 않다. 이처럼 여러 논란이 있는 만큼 검사의 결과를 과신하지 말고 상황에 맞도록 조율하여 본인의 건강 회복과 유지에 유용하게 사용 가능한 하나의 도구 정도로 사용하면 된다.

그런데 흔하게 나타나는 실수 중 첫 번째는, 항원으로 지적된 식재료를 무조건 피하려는 경향이다. 물론, 피하면 당장은 좋다. 그러나 먼저 일상에서 적용할 수 없다면 오히려 더 스트레스 요인이 된다는 사실을 이해해야 한다. 예를 들면, 검사 결과에서 마늘이 나온 경우 모든 요리에서 마늘을 빼고 요리를 할 수는 없다. 우선, 눈으로 보고 마늘이라고 바로 알 수 있는 정도 크기의 통마늘을 먼저 피해 봐라. 이는 유제품이나 계란 등의 식재료에도 마찬가지로 적용된다. 그 정도만 해도 음식물 이상 반응은 충분히 줄일 수 있다.

두 번째는, 검사 결과는 식재료 자체에 관한 검사이지 다양한 조리 방법에 대한 결과가 아니다. 모두 알다시피 요리를 하면 식재료가 가지고 있는 여러 영양 성분들은 변하게 된다. 게다가 요리하면서 첨가된 조미료 등과 반응을 하면 또 어떻게 되는지 파악이 된 검사가 아니다. 뿐만 아니라 조미료나 음식 첨가물 등은 아예 검사 항목에조차 없기 때문에 단계가 높은 항원 식재료 정도만 주의하면서 반드시 장 세포와 장 점막 복구 치료를 같이 해야 한다.

세 번째는, 항원 식재료를 피하고 3개월 정도 지나면 다시 먹어도 이상 반응이 생기지 않는다고 오해한다. 3개월 정도 지나면서 IgG 항체가 많이 줄어들면 가능할 수도 있지만, 장 점막이 복구되어 있지 않으면 틀림없이 똑같이 반복될 뿐만 아니라, 지적된 항원 식재료 A를 피하고 다른 식재료 B를 자주 섭취하면 식재료 B에 대한 IgG 항체가 또 생기기도 한다. 검사 비용이 비싸다 보니 이유가 궁금하다고 자주 할 수 있는 검사가 아니다. 또 IgG 항체가 생겼다는 그 자체가 이미 장 점막이 얇아지고 망가져 있는 상태임을 반영하고 있으므로 검사 결과지를 받은 즉시 장 점막 복구를 시작해야 한다. 그러려면 장 점막을 만들어 내는 장 세포가 회복할 수 있도록 혈액 순환도 함께 개선시켜야 한다.

네 번째는, 검사 결과가 심각하다고 실망할 이유는 전혀 없다. 면역 반응은 모두 외부에서 들어온 단백질 성분과 신체 면역 체계가 작용해서 생긴 현상이다. 즉, 식재료의 단백질 성분을 제대로 소화시키지 못하기 때문에 생기는 문제이다. 씹기, 위산 저하, 소화 효소 배출 저하, 장내 미생물 불균형에 의한 부패 등이 만성 음식물 알레르기의 원인이다. 이 모든 원인이 해결되려면 다시 장 점막 복구가 우선되어야 한다. 문제를 일으키는 모든 원인의 꼬인 실타래는 항상 기본에서부터 풀어야 한다는 단순한 원리를 잘 기억해야 한다.

많은 전문가들은 여러 질환을 음식 조절과 절제로 호전시킬 수 있다고 하지만 장 점막과 장 세포 손상이 복구되지 않으면, 그리고 혈액 순환을 개선시키지 않으면 음식 조절만으로 호전시킬 수 있는 질환은 아무것도 없다.

면역 세포의 구성과 기능

면역 세포 기능의 분류

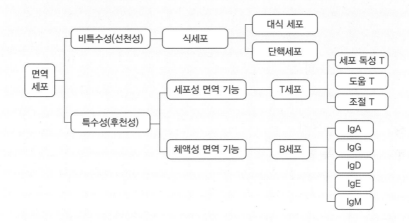

면역계를 구성하는 세포

- **선천성 면역을 구성하는 세포**
  - 대식 세포, 과립구 세포(호중구, 호산구, 호염구), 비만 세포, 수지상 세포, 자연 살상 T세포
- **적응 면역계를 구성하는 세포**
  - 항원 제시 세포
  - B 림프구
    • 형질 세포(Plasma cell), 기억 B세포(B-memory cell)
  - T 림프구
    • 세포 독성 T세포(Cytotoxic T cell), 도움 T세포(Helper T cell), 조절 T세포 (Regulatory T cell), 감마·델타 T세포(ΓΔ T cell)

선천성 면역 세포

1. 대식 세포(Macrophage)

A. 단핵구(Monocyte)에서 분화 - 혈액에서 8시간 정도 순환하면서 말초 조직으로 이동

B. 식균 작용(Phagocytosis) - 리소좀(Lysosome)과 기타 효소를 이용한 1차 방어

C. 지방 조직 내 대식 세포(Adipose tissue macrophage, ATM) - 체내에 지방 조직이 늘어나면서 만성 염증과 대사 이상(인슐린 저항성)을 초래하는 면역 세포

D. 결합 조직 조직구(Histocyte), 간 쿠퍼 세포(Kupffer cell), 신장 사구체 간질 세포(Mesengial cell), 뇌 소신경교 세포(Microglial cell), 뼈 파골 세포(Osteoclast)

2. 과립구 세포(Granulocytic cell)

A. 세포내 과립 함유 - 호중구(Neutrophil), 호산구(Eosinophil), 호염구(Basophil)

B. 호중구 / 호산구 - 포식 작용

C. 호염구 - 비포식 작용. 세포질 과립 분비, 알레르기 반응에 중요한 역할

3. 비만 세포(Mast cell)

A. 염증 유발 촉진 - 히스타민(Histamine) 등 염증 유도를 위한 여러 화학 물질 분비

B. 알레르기 반응 조절 - 다른 면역 세포를 부르는 케모카인(Chemokine) 분비

C. 히스타민 - 주변 모세 혈관 확장, 혈관 투과성 증가, 호중구 유인

D. 인체 내부 점막 표면 보호

E. 기생충 감염 방어

4. 수지상 세포(Dendritic cell, DCs) - 가지 세포, 수상돌기 세포

A. 단백구에서 분화 - 말초 조직에서 림프 기관으로 이동

B. 항원 제시 세포 - 미성숙 T세포 자극, 1차적 면역 반응을 개시하는 중심적 역할

C. 자가 관용(Self-tolerance)에 관여 - 면역 질환 치료의 수단과 목적

D. 랑게르한스 세포(Langerhans cell), 사이질가지 세포, 골수 세포(Myeloid cell), 림프가지 세포

E. 장기 이식, 알레르기, 자가 면역 질환, 감염과 종양에 대한 저항, 면역 결핍, 백신 등에 대한 연구에 이용

5. 자연 살해 세포(Natural killer cell, NK cell)

    A. 수용체 이상 세포 인식 – 종양 세포, 바이러스 감염 세포

    B. 세포 괴사(Necrosis) 유도 – 퍼포린(Perforin), 그란자임(Granzyme) 등 세포 상해성
       단백질 이용

    C. 암에 대한 1차 방어 기구 – 암세포 발견 즉시 공격, 발암 과정의 초기 단계에서 중요

    D. 세포 자살(Apoptosis) 유도

타액 호르몬 검사(Salivary hormone test)

스테로이드 계열 호르몬을 측정하는 데 최적화된 검사이다. 스테로이드 계열은 지용성이기 때문에 혈액에 녹아서 이동을 하려면 단백질과 결합되어 수용성으로 변환되어야 한다. 단백질과 결합되면 호르몬 기능이 세포에 작동하지 않는 비활성 상태가 되고 마치 선물을 포장지로 감싼 상태와 같다. 혈액에는 비활성형과 활성형 상태 모두 존재하지만, 특이하게도 타액에서는 결합 단백질(Binding protein)과 떨어진 활성형의 유리 호르몬(Free hormone)만 존재한다. 타액 호르몬 검사로 측정 가능한 호르몬은 활성 형태의 코르티솔, DHEA, 에스트로겐, 프로게스테론, 테스토스테론이다. 혈액 검사에서는 단백질과 결합된 호르몬뿐만 아니라 자유형(활성형) 호르몬 모두 측정하기 때문에 호르몬이 세포에 미치는 영향을 정확히 판단하기 어렵지만, 타액 호르몬 검사에서는 실제로 세포에 작동하는 자유형 호르몬의 정도를 측정하는 장점이 있어 인체 내의 생리 기능을 가장 잘 반영하는 검사라고 할 수 있다.

타액 호르몬 검사는 만성 피로 증후군의 주원인 중 하나인 부신 피로 증후군 진단에 유용한데, 부신 피로와 관련된 자유형 코르티솔을 직접적으로 측정할 수 있기 때문이다. 또한 코르티솔은 대표적인 스트레스 호르몬이기 때문에 타액 호르몬 검사는 스트레스를 측정하는데 유용한 검사라고 할 수 있다. 스트레스는 만병의 근원이니 유방 질환의 원인도 될 수 있겠지만, 더 유용하게는 '에스트로겐 우세증'을 진단하는 데도 유용하다. 뿐만 아니라, 다낭성 난소 증후군, 악성 생리통, 생리 전 증후군(PMS), 여성 및 남성 갱년기 등 성호르몬과 관련된 진단에 도움이 된다. 추가적으로 불면이나 공황 장애, 집중력 저하, 불안 장애, 호르몬 보충요법, 탈모, 노화 방지 등을 진단하는 데도 사용된다.

인체 호르몬 계통 중에 가장 중요한 축이 부신 내분비축(Hypothalamic-pituitary-adrenal axis, H-P-A axis)인데, 코르티솔의 일정한 하루 주기 리듬인 '코르티솔 기상 반응 CAR(Cortisol awakening respose)'을 측정하여 HPA axis의 상태를 파악한다. 타액 호르몬 검사에서 가장 중요한 측정이 바로 CAR인데, 코르티솔 농도는 기상 직후부터 급속히 증가하여 30분 만에 하루 중 최고치에 이른 후 수면 전까지 점차 감소하게 된다. CAR의 리듬이 깨져 있으면 에스트로겐과 프로게스테론 검사 결과를 보지 않아도 에스트로겐 우세증을 예측할 수 있고 더불어 인슐린 저항성까지도 짐작할 수 있다.

유방·갑상선 전문 클리닉을 하면서 기능의학을 접목하다 보니 국내에서 1~2번째로 타액 호르몬 검사를 많이 하게 되었다. 수술을 하던 외과 의사로서 에스트로겐 우세증이라는 개념을 알고 나서는 신세계를 만난 듯 반가워서 초기에는 거의 대부분의 환자에게 오랜 시간 설명하고 설득

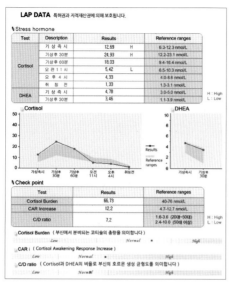
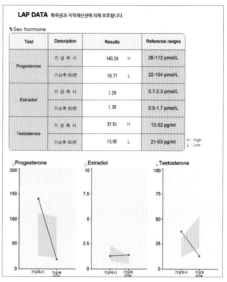

타액 호르몬 검사 결과지

하여 검사를 진행했었다. 하지만, 지금은 원하는 몇몇 분을 제외하고는 거의 하지 않는다. 많은 검사를 통한 경험으로 증상을 들으면 거의 예측이 가능하고, 혈액 검사와 대조하며 계산식을 만들어 보니 비싼 가격의 검사를 하지 않고도 충분히 진단과 치료가 가능해졌기 때문이다. 그리고, 비싼 비용만큼 까다로운 검사 조건을 맞추기가 의료진과 환자들에게 불편했고, 이런 이유로 검사 결과가 부정확한 경우도 허다했기 때문이다.

검사가 부정확해지는 가장 첫 번째 이유는, 배란 이후부터 생리 직전 기간에 해야 하고 검사하기 가장 좋은 날은 28일 주기의 21일째 되는 날을 맞춰야 하기 때문이다. 대충은 생리 주기일 3주차 즉, 생리 시작 예정일에서 거꾸로 2주~1주 앞서 있는 주 중에 하면 가장 정확하다. 그런데,

28일 주기가 정확하게 맞으면 에스트로겐 우세증이 있을 가능성이 높을까? 낮을까? 또한 타액 호르몬 검사가 필요한 환자들은 대부분 생리 주기가 불규칙한데, 이는 생리 예정일을 예측할 수 없다는 의미이기도 하다. 이래서 검사의 정확도가 떨어지게 된다.

두 번째는, 만성 피로를 포함해서 만성적인 통증과 질환을 앓고 있는 사람은 불면증이 있고 수면 중간에 자꾸 깨는 수면 장애를 앓고 있으며 아침에 일어나서 침이 잘 나오지 않는다. 푹 자고 일어나야 CAR 리듬이 제대로 나오는데 잠도 잘 못 자는 사람의 리듬 곡선이 이상하다면, 코르티솔 부신 호르몬의 문제인가? 아니면 수면 장애의 문제인가?

뿐만 아니라, 아침에 일어나자마자 단시간 내에 2~3cc 정도의 침을 뱉어 내야 하는데, 몸이 좋지 않은 사람들은 아침에 일어나면 대부분이 입마름을 느끼며 침을 뱉어 내려고 해도 나오지 않아서 검체를 받는 데만 10~20분씩 걸리는 경우도 있다. 기상 직후를 첫 번째 검체로 하고, 기상 후 30분이 지나면 두 번째 검체를 받아서 비교를 해야 하는데 시간이 흐르면서 호르몬의 변화가 섞여 버리는 상태가 흔하기 때문에 정확한 판정이 어렵다. 그래서 외국에서는 씹을 수 있는 인체에 무해한 스펀지 조각을 주는데, 씹으면서 침이 자연스레 고이도록 고안을 했지만 그 방법도 말처럼 쉽지는 않다.

세 번째의 단점이 가장 큰 문제이다. 기능의학을 다루는 의사가 지속적으로 늘어나고 새로운 진단·치료 방식으로 도입하는 병·의원이 많아지면서 기능의학 검사를 전문으로 하는 업체도 많이 생겼다. 검사 건수는 많이 늘었지만 여전히 영세한 규모라서 검사 자체의 정확도를 담보할 수 없다. 이는 비단 타액 호르몬 검사만 해당하지는 않고 모발 중금속 검사,

만성 지연성 음식물 알레르기 검사 등 핵심적인 기능의학 검사 방법에서 가장 큰 골칫거리가 되는 문제이다. 따라서 타액과 모발, 알레르기 항체와 같이 아주 미세하게 측정을 해야 하는 검사들일수록 가능하다면 영세한 국내 업체를 통해 검사하지 않는 게 차라리 낫다. 괜히 허술한 검사를 해 버리면 다시 제대로 된 검사를 권하기도 어렵고, 환자 입장에서도 중복되는 검사에 대한 비용을 고민하게 된다. 결국 어쩔 수 없이 허술한 검사 결과를 이용해야 되어 오히려 혼선만 빚는 경우도 허다하다.

여성 기관의 문제는 타액 호르몬 검사를 필수로 해야 한다고 강조하는 전문가들이 많다. 하지만, 그렇게 강조를 해도 어차피 검사 결과에 따른 호르몬 수치를 직접적으로 조절하는 방법의 치료가 아니다. 결국은 장·간 치료, 해독 치료, 혈액 순환 개선의 치료를 통해 수치가 회복된다. 그래서 굳이 비싸고 치명적인 단점이 있는 검사를 무리해서 할 필요 없이 혈액 검사를 통해 에스트로겐 우세증과 부신 피로의 상태를 추정만 해도 충분하다.

에스트로넥스 검사(Estronex profile)

에스트로넥스는 2-OHE1+2OHE2/16α-OHE1 비율 계산이 검사의 핵심이다. 이를 에스트로겐 대사물질 비율 EMR(Estrogen metabilite ratio)이라고 한다. EMR이 2 이하면 유방암의 위험률이 높아지며 유방암 수술 후에도 재발의 위험이 크기 때문에 분모 16α-OHE1을 줄이거나 분자 2-OHE1과 2-OHE2를 증가시키는 대사의 흐름으로 유도하기 위한 검사이다.

여성 호르몬 에스트로겐은 대사되어 사용되고 버려지는 과정에서 몇 가지 다른 모습으로 변하게 된다. 즉, 좋은 놈 2-OHE, 나쁜 놈 16α-OHE, 이상한 놈 4-OHE로 바뀌게 된다. 이상한 놈 4-OHE는 4-OMeE(또는 4-MeOE)로 메틸레이션 되면 무력화되어 나쁜 기능이 없어져 버린다. 대신에 퀴논기(Quinone)가 붙어서 4-QuinoneE로 바뀌면 DNA를 직접적으로 손상시키는 아주 독종인 나쁜 놈이 되는데 아쉽게도 에스트로넥스에서는 결과를 알 수 없다. 이 대사물질은 8시간 공복 후 아침 첫 소변으로 검사한다. 타액 호르몬 검사가 생리 주기에 따른 영향으로 검사 일자를 생리 후 3주차(배란 후 1주 이내)에 하도록 권하듯이, 에스트로넥스 검사도 검체 일시를 잘 맞추기를 권한다. 하지만 대사물질은 호르몬 본체와는 다르게 일정 비율이 계속 대사되기 때문에 반드시 시기를 맞추지 않아도 어느 정도는 검사 해석에 이용할 수 있다. 그래서 요즘은 더치 DUTCH 검사로 넘어가는 추세이기도 하다.

에스트로넥스 검사의 장점은 여성 호르몬의 대사물 비율로 유방 질환의 위험률을 추정하기 때문에, 유방암의 경우에 호르몬 수용체의 유무에 상관없이 유용하게 사용할 수 있다. 그리고 폐경 전 여성은 물론이고 폐경 후에도 갱년기 호르몬 치료 유무에 따른 유방암 위험도의 참고치로 활용할 수 있다. 그 외에도 전립선암, 자궁경부암, 난소암, 두경부암, 후두암 등의 검사에도 사용할 수 있다.

이 검사 결과지는 주의해서 살펴봐야 한다. EMR 수치가 낮으면 유방암의 위험성이 높아지는 것은 당연하지만, 자세히 보면 좋은 놈 2-OHE

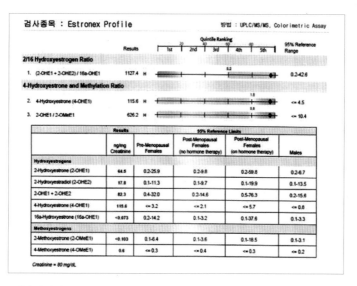

검사종목 : Estronex Profile   방법 : UPLC/MS/MS, Colorimetric Assay

	Results	Quintile Ranking						95% Reference Range
		1st	2nd	3rd	4th	5th		
2/16 Hydroxyestrogen Ratio								
1. (2-OHE1 + 2-OHE2) / 16α-OHE1	1127.4 H							0.2-42.6
4-Hydroxyestrone and Methylation Ratio								
2. 4-Hydroxyestrone (4-OHE1)	115.6 H							<= 4.5
3. 2-OHE1 / 2-OMeE1	626.2 H							<= 10.4

	Results	95% Reference Limits			
	ng/mg Creatinine	Pre-Menopausal Females	Post-Menopausal Females (no hormone therapy)	Post-Menopausal Females (on hormone therapy)	Males
Hydroxyestrogens					
2-Hydroxyestrone (2-OHE1)	64.5	0.2-25.9	0.2-9.8	0.2-59.8	0.2-6.7
2-Hydroxyestradiol (2-OHE2)	17.8	0.1-11.3	0.1-9.7	0.1-19.9	0.1-13.5
2-OHE1 + 2-OHE2	82.3	0.4-32.0	0.2-14.6	0.5-76.3	0.2-15.6
4-Hydroxyestrone (4-OHE1)	115.6	<= 3.2	<= 2.1	<= 5.7	<= 0.8
16α-Hydroxyestrone (16α-OHE1)	<0.073	0.2-14.2	0.1-3.2	0.1-37.6	0.1-3.3
Methoxyestrogens					
2-Methoxyestrone (2-OMeE1)	<0.103	0.1-6.4	0.1-3.6	0.1-18.5	0.1-3.1
4-Methoxyestrone (4-OMeE1)	0.6	<= 0.3	<= 0.4	<= 0.3	<= 0.2

Creatinine = 80 mg/dL

검사결과지: 40대 초반의 유방암 환자로 타목시펜 항호르몬 치료 중 환자

가 높을수록 위험도가 상승한다. 따라서 2-OMeE(또는 2-MeOE)를 만드는 메틸레이션(Methylation) 대사 기전을 활성화시켜서 에스트로겐 대사물질 은 좋은 놈이든 나쁜 놈이든 빨리 없애 버리는 편이 가장 좋다.

예시로 보여 준 검사 결과지는 40대 초반의 유방암 환자로 타목시펜 항호르몬 치료 중에 검사를 했다. 타목시펜은 호르몬 수용체에 에스트로 겐 대신에 결합되어 에스트로겐이 유방 세포를 자극해서 유방암 세포로 전환시키는 기전을 방해하여 유방암 재발을 방지한다. 그런데, 결과치는 어떤가? (2-OHE1+2-OHE2)/16α-OHE1 즉, EMR이 거의 끝 부분에 위치하고 있다. 타목시펜의 효과가 지속적으로 있는 경우에는 재발의 위 험으로부터 비교적 안전할 수 있겠지만, 만약 타목시펜을 못 먹는 상황이 생기거나 약을 끊어야 하는 경우에도 안전하다고 보장할 수 있을까? 역시, 약물의 힘에 기대기보다는 신체 스스로가 안정적인 대사를 할 수 있도록 개선시키고 교정해야 한다.

더치 검사(Dried Urine test for Comprehensive Hormone, DUTCH test)

더치 검사 역시 소변으로 하는 검사이다. 에스트로넥스 검사로 보던 에스트로겐 대사산물을 좀 더 자세하게 확인할 수 있도록 한 단계 향상된 검사이다. 뿐만 아니라 타액 호르몬 검사로 알아보던 코르티솔, 프로게스테론, 안드로겐 호르몬의 대사산물 모두를 측정하여 부신 피로와 에스트로겐 우세증도 한 번에 확인할 수 있고, 유방암에 효과가 있다는 멜라토닌 호르몬의 대사산물도 확인할 수 있다. 부신 피로의 확인은 CAR 리듬을 확인해야 하기 때문에 에스트로넥스 검사처럼 한 번의 소변으로 확인하지 않고, 네 번의 소변 검체를 정해진 시간 별로 채취하여 검사한다. 좀 번거롭기는 해도 호르몬에 대한 최신 검사법이기 때문에 적절하게 이용하면 유방 질환의 예방과 관리에 큰 도움을 받을 수 있다. 하지만, 검사를 원하는 호르몬 종류에 따라 비용이 추가되므로 상황에 적합한 검사를 잘 골라서 해야 한다.

더치 검사는 스테로이드 계열의 모든 호르몬과 멜라토닌까지 대사산물을 한눈에 살펴볼 수 있고, 도식화되어 있기 때문에 직관적으로 결과를 파악할 수 있다. 하지만, 더치 검사의 장점은 사실 숨어 있다. 바로 5α-R(5α-Reductase, 5알파-환원 효소)의 활성화 정도를 측정할 수 있다는 사실

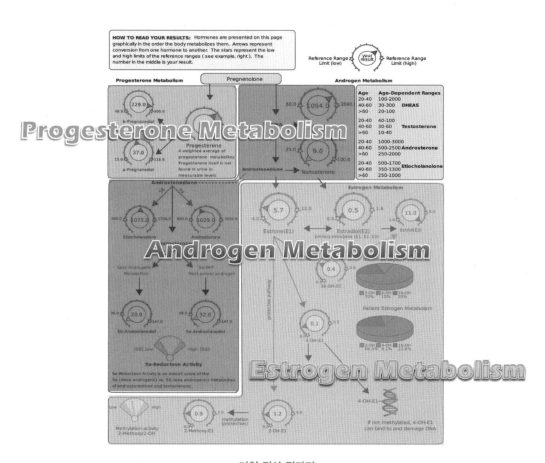

더치 검사 결과지

이다. 5α-R은 인슐린 저항성이 있을 때 활성화되는 대사 효소이며, 활성
화가 되면 모든 호르몬 대사 과정이 나쁜 쪽으로 흐르게 된다. 전립선암,
유방암 등의 심각한 질병뿐만 아니라 에스트로겐 우세증, 탈모, 비만, 당
뇨, 생리 문제 등 호르몬 계통의 질병 발생률이 높아지는 대사 과정으로
진행된다.

에스트로넥스 검사와 달리, '5α-R 활성도 측정'을 하는 더치 검사가 더

중요한 이유는 또 있다. 2011년 여성건강국제학술지(Int. Womens Health)에 실린 내용으로는 EMR(Estrogen metabolite ratio, 2-OHE1+2-OHE2/16α-OHE)과 유방암 사이에서 의미 있는 상관관계를 밝히지 못하기에 유방암 예측 기준치로는 효용 가치가 없다고 했기 때문이다. 물론 이 한 편의 논문으로 확정 짓기는 어렵지만 충분히 참고할 만하다.

그렇다면 어떤 에스트로겐 대사물이 영향을 주고 있을까? 바로 메틸레이션 처리가 된 에스트로겐 대사물 2-OMeE 또는 4-OMeE이며, 무엇보다 Quinone기가 붙은 2-QuinoneE와 4-QuinoneE이다. 메틸레이션 되면 비활성화 되고, 사용되기보다는 배출을 위한 준비 작업이라고 할 수

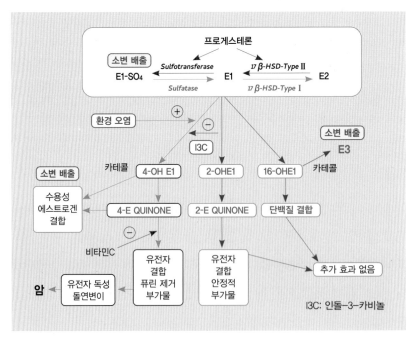

에스트로겐 대사 과정

있다. 문제는 DNA를 직접적으로 손상시키는 Quinone기가 말썽이다. 유방암에 더 강력한 영향을 미치는 대사산물은 4-QuinoneE이고 97% 가 DNA 손상을 유발하고 1% 정도는 아무 영향도 없다고 하니 어떻게든 4-QuinoneE가 생성되지 않도록 해야 한다. 이렇게 Quinone 에스트로겐 이 발생하려면 활성 산소(Reactive oxygen spieces, ROS)가 주된 역할을 한다. ROS 자체도 온갖 질병의 원인이라고 하는데, 5α-R을 활성화시킨 인슐 린 저항성 상태는 ROS를 폭발적으로 증가시킨다. 그러므로 만약 유방암 환자로서 더치 검사를 하게 되면 다른 어떤 결과보다도 5α-R의 활성도를 먼저 확인해야 한다.

혈액 / 모발 중금속 검사

미네랄의 결핍 및 과잉은 조직 미네랄 검사(Tissue mineral analysis, TMA) 에서 쉽게 관찰할 수 있다. 그러므로 조직 미네랄 검사는 건강 문제를 파 악하는 데 있어서 조기 지표(Early-indicator)가 될 수 있다. 이런 미네랄의 균형은 혈액을 통해서 전달되고 이동하면서 맞춰진다. 그리고 혈액 내의 미네랄 성분도 중요하지만, 혈액은 항상성(Homeostasis)이 정밀하게 작용 하기 때문에 혈액 구성 성분의 변화는 이미 증상의 발현 이후에나 관찰 할 수 있다는 단점 때문에 질병 예측 부분에서 조직 미네랄 검사에 해당 하는 모발 검사보다 차순위가 된다.

모발은 두피를 구성하는 한 조직이며 일정한 길이로 자란다. 한 달에 평균 1cm 정도 자라며 검사에 필요한 검체는 두피 바로 위에서부터 약

3cm 정도 길이의 모발이 필요하다. 그래서 약 3개월간의 미량 원소가 포함된 미네랄의 변화를 확인할 수 있다. 모발로 여러 미네랄 성분을 파악할 수도 있지만 가장 중요한 목적은 독성 금속의 체내 축적 정도를 확인하는 데 있다.

모발 검사는 오랜 시간에 걸쳐 연구되고 해석 방법의 진보를 이뤄 냈다. 한스 실리(Hans Selye) 박사는 스트레스 정도를 해석했고, 조지 왓슨(George Watson) 박사는 대사 속도를 분석하여 세포 산화 방식을 알아냈으며, 로저 윌리엄스(Roger Williams) 박사는 생화학적 개별성에 대한 개념을 모발 검사에 포함시킴으로써 현재 사용하고 있는 모발 미네랄 검사의 해석법이 완성되었다. 기능의학에서 사용하는 다른 검사들과 마찬가지로 모발 검사 결과도 질병과 1:1 대칭이 되지 않는 비선형적 체계이기 때문에 결과를 이해하거나 임상에 이용하기에는 까다로운 부분이 있다. 하지만, 질병의 진행 상황에 대해 예측이 매우 어려울 때나 정신신경내분비면역(Psyco-neuro-hormone-immunology, PNHI)의 복합적인 체계와 대사 계통의 역동적인 상태를 이해하는 데 필요한 정보를 제공하는 장점은 확실히 있다.

모발 미네랄을 검사하는 데는 몇 가지 주의 사항을 잘 지켜야 한다. 모발은 혈액보다 10배 정도 미네랄 수치가 높아서 검사를 비교적 정확하게 할 수 있다는 장점이 있지만, 모발 채취와 검사를 위한 전처치 방법에 따라 결과치에 영향을 쉽게 받는 단점이 있다. 모발 채취 전에 사용한 기능성 샴푸나 염색 재료, 모발 채취용으로 사용하는 가위의 종류, 검사 전처치로 모발에 묻어 있는 먼지나 이물질을 제거하기 위한 세척 여부와 방

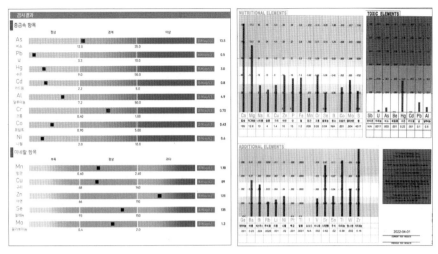

혈중 중금속 및 미네랄 검사   모발 중금속 및 미네랄 검사

법 등이 검사 결과와 밀접한 연관성이 있다. 그러므로 엄격한 검체 채취와 검사 업체의 기술력이 어떤 검사보다도 더 필요하다.

실제 세포에 심각한 영향을 끼치는 독성 금속이 모발 검사에서 발견되었다고 해서 너무 걱정할 필요는 없다. 모발 미네랄 검사는 아주 소량의 금속 성분을 측정하기 때문에 매우 높은 결과치로 표시되지 않으면 적절한 식이 요법 및 영양 요법으로 해결된다. 만약, 혈액에서 독성 금속이 발견된다면 모발 검사 결과와는 달리 가능한 빨리 제거해야 한다. 혈액에서 이동하는 중에 연쇄적으로 세포 손상을 유발할 수 있기 때문에 제거 속도를 높이기 위해서는 킬레이션 주사 요법이 필요한 경우도 있다.

여러 미네랄과 독성 금속을 혈액과 모발에서 확인할 수 있지만 여성의 경우에는 특히 마그네슘과 구리에 대한 미네랄 결과를 중요하게 봐야 한다. 마그네슘(Mg)은 칼슘(Ca)과 서로 길항하는 미네랄로 나트륨(Na) 또는 칼륨(K)과 함께 세포에 매우 중요한 기능을 한다. 근육 뒤틀림, 근육통 및 경련, 저혈당 및 당뇨병, 빛 또는 소음에 대한 민감성, 심한 불안 및 공황 장애 등은 모두 마그네슘과 관련된 증상들이다. 모발 검사는 혈액에서 발견하지 못한 마그네슘 결핍을 비교적 쉽게 확인할 수 있다.

구리(Cu)는 필수 영양 미네랄의 하나이지만 적정량 이상으로 많아지면 독성 금속과 유사하게 작용하는 경향이 있다. 구리 과잉일 때는 감정 결핍을 겪는 경우가 많고 과잉 행동, 집중력 및 기억력 문제, 정신분열증, 산후 우울증을 포함한 각종 우울증 및 우울감, 불안 및 공격성 및 폭력 발산 등의 정신적 문제가 생긴다. 육체적으로는 갑상선 기능 저하, 변비, 피로 및 고갈, 손발 냉감, 바이러스 및 곰팡이 감염증에 특히 예민해지고 면역 기능이 저하되는 문제가 생긴다. 특히, 구리 과잉은 여성 질환을 일으키는 연관성이 매우 높다. 이런 종류의 건강상 문제는 과잉된 구리가 주로 간과 뇌에 저장되기 때문에 생긴다. 특히 생리 전 증후군(PMS), 유방·자궁·난소의 문제 등이 구리 과잉과 관련되기 때문에 특히 유방암 환자는 구리 과잉을 매우 주의해야 한다.

2002년에 구리 결핍이 종양 성장과 신생혈관 생성을 억제한다는 연구 결과가 발표된 후에 체내 구리 농도를 낮춰 암 치료에 적용하려는 시도가 많았다. 2010년 사이언스(Science)지에 발표된 진행성 유방암 환자를 대상으로 테트라티오몰리브데이트(Tetrathiomolybdate, TM)라는 항암제를 사용하여 구리 결핍(Copper depletion)을 유도했고 8년간 재발이 없었다고 발표되었다. 이 연구 논문의 영향을 받아서인지 2015년에 웨일코넬의대(WCMC)의 엘레니 나코스(Eleni Nicole Nackos)가 미국 임상종양학회지(ASCO)에 발표한 내용은 관심 갖고 확인해 볼만하다.

4기 3중 음성 유방암 환자 75명에게 TM으로 구리 결핍을 유도한 후 5년 전후로 추적한 결과 62명의 환자들에게서 암이 검출되지 않았다는 놀라운 결과를 발표했다. 물론 구리 부족이나 결핍도 건강상의 다른 문제를 만들기 때문에 유방암 환자라고 해서 무조건 구리 결핍 치료를 해야 한다는 주장이 아니라 그만큼 구리 과잉의 심각성을 알아야 한다는 의미이다.

독성 금속 중에서는 비소(Arsenic, As)를 주의해서 볼 필요가 있다. 비소는 대부분 농약이나 살충제가 사용된 물이나 토양 또는 대기 오염을 통해 인체에 흡수된다. 그래서 일시적으로 해산물을 많이 먹을 때, 담뱃잎 재배 시 쓰는 살충제(Insecticides), 미세 먼지 등을 통해 들어와 축적된다. 비소는 인(Phosphorus, P)의 작용을 방해할 수 있어 세포 에너지 ATP 생산을 저해하거나 세포 내 다양한 대사를 방해할 수 있으며 이중 인지질 세포막과 뼈의 생성에도 문제를 일으킬 수 있다. 특히, 농약을 쓰지 않는 유기농 식재료만 이용하여 만든 요리를 섭취했다는 환자에게서 높은 수치로 검출되기도 하는데, 이는 물을 오염시킨 비소가 농작물에 높은 함량으로 축적될 수 있기 때문으로 추측한다. 유기농이라고 해서 완전히 안전하다고 할 수 없다는 의미이기도 하니 더 철저한 관리가 필요해 보인다.

독성 금속은 인체로 한번 들어오면 쉽게 빠져나가지 않는다는 이론이 대세이다. 실망스럽겠지만, 긍정적으로 재해석해 보자면 실제로는 아주 느린 속도로 대변이나 소변으로 또는 소량씩 땀으로 빠져나간다. 그런데 땀을 흘리는 현대인들이 드물다 보니 독성 금속 배출의 효율성이 떨어진다.

미네랄 항목의 임상적 의의

혈중 중금속 및 미네랄 13종 검사 결과

중금속 항목의 임상적 의의		
비소	주요 노출원	오염된 식품, 살충제, 농약, 비료, 제초제, 광산, 목재 방부재, 반도체 제조 공정, 염료, 유리 가공업 등
	독성 증상	소화기계 이상, 호흡기 자극, 피부 색소 침착, 알레르기 피부염, 간/비장 비대, 근신경계 장애, 방광암, 피부암, 간암, 신장암, 저체중아, 기형 또는 유산 등
납	주요 노출원	윤활유, 페인트, 염색약, 배터리, 낡은 배관, 오염된 식품, 오염된 장난감 등
	독성 증상	빈혈, 두통, 복통, 근신경계 장애, 성장/발달 지연, 인지 기능 장애, 간질성 장애, 집중력 장애, 과민 행동 장애, 신장 기능 이상 등
수은	주요 노출원	치과 아말감, 대형 어패류, 방부제, 살균제, 성분 불명의 화장품, 염색약 등
	독성 증상	고혈압, 우울증, 만성피로, 식욕부진, 운동 장애, 시각 장애, 청각 장애, 언어 장애 등
카드뮴	주요 노출원	용접, 연소 연료, 페인트, 배기 가스, 도금 제품, 배터리, 흡연 등
	독성 증상	발열, 오한, 호흡 관리, 구토, 저혈당, 당뇨병, 고혈압, 동맥경화, 죽상경화증, 순환 장애, 심장 질환 등
알루미늄	주요 노출원	호밀, 제산제, 캔, 베이킹파우더 등
	독성 증상	폐섬유증, 신부전, 간괴사, 기억력 저하, 치매, 조화 운동 불능 등
크롬	주요 노출원	도금, 가죽 태닝, 페인트, 음식물, 스테인레스 철강, 목재 가공, 도금 산업 종사자, MOM 시술 환자
	독성 증상	신장, 간, 소화기, 심혈관계, 신경계 이상 등
코발트	주요 노출원	바위, 토양, 물, 식물, 동물, MOM 시술 환자 등
	독성 증상	천식, 폐렴, 피부염, 신경계 이상 등
니켈	주요 노출원	다양한 합금의 재료(장신구, 동전, 전기 접점 및 전극, 점화 플러그 및 기계 부속품, 스테인리스 스틸 등의 내부식 합금)
	독성 증상	접촉성 피부염, 분진 흡입 시 비인두 및 호흡기계 독성(비염, 부 비동염, 비 중격 천공, 폐부종, 천식, 호산구성 폐렴 등, 섭취 시 위장 자극 증상, 신장 독성, 신장암 및 호흡기계 암 발생 위험성 증가

미네랄 항목의 임상적 의의		
셀레늄	임상적 의의	셀레늄은 체내 glutathlone, thyrold 대사와 산화 환원 반응에 작용하여 황산화 기능을 갖는 미네랄
	과다 증상	메스꺼움, 구토, 설사, 장기간 과다 섭취한 경우 탈모, 손톱 부스러짐, 신경 장애 (손발 감각 저하, 마비, 이상 감각 등), 간장 장애, 신장 장애, 피부염, 발암성 등
	부족 증상	천식, 면역 기능 저하, 생식 기능 장애, 심혈관 기능 저하, 염증, 갑상선 호르몬 기능 이상, 암 발생 위험 증가, 산화 스트레스 등
	풍부 음식 (섭취원)	육류, 어류, 내장류, 패류, 진밀, 밀 배아, 종실류, 견과류 등
구리	임상적 의의	구리는 금속 효소의 구성 요소로 산화/환원 반응, 전자 전달 반응 담당, 콜레스테롤 및 관련 호르몬, 포도당 대사, melatonin 같은 색소 형성에 필수
	과다 증상	간/신장 손상, 신경퇴행성 질환, 심장 질환, 망막 퇴화, 수축기 혈압 상승, 학습 및 정신 장애 등
	부족 증상	극심한 피로, 우울증, 빈혈, 기억력 저하, 면역력 저하, 미숙아 등
	풍부 음식 (섭취원)	소간, 돼지 간, 견과류, 두류, 굴, 가재, 패류 등의 해산물, 코코아, 버섯, 곡류 배아, 말린 과일, 바나나, 토마토, 감자 등
아연	임상적 의의	아연은 생체 내 세포를 구성, 생리적인 기능을 조절하는 대표 미네랄, 아연 보충제 과다 복용, 암 전이, 신부전 등의 원인으로 증가될 수 있음
	과다 증상	메스꺼움, 구토, 복통, 장기간 지속적으로 노출되면 빈혈, HDL 콜레스테롤 감소 등
	부족 증상	기면, 어기(altered taste), 설사, 발진 등 만성 피부 질환, 상처 회복 지연, 탈모, 면역 기능 저하, 발육 지연, 야맹증, 생식 기능 이상 등
아연	풍부 음식 (섭취원)	동물성 식품, 어패류, 전곡류(외피에 풍부하므로 지나친 도정 시 아연이 소실됨), 콩류 등
망간	임상적 의의	혈중 망간 농도는 직업적 노출, 음용수, 보충제를 통한 과다 섭취 등의 원인으로 증가할 수 있음
	과다 증상	고농도 과다 노출된 경우 '망간 중독증'이라 불리는 영구적인 신경 장애가 발생할 수 있는데, 손발 떨림, 보행 장애, 안면 근육 경련, 행동 장애, 운동 장애, 폐렴, 폐 기능 저하, 생식기계 영향 등
	부족 증상	피부발진, 생리 전 증후군, 항산화 작용 저하, 지질 및 탄수화물 대사 장애, 암모니아 제거 장애, 생식기능장애 등
망간	풍부 음식(섭취원)	호두, 땅콩 등의 견과류, 귀리, 전곡류, 시리얼, 콩류 등
몰리브데늄	임상적 의의	몰리브데늄을 포함한 보충제 과다 복용, 직업적/환경적 노출(스테인레스 생산, 합금 생산 등) 등의 원인으로 증가
	과다 증상	통풍, 산화 스트레스, 구리 결핍(구리 배출 증가로 인해) 등
	부족 증상	천식, 호흡 곤란, 부종, 피부염, 아나필락시스, 구리 독성 증가, 정신 이상, 혼수상태, 운동 기능 장애 등
	풍부 음식 (섭취원)	밀 배아, 전곡류, 콩, 동물 간, 우유, 유제품 등

비소의 경우에는 대변보다 소변으로 더 많이 배출되지만, 대부분의 독성들은 간을 통해 담즙과 함께 장으로 배출되어 대변과 함께 버려지게 된다. 일반적으로는 녹차, 마늘, 비타민C, 미역 등의 식재료를 추천하지만 실제로는 많은 양의 아미노산이 필요하다. 단백질을 소화해서 흡수한 아미노산이 체내에 많아야 배출의 효율성이 높아지는데, 장 기능이 좋지 않은 대부분의 현대인들은 아미노산 흡수율도 떨어질 뿐만 아니라 간을 통해서 겨우 버려진 독성 금속이 다시 재흡수 되는 악순환의 고리로 체외로 빼내지 못하고 계속 축적만 되기 때문이다.

생체 전기 저항 분석법(Bio-electrical impedance analysis, BIA)

BIA 결과의 해석은 체성분 측정에 있어 비용이 적게 들고 안전성과 재현성이 우수하여 기간에 따른 체성분의 변화를 평가하기 위해 널리 사용되고 있는 방법이다. '생체 전기 저항 분석'이라고 하면 익숙하지 않겠지만 '인바디(InBody®)'라고 하면 모르는 사람이 없을 듯하다.

생체 전기 저항을 인체의 체액 성분 분석에 이용하려고 시도한 시기는 1962년 프랑스 의사 토마세트(Thomasset)이고 실제로 최초로 전기저항 분석기를 개발하여 생체 조직에 적용하였다. 하지만 생체 전기에 대해서는 더 오래 전 이탈리아 의사 루이지 갈바니(Luigi Galvani)가 개구리 실험을 하면서 알아낸 사건이 최초이다. 1970년대가 되어서야 지금 쓰고 있는 분석법의 기초가 완전히 잡혔고 1980년에 BIA라는 이름이 공인되면서 주로 영양 의료학 분야에서 향후 중요성이 더 높아지리라 예측된다.

2000년을 넘어오면서 생체 전기는 상업적으로도 이용되기 시작했다. 여담으로 재미있는 사례를 소개하자면, 얼굴 피부 관리를 할 때 효과를 높이기 위해 미세 전류를 응용한 기계가 워낙 효과가 좋아서 인기를 끌었는데, 그 제품이 '갈바닉'이다. 어원이 의사 갈바니에서 유래했기 때문에 여성들에게는 외국 의사 갈바니의 이름이 매우 친숙할 수도 있다.

BIA는 단순히 신체 체액만 측정하는 검사는 아니다. 세포 내 에너지 발전소인 미토콘드리아 기능 이상과 필수 지방산(오메가3:오메가6) 결핍에 의한 염증 유무를 확인할 수 있다. 또한 다른 검사로는 측정하기 어려운 생체 나이 또는 세포 건강 나이를 추정하는 검사이기도 하다.

BIA는 인체에 미세한 교류 전류를 흘려 전기 전도의 저항값을 측정하는 기술이다. 인체의 체성분은 지방, 뼈, 근육, 물로 구성되어 있다. 전기는 전도성이 높은 수분을 따라 흐르고, 체수분이 적을수록 저항값이 커지게 된다. 즉, 근육과 세포 사이의 간질액이 많으면 저항값이 낮고, 지방이 많으면 저항값이 높아진다. 뿐만 아니라 세포 대사가 활발하고 건강한 세포라면 세포막 전위차가 50~100mV 정도 되며 교류 전류가 흐르면서 저항값과 전위차가 변하게 된다. 이런 변수들을 계산하여 '위상각(Phase angle)'을 알 수 있다. 위상각이 크면 세포 대사가 안정적이고 건강한 세포이며, 낮다면 쇠진하고 손상된 세포이다. 이렇게 계산된 위상각으로 미토콘드리아 에너지 대사, 해독 기능, 세포 내액과 세포 외액의 전해질 차이를 알 수 있게 되고, 세포 나이를 추정하여 신체 건강 상태를 파악할 수 있다. 당연히 위상각의 수치가 크면 클수록 건강하다고 할 수 있다.

측정 가능한 위상각 범위는 3~15이지만, 일반적으로 성인에서의 평균 값은 6~8이다. 5 이하의 상태는 질병 상태로 진행 중이라는 의미이며, 4 이하의 아주 낮은 값은 이미 세포 손상이 진행되고 있음을 나타낸다. 따라서 암 발생 지표 및 예후를 추정하는 목적으로 사용될 수 있다. 만약 4 이하의 위상각이라면 악성 질환이나 전신 상태에 문제가 있으며 회복하는 데 시간이 오래 걸리거나 어쩌면 회복하기 어려운 상태일 수 있다고 판단한다.

인바디 검사는 BIA 원형에서 한 차원 더 발전한 방식이다. 고급 인바디 기계는 4채널, 6개 다중 주파수를 사용하지만 BIA 원형 기계는 2채널, 3개 다중 주파수를 사용한다는 차이가 있어 측정되는 수치가 조금 다르지만 해석법은 다르지 않다. 그러므로 두 가지 검사를 모두 해서 비교 분석을 하면 더 정확한 건강 상태 파악이 가능하다.

NK 세포 활성도 검사

상식 차원으로 알고 있는 면역력의 일차적인 의미는 외부에서 들어온 병원균에 저항하는 힘이며, 신체 본연의 자기 물질과 상처나 감염으로 침입한 몸 밖 물질을 구분하고 방어하는 능력이다. 하지만, 신체 세포의 이상 변화를 감지하여 적절한 조치를 하는 능력도 추가되어야 한다. 이런 면에서, 몸에 생기는 모든 질병은 면역과 절대적인 반비례 관계에 있다. 면역은 30조 개 세포 하나 하나가 영양, 복구, 자멸, 보호, 조절의 기능을 모두 원활하게 수행할 때 비로소 완성된다. 즉, '면역력이 좋다.'는 의미는 면역 세포만의 활동으로 만들어지지 않는다는 의미이다.

가장 중요한 면역은 외부 경계를 이루는 피부와 점막이며 바로 1차 면역 기능을 담당한다. 마치, 피부는 38선의 철조망에 점막은 범위가 뚜렷하지 않은 해양 경계선에 비유할 수 있다. 이런 경계를 지키는 군인이 면역 세포이지만 내부 치안을 담당하는 경찰 또한 면역 세포이다. 면역 세포에 해당하는 군인과 경찰의 활동도 중요하지만, 면역 세포를 제외한 그 외 일반 세포의 개별 면역 기능도 중요한데 국민들 각자가 애국심을 가지고 치안에 관심을 가져야 비로소 나라의 안보가 확립되는 경우와 다르지 않다. 이렇게 모두가 일심 단결해서 면역력을 유지해야 하는 중에 특수 임무를 맡은 면역 세포가 있는데, 바로 NK 세포이다.

NK 세포는 선천적 면역을 담당하는 세포 종류 중 하나이며, 바이러스에 감염된 세포나 암세포를 직접 공격해 사멸시켜 버리는 최전방 공격수로 알려져 있고, 암세포의 발생과 증식뿐만 아니라 전이를 막아 내는 능력이 있다. 또한 최근에 가장 주목 받고 있는 연구 분야인 암 줄기세포에 대해서도 NK 세포는 효과적으로 제어할 뿐만 아니라 재발을 방지하는 기능까지 있다.

비정상 세포를 직접 찾아내고 파괴하는 능력은 여러 면역 세포 중 NK 세포만이 유일하게 보유하고 있다. 바이러스에 감염된 세포나 암세포는 구조 신호에 해당하는 특정 단백질(MHC Class I)을 세포막 표면에 표현을 하는데, 일반적인 면역 세포는 MHC-1을 확인 후 다른 면역 세포에게 지원 요청 신호를 보내는 역할을 주로 하지만 NK 세포는 직접적으로 구조 활동을 펼치거나 공격해서 사멸시킨다. 이렇게 강력한 면역 활동을 하는 NK 세포는 보통 약 1억 개 정도가 있고, 간이나 골수에서 성숙된다. 성숙기를 잘 거쳤다고 해도, NK 세포 활성도가 최고조인 20대를 지나면 점차 감소되기 시작한다. 20대의 NK 세포 활성도에 비해 60대에는 20대의 절반 수준, 80대에는 약 1/3 수준으로 떨어진다. NK 세포 활성도가 높다면 비정상 세포를 공격하고 파괴해 건강한 몸을 유지할 수 있지만, 반대로 활성도가 낮아지면 비정상 세포의 구별 능력이 떨어져 본연의 기능을 완벽히 해내지 못하게 된다. 그래서 감염병이나 암과 같은 각종 질병의 발병 가능성이 나이가 들면서 자연스레 늘어나야 당연한데, 의료 발전의 성과와는 반대로 최근에는 암 환자나 감염병 환자 연령대가 낮아지는 특이한 상황에 대한 설명으로 NK 세포 활성도가 낮아지는 상황과 관련이 있다는 주장이 힘을 받고 있다.

실제로 NK 세포를 연구하는 전문가들은 암 환자, 특히 유방암, 전립선암, 대장암 환자들의 NK 세포 활성도가 낮다는 결과를 발표했다. NK 세포가 활동을 제대로 못했으니 암이 생겼다는 연관성이 일반적이지만, 이미 생긴 암세포가 NK 세포 활성도를 저하시키는 물질을 분비해서 전체 면역력을 떨어뜨리는 효과까지도 만들어 낼 가능성이 있다는 가설도 제시했다. 이처럼 NK 세포의 특수한 면역 활동뿐만 아니라 여러 연구 결과들을 참조하여 암세포 등 비정상 세포의 발생 여부나 앞으로 발병 가능성이 있는 신체 환경 문제를 예측할 수 있다는 장점으로 'NK 세포 활성도 검사'를 많이 하고 있다. 1cc의 혈액 채취만으로 간단하게 측정이 가능한데, NK 세포를 특수하게 활성화시킨 후 NK 세포로부터 분비되는 인터페론 감마(INF-γ)의 양을 효소 면역 분석(ELISA) 방법으로 측정해서 NK 세포 활성도를 수치로 정량화한다.

NK 세포의 활성도를 높이기 위해서는 잘못된 생활 습관을 교정해야 하지만 쉽지 않은 노력이 필요하다 보니 쉬운 방법으로 면역을 올려 보려는 시도를 비싼 비용을 들여 많이들 한다. 난치병이나 암 환자의 경우에는 혈액을 뽑아 NK 세포를 추출한 후에 배양해서 대량으로 만들면서 활성화시킨 후 다시 체내로 주입하는 방법을 쓰는데 이를 '활성 NK 세포 요법'이라고 한다. 하지만, 이 방법은 1회로는 별로 도움이 되지 않고 쉬운 만큼 지속 효과도 낮다. NK 세포의 수명은 기껏해야 3주인데, 암세포를 3주라는 짧은 기간 동안 모두 제거할 수 없기 때문이다. 그래서 여러 차례 반복해야 한다고 권고하는데, 이런 측면에서 볼 때 활성 NK 세포 요법은 비용 대비 효율성이 매우 낮다. 그 외 림포카인 활성 살해 세포(Lymphokine-activated killer cell, LAK) 요법, 수지상 세포(Dendritic cell, DC) 요법, 종양침윤 림프구(Tumor-infiltrating lymphocyte, TIL) 요법 등도 마찬가지로 효율성은 떨어진다.

상황이 이렇다 보니 좀 더 효과를 높이기 위해 유전자 개량을 통해 변형된 면역 세포를 만들어 내는 방식도 시도를 하고 있다. 혼조다스쿠 교토대 명예교수와 제임스앨리슨 미국 텍사스대 MD앤더슨암센터 교수가 2018년 노벨 생리의학상을 받은 분야도 암 면역 요법(면역 항암제)에 관한 분야이다. 4번째로 개발된 항암 요법이라서 '제4의 암 치료법'이라고 불리고 있지만, 기존의 항암 치료와는 달리 정상 세포의 손상 정도를 최소화하고 궁극적으로는 면역을 높여 암을 치료하는 방식을 선택하였기 때문에 '제0의 암 치료법'이라고까지 불리기도 한다. 앨리슨 교수는 2011년 흑색종 피부암 치료제로 미국 식품의약국(FDA) 승인을 받은 '이필리무맙(Ipilimumab, Yervoy®, 여보이®)'을 개발하였고, 혼조 교수는 '펨브롤리주맙

(Pembrolizumab, Keytruda®, 키트루다®)과 '니볼루맙(Nivolumab, Opdivo®, 옵디보®)을 만들었다.

면역 항암제 개발을 위한 최신 유전자 재조합 방식은 몇 가지가 있다. 공학적 변형 T세포 수용체 치료법(Engineered T cell receptor therapy, TCR-T), 키메라 항원 수용체 T세포 치료법(Chimeric antigen receptor-modified T cell, CAR-T), 키메라 항원 수용체 NK 세포 치료법(Chimiric antigen receptor-modified NK cell, CAR-NK) 등이 개발되어 있다. 유전자 조작 식품인 GMO(Genetically modified organisms)도 문제가 많다고 하는데, 유전자를 조작한 면역 세포를 체내에 주입하여 하는 치료는 어떨까? 실제 CAR-T 요법은 백혈병 환자의 83%에서 경이적인 효과를 보이지만 1회 치료비가 7억 원이나 되고 아직도 해결해야 할 부작용들이 많다. 이와 마찬가지로 다른 요법들도 장기간 지켜보면서 효과와 부작용을 조사해야 한다.

여러 위험 부작용을 피하기도 해야 하지만 면역 세포를 외부에서 넣어 주는 방법이 효과가 떨어진다면, 결국 힘이 들고 어렵더라도 스스로 노력하여 면역력을 올리는 수밖에 없다. 어째서 면역력이 떨어졌는지 원인을 파악해서 제거한다면 스스로 노력하는 방법이 불가능은 아니다. 결국 면역력의 핵심은 바로 혈액 순환이다. 책의 모든 내용이 혈액 순환을 개선시키고 유지시키는 방법과 치료에 대한 설명으로 볼 수 있다. NK 세포 활성도를 올리는 데는 고주파 온열 치료로 전신의 체온을 올리는 방법이 비교적 유용하지만, 결국은 자율신경과 장 건강이 혈액 순환을 개선시키고 오래 유지하도록 하는 예방·치료 방법이 가장 핵심이라는 사실을 반드시 명심해야 한다.

SMART 상식 **NK 세포 활성도 검사 결과 분석**

- **정상 구간 500 이상**
  - NK 세포의 활성이 정상 수준으로서 암과 같은 중증 질환에 대한 NK 세포의 면역 기능이 이상적인 상태
  - 권고: 1년에 1회 이상의 정기적인 검사로 면역력 유지

- **관심 구간 250 이상 500 미만**
  - 현재의 면역 상태가 질병의 발생과 직접적인 관련이 없는 정상 범위이지만, 그 값이 경계 구간에 가까워 상대적으로 면역력이 저하되어 있는 상태. 면역력을 높이는 활동 필요
  - 권고: 3~6개월마다 정기적인 검사로 면역력 관리

- **경계 구간 100 이상 250 미만**
  - NK 세포의 활성이 정상인보다 낮은 상태로 NK 세포의 활성을 저해하는 질환의 전조일 수 있다. 또한 일시적인 육체적, 정신적 스트레스로 인해 면역 세포의 기능이 저하된 경우에도 경계 값을 보일 수 있다.
  - 권고: 검사에 영향을 주는 방해 요인을 제거하고 2~4주 후 재검

- **이상 구간 100 미만**
  - NK 세포의 활성이 매우 낮은 상태로 NK 세포의 활성을 저해하는 질환을 의심할 수 있다.
  - 권고: 검사에 영향을 주는 방해 요인을 제거하고 2~4주 후 재검. 지속적으로 NK 세포의 활성이 낮은 경우 암과 같은 중증 질환과 깊은 관련이 있으므로 전문의와 정밀 검사에 관하여 상담

* 방해 요인: 극심한 스트레스, 수면 장애 및 소염 진통제, 항생제, 이상 지질 혈증 치료제, 위산 억제제(PPI), 스테로이드, 항암제 등 약물 복용

낮은 NK 세포 활성의 의미

낮은 NK 세포 활성도는 낮은 면역력을 의미한다. 정밀 검사 결과 중증 질환이 아닌 경우라도, NK 세포 활성도가 지속적으로 낮다면 항암 면역 기능이 일반인에 비해 현저히 낮다고 볼 수 있다. 그러므로 전문의와 상담을 통해 저하 원인을 찾고 면역력을 높이는 활동을 병행하면서 수치를 정기적으로 확인할 필요가 있다. NK 세포 활성도 검사는 암의 확진을 위한 검사가 아니라 NK세포 활동성 즉, 항암 면역 세포의 활동성을 측정하는 검사이다.

NK 세포 활성 저하가 의심된 경우

- 각종 성인병이 있는 분
- 감염성 질환에 쉽게 노출될 경우
- 유해 환경에 노출되었을 경우(예: 환경 호르몬 장기 노출)
- 평소 피로감을 자주 느낄 경우(예: 야간 근로)
- 악영향을 주는 생활 습관을 가진 경우(예: 흡연, 음주)
- 암이나 만성 질환 등의 가족력이 있을 경우 등

NK 세포 활성 저하를 보이는 주요 질환

- 악성 종양(암)
- 신장 질환
- 그 밖의 중증 질환 등
- 다발성 경화증
- 만성 감염

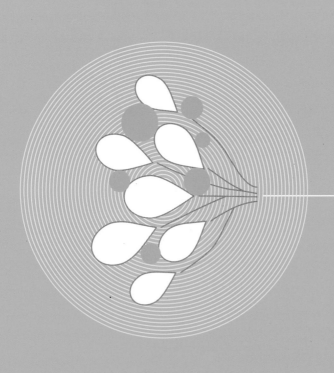

7장

C+SMART 치료법의
유방암 치료 요법

이제 본격적으로 유방암 치료법에 대해 하나하나 알아보자. 처음부터 말했지만 현대 주류 의학의 중심인 대학병원에서 오랫동안 외과 수술을 해온 전문의로서 현대 주류 의학의 부족한 부분은 충분히 인정하지만, 완전히 틀렸다고 생각하지는 않는다. 그래서 질병의 진료와 치료 방식은 자율신경기능의학을 중심으로 하지만, 현대 주류 의학 분야에서 환자에게 꼭 필요한 치료 방법이 있다면 적극적으로 권한다. 양쪽 분야를 넘나들며 진료를 하면서 느끼는 확신은 대학병원에서 사용하는 현대의학의 표준 치료 방침과 자율신경기능의학의 SMART 치료를 잘 접목시킨다면 지금보다 훨씬 더 많은 환자들에게 혜택을 줄 수 있으리라는 생각이다.

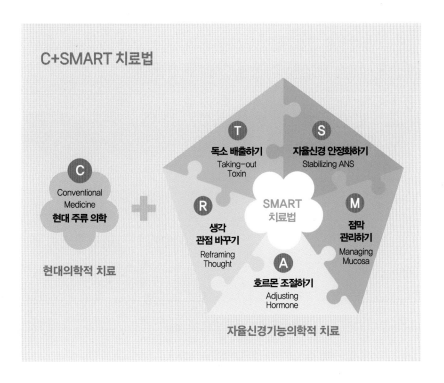

01

현대 주류 의학(C)에서의
치료 요법

유방 질환은 종류가 많지만, 질환에 따라 치료법이 모두 다르지는 않다. 각각의 질환에 따라 조금씩 다른 치료법들이 있을 수는 있지만, 유방암은 각 질환에서 공통적으로 사용되는 치료법이 모두 적용되는 질병이다. 그래서 유방 치료법은 유방암을 위주로 설명한다.

치료 전 미리 받는 검사

유방 질환은 유방 초음파로 상태를 대부분 파악할 수 있지만, 유방 초음파만으로는 놓칠 수 있는 일부 문제를 확인하기 위해 유방 촬영술(Mammogram, 맘모그램)을 정기적으로 해야 한다. 하지만, 병이 깊고 심각할수록 더 많은 검사들이 필요해지고, 요즘 유방암 환자, 특히 젊은 환자 수가 많아지는 경향 때문에 치료에 필요한 최신 검사 기법들이 추가되고 있고, 해가 갈수록 검사의 종류와 개수가 많아지고 있다.

유방암 확진을 받으면 치료를 시작하기에 앞서 다음과 같은 몇 가지 검사를 받게 된다. 아래의 검사를 모두 받는 것이 아니라 일부 검사는 다른 장기로 전이가 의심되는 경우에 한해 시행한다.

종류	내용
혈액 검사	마취와 수술을 견딜 수 있는지 파악하기 위한 전반적인 혈액 검사
흉부 X선 촬영	폐 전이 여부와 마취 전 폐 상태 점검
유방 촬영술 검사/유방 초음파 검사	의심 부위의 정확한 진단을 위해 추가로 시행
뼈 스캔	유방암이 뼈에 전이됐는지 확인
유방 MRI(자기공명 영상 촬영)	암의 위치 확인 및 정확한 병기 판정
PET(양전자 방출 단층 촬영) 스캔	암세포가 전이된 장기를 확인
에스트로겐, 프로게스테론 수용체 검사	유방암 세포에 호르몬 수용체가 있는지 확인
HER-2/neu 검사	유방암 세포의 HER-2 단백질 과다 생산 여부 확인
복부 CT, 폐 CT	유방암이 간 또는 폐에 전이가 되어 있는지 확인

치료 방법의 선택 기준: 유방암 병기

　병의 진행 단계를 '병기'라고 하는데, 병기는 치료 방법을 선택하는 기준이다. 만일 유방암 진단을 받았다면 종양 크기(T 병기), 림프절의 침범 정도(N 병기), 유방 외 다른 기관으로 전이 여부(M 병기)에 따라 유방암의 진행 정도와 치료 후 완치율 예상을 분류하며, 이 셋을 종합해서 TNM 병기라고 한다. 이 TNM 병기에 따라서 유방암 병기가 0기, 1기, 2기, 3기, 4기로 나누어진다.

하지만, 다른 장기로 퍼지는 '전이'의 특징이 있는 악성 세포의 경우만 '암'으로 진단하기 때문에, 엄밀히 따져서 유방암은 침윤, 파괴, 증식, 전이의 가능성이 있는 1기~4기만 해당한다. '유방암 0기 또는 0기 유방암'이라고 불려지는 '상피내암'은 재발 가능성만 있을 뿐 유방 근처 림프절을 포함하여 신체 다른 부위로 전이될 가능성이 없으므로 유방암(C50)과는 다른 D 코드의 질병 분류 번호를 사용한다. 이런 이유로 상피내암(D05)은 암 보험금도 C 코드를 사용하는 유방암보다는 보상 금액이 확연히 적다.

비록 분류는 이렇게 되더라도 발병 상태를 고려할 때 상피내암의 경우에는 유방 내에서 분포가 넓게 퍼지고 산발적으로 생기는 경향이 있어 어떤 경우에는 상태가 더 심각한 유방암보다 수술적 제거 범위가 더 커지게 되는 경우도 흔하다.

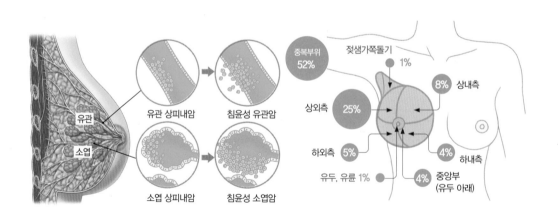

일반적인 유방암 유발 부위와 유발률

상황이 이렇다 보니, 진료실에서는 C 코드를 이용한 유방암으로 진단서를 바꿔 달라고 하는 실랑이가 종종 벌어지지만, 병리 조직학적으로는 엄격히 분류되기 때문에 검사와 수술은 유방암과 비슷하게 진행된다 하더라도 C 코드 진단서 발급은 절대 불가하다.

T(Tumor, 종양): 침윤된 종양 크기 정도로 판단

T0	종양 의심 없음.
Tis	유관 상피내암
T1	종양 크기 2cm 이하
T2	종양 크기 2cm 초과, 5cm 이하
T3	종양 크기 5cm 초과
T4	종양 크기와 관계없이 흉벽이나 유방 피부를 침범한 경우

N(Node,림프절): 전이된 림프절 개수로 판단

N0	림프절 전이 없음.
N1mi	미세한 림프절 전이 있음.
N1	전이된 림프절 개수 1~3개
N2	전이된 림프절 개수 4~9개
N3	전이된 림프절 개수 10개 이상

M(Metastasis, 전이): 다른 장기로 전이 여부

M0	유방 외 다른 부위 전이 없음.
M1	유방 외 다른 부위 전이 있음.

TNM 기준에 따른 유방암 병기

병기		T	N	M
0기		Tis	N0	M0
1기	ⅠA	T1	N0	M0
	ⅠB	T0	N1mi	M0
		T1	N1mi	M0
2기	ⅡA	T0	N1	M0
		T1	N1	M0
		T2	N0	M0
	ⅡB	T2	N1	M0
		T3	N0	M0
3기	ⅢA	T0	N2	M0
		T1	N2	M0
		T2	N2	M0
		T3	N1	M0
		T3	N2	M0
	ⅢB	T4	N0	M0
		T4	N1	M0
		T4	N2	M0
	ⅢC	Any T	N3	M0
4기		Any T	Any N	M1

유방암 병기의 구분

병기	종양 크기	림프절 전이 정도
0기	종양 크기와 상관없이	상피내암인 경우
1기	2cm 이하	림프절 전이 없음
	2cm 이하	미세 전이
2기	2cm 초과 5cm 이하	심하지 않은 림프절 전이
	5cm 초과	림프절 전이 없음
3기	종양 크기와 상관없이	림프절 전이 4개 이상
	5cm 초과	림프절 전이 있음
	종양이 흉벽, 유방 피부에 침범	
4기	종양 크기에 상관없이	다른 장기로 전이됨

유방암 병기에 따라 수술이 가능한지, 어떤 수술 방법을 사용할지, 유방 부분 절제술을 할지와 유방 전절제술을 할지 결정하며 수술 후에는 항암 주사 치료, 약물 치료, 호르몬 치료, 표적 치료, 방사선 치료 등을 시작한다. 유방암 병기가 같다고 같은 치료 방법을 사용하는 것이 아니라 동반 질환 여부, 환자의 나이, 건강 상태 등을 고려해서 치료 방법을 결정한다.

현대의학의 유방암 치료 문제점

무조건적인 수술과 항암 주사 치료, 방사선 치료가 답이다?

암에 걸렸을 때 수술, 항암 주사 치료 또는 약물 복용, 방사선 치료 외의 방법으로 병원에서 치료를 받아 본 경험은 거의 없을 것이다. 그런데 현대의학은 왜 그 세 가지 방법으로만 암을 치료하는 것일까? 다른 치료법들은 모두 검증되지 않았다고 하는데 왜 검증을 하지 않았을까? 대답은 당연히 이 세 가지만으로도 어느 정도는 치료할 수 있다고 생각해서이고, 대신 '모두가 같은 치료를 해도 동일한 효과가 나올 수는 없다.', 혹은 '완치는 없다.' 등의 말로 그 결과를 피해 간다. 같은 병이라도 환자의 몸 상태나 생활 환경에 따라 다르게 치료해야 하는데 치료법은 같다. 자궁 근종이 크면 자궁을 들어내고, 유방암이 발생하면 유방을 들어내는 등 몸에 꼭 필요한 장기를 떼어 내면 다른 장기들이 영향을 받는 건 당연하다. 근본적인 원인 제거가 아닌, 국소적인 치료만 해서는 안 된다.

앞서 유방암의 발생 원인들을 나열하고 설명을 했다. 결과를 바꾸려면 원인을 교정해야 한다는 사실은 우리 모두가 잘 알고 있다. 하지만 수술, 항암 주사, 방사선, 항호르몬, 면역 주사 등의 치료 요법들이 유방암 발생 원인들 중에 무엇을 교정할 수 있을까? 환자들은 수술을 하든 안 하든 근본적인 원인을 제거하고 재발을 막을 다른 방법을 병행해야 한다. 그 다른 방법이 바로 '자율신경기능의학적 치료'이다.

SMART 상식) 맘모톰® 클리닉

맘모톰은 미국의 헬스케어 회사인 존슨앤존슨(Johnson & Johnson, J&J, JNJ)에서 최근에 개발한 '진공 흡입 보조 유방 종양 절제 수술'에 사용하는 기구이며, 유방 종양 수술에 '최소 침습(Minimal invasive) 기법'을 적용할 수 있게 된 혁신적인 발명품이다. 조미료의 대표 이름이 '미원'이었듯, 여러 종류의 진공 흡입 보조 유방 수술과 기구 제품을 일반적으로 '맘모톰(Mammotome)'이라고 한다. 맘모톰 수술은 전신 마취가 아닌 국소 마취로 진행하므로 마취 부작용이 현저히 낮다. 피부의 큰 절개 없이 5mm 미만의 절개만으로 유방 병변을 조직 검사 및 제거할 수 있으며, 경우에 따라 총 조직 검사 등으로 진단이 잘 되지 않는 병변을 정확히 진단해 낸다.

유방에 생기는 암을 제외한 모든 종양을 뜻하는 양성 유방 종양을 완전히 적출 시에도 수술하며, 일반적으로 0.5mm 이하의 석회화를 말하는 미세 석회화 병변, 젖이 나오는 유관 내의 병변 등에는 맘모톰 진단법이 흔히 사용된다.

초음파를 직접 보면서 설명을 듣거나 의견을 전달하면서 수술이 가능하고 조직 검사와 종양의 완전 제거가 동시에 이루어지는 편리한 방법이다. 피부에 5mm 정도의 작은 절개를 하고, 맘모톰 바늘을 유방 종양 근처에 한 번만 넣고 고정시키면 진공 흡입기가 작동하여 종양이 바늘 내로 들어오게 되고 바늘 내부에 있는 움직이는 칼이 자동으로 모든 종양 조직을 잘라 유방 밖으로 배출한다. 조직 검사 또는 제거해야 할 유방 결절 주변에 국소 마취한 후 20~30분 정도 진행되는 간단한 수술이며 통증이 거의 없고, 수술 시간은 20~30분 정도이며, 수술 후 간단한 움직임이 즉시 가능하다. 100%에 가까운 정확한 검사 결과를 자랑하며 피부에 흉터가 거의 남지 않는다. 수술 자체는 간단하지만 수술 직후 출혈의 가능성이 있어 일반적으로는 반나절(6시간)에서 하루 정도는 입원 관찰을 필요로 한다.

맘모톰은 여러 장점이 있는 수술인데도 불구하고 아쉽게도 유방 양성 결절에만 적용이 가능하며, 유방암과 같은 악성 결절에는 적용할 수 없다는 의견이 학계의 지배적인 의견이다. 하지만, 개인적인 바램으로는 향후 상피내암이나 초기 유방암의 경우에는 맘모톰 수술을 적용하여 병변을 제거한 후 자율신경기능의학 치료를 통해 원인을 제거할 수 있기를 희망한다. 이렇게 최소 손상으로 암 덩어리를 제거한 후 근본 치료로 세포의 기능을 회복시키는 과정을 통해 유방암 치료뿐만 아니라 전신 건강을 회복할 수 있는 계기가 된다면 환자 입장에서는 더할 나위 없이 좋은 치료가 되리라 확신한다.

자율신경기능의학적
SMART 치료법

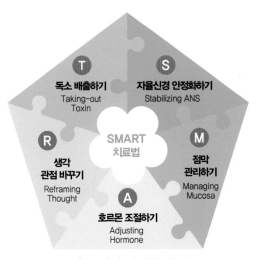

자율신경기능의학적 치료

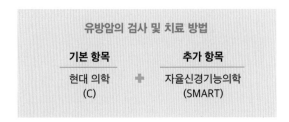

SMART 치료법에 대해 하나하나 설명하기 전에 당부해 두고 싶은 말이 있다. 우리는 기존에 가지고 있는 고정관념을 탈피해야 한다. 무조건적인 수술이나 항암 치료보다 내가 주체가 되어서 내 몸과 내 삶을 바꾸겠다는 마음을 먹어야 한다. 그리고 과거의 생활 습관을 고치려는 노력이 실행될 때, 암을 이겨 낼 수 있고 예방할 수 있다. 그런데 노력을 혼자 하려고 하면 아무래도 힘들고, 어떻게 해야 할지, 나에게 맞는 방법은 무엇일지 고민일 것이다.

그 고민 해결에 C+SMART 치료법으로 방향을 제시하고자 한다.

암이 난치병 또는 불치병으로 알려져 있는 아주 악명 높은 질병이라고 해도 너무 심각하게만 받아들이지 않기를 바란다. 사실 암은 우리 몸이, '이렇게 계속 살면 안 돼, 죽을 수도 있어!'라고 보내는 신호이므로 그 신호에 귀를 기울이고 응답해서 잘못하고 있던 생활 습관을 바꿔야 한다. 암을 금세 죽을병으로만 보지 말고, 다른 시각으로, 지금까지의 삶을 바꿔 볼 기회로 삼으면 어떨까? 내 몸을 해치는 유해 인자를 제거하고 부족한 부분을 채워 주면서 생명체가 살아가기 위한 기본 조건들을 견고히 한다면 신체는 서서히 긍정적 방향으로 바뀌기 시작한다. 이렇게 우리 몸은 참으로 놀랍고 신비해서 제대로 된 방식의 계기를 만들어 주면 스스로 치유하고 낫게 할 힘이 있다.

그런데 암이 생긴 자리에 독한 약을 뿌리면 암이 생긴 자리에만 가지 않는다. 주변에 연결된 다른 장기들과 세포들은 다 어찌할 것인가? 암이 치료되기만 하면 그들은 어찌 되든 괜찮을까? 독한 약으로도 안 되면 그 자리를 또 도려내 버린다면 성공적인 치료가 됐다고 할 수 있을까?

환자 스스로 몸에 관심을 가져야겠다는 의지와 결심이 매우 중요하다. 천천히 시간을 들여서 알아보고 문제를 해결해야 한다. 의사는 그 길에 동행하여 문제를 같이 찾고, 같이 해결해 나가는 동반자의 역할만 할 뿐이다. 나쁜 음식을 먹으면, 혹은 제대로 먹지 않으면 장에 문제가 생겨 병에 걸리고, 나쁜 생각, 부정적인 생각, 나를 힘들게 하는 생각들로 머릿속이 가득차면 스트레스가 쌓이고 면역 체계가 깨져 병에 걸리게 된다. 또 우리 주변에는 호르몬의 균형을 깨는 요소들이 너무 많다. 먹는 음식, 만지는 물건, 숨 쉬는 공간 등에 몸을 병들게 하는 요소들이 부지기수인데 무관심하거나 알아도 귀찮아서 모른 척하고 산다. 하지만 병에 걸려 보면 그것이 얼마나 중요한지, 우리 몸을, 우리 삶을 얼마나 방치했는지 뼈저리게 깨닫게 된다. 그러나 후회로는 병이 낫지 않는다. 늦지 않았다 생각하고 열심히 노력하면 결국 몸은 반응하고 바뀌게 되어 있다.

앞으로 소개할 SMART 치료법의 기본은 다음과 같다.

자율신경을 바르게! 구조 치료가 필요하다!
기-승-전-장! 장 건강이 기본! 먹는 음식을 바꿔라!
스트레스의 본질을 알고 스트레스 저항력을 키워라!

이 이야기가 각 요소마다 반복적으로 나올 것이다. 장에서는 어떻게 음식을 바꿔야 하고, 호르몬을 치료하기 위해서는 무엇을 먹어야 하는가? 스트레스를 줄이면 장에 어떻게 좋고, 호르몬엔 어떤 영향을 미치는가? 이렇게 반복해서 나오는 이유는 그만큼 중요하기 때문이다.

이제부터 자율신경기능의학적으로 접근한 SMART 치료법의 다섯 가지를 차례대로 알아보자.

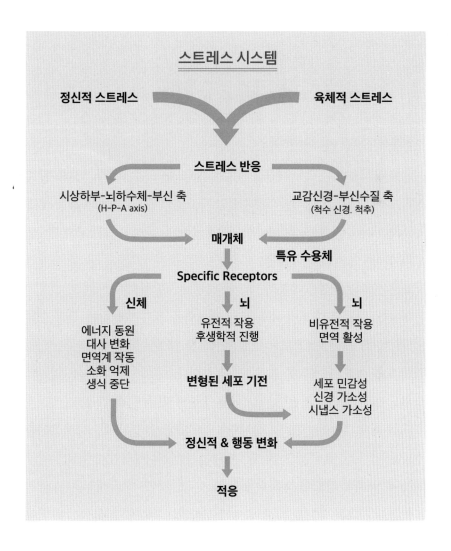

스트레스 시스템

정신적 스트레스   육체적 스트레스

스트레스 반응

시상하부-뇌하수체-부신 축   교감신경-부신수질 축
(H-P-A axis)   (척수 신경. 척추)

매개체
특유 수용체

Specific Receptors

신체   뇌   뇌

에너지 동원   유전적 작용   비유전적 작용
대사 변화   후생학적 진행   면역 활성
면역계 작동
소화 억제
생식 중단   변형된 세포 기전   세포 민감성
                                        신경 가소성
                                        시냅스 가소성

정신적 & 행동 변화

적응

Ⓢtabilizing ANS (자율신경 안정화하기)

◯ 신경 스트레스 이완 ANS(anti-neural stress) 치료

프롤로 치료(Prolotherapy)

프롤로 치료란 새로운 세포들의 증식(Proliferation)을 유도함으로써 약해진 인대(Ligament, 뼈와 뼈를 연결)나 힘줄(Tendon, 뼈와 근육을 연결) 같은 조직을 재건하는 주사 시술법이며, 간단하게 줄여서 '증식 치료'라고 한다. 광범위하게는 혈소판 농축 혈장(PRP) 주사 및 줄기세포(Stem cell)를 포함한 새로운 세포의 재생을 유도하는 모든 치료를 포함시킬 수 있다.

하지만, 프롤로 치료에 대한 국내 의료법은 흔히 발생하는 인대 손상이 불완전하게 치유됨으로써 만성 통증으로 이어질 때만 허용되고, 관절인대 또는 힘줄 주사 약물 치료로만 국한한다. 사실 그 정도 허용 범위만으로도 80% 정도의 질병 치료 효과를 충분히 만들어 낼 수 있다. 단, 그 효과는 회복 가능한 시점에 한정된다. 조직의 상태가 너무 나빠졌다면 수술을 해야 하거나, 완전 회복은 어려울 수 있고 일시적인 증상의 완화 또는 현상 유지 정도에 그칠 수 있다.

프롤로 치료는 인대와 힘줄이 뼈에 부착되는 부위에 약물을 주사하여 인위적인 염증을 일으켜 자연 치유되는 과정을 이용한다. 인대나 힘줄의 부착부에 콜라겐 구조물들의 비후 및 강화를 유도함으로써 관절의 불안정성을 줄이고 생역학적 개선을 통하여 통증을 감소시키는 치료이다. 가장 흔하게 손상되는 부위가 척추 부위이기 때문에 프롤로 치료를 받았다는 환자의 70% 정도는 요통 환자들이다. 하지만, 프롤로 치료는 사지 관절과 허리 요추 외에도 모든 관절에 적용하여 만성적인 근골격계 통증을 완화시키는 효과를 만들 수 있다.

성인은 약 206개의 뼈를 가지고 있는데 약 230개의 관절이 460개의 마찰면을 구성하면서 적당한 간격으로 유지하며 서로 연결되어 있다. 이런 이유로 철근과 철근이 이어지는 부위가 용접이나 볼트로 단단히 고정된 건축물이나 관절이 없는 식물과는 달리, 동물은 관절 때문에 제한적이지만 자유로운 움직임이 가능하다. 통증이나 신체의 기능 이상은 대부분 일부 또는 전부가 밤낮 없이 계속 움직여야 하거나 무게를 받치는 동시에 분산시켜야 하는 관절에서 발생한다. 즉, 많이 사용하는 관절일수록 당연히 문제도 많이 생기게 된다.

예를 들면, 호흡을 위해서는 갈비뼈와 척추에 관련된 약 84개의 관절이 계속 사용되는데, 호흡과 동시에 앉거나 서서 움직일 때는 얼마나 많은 관절이 사용되겠는가? 또 관절의 부드러운 움직임 속에서 원래 위치를 벗어나지 않도록 하려면 동시에 사용되는 인대와 근육은 얼마나 섬세하게 움직여야 할까? 만약, 신체가 중력선에 비대칭인 상태에서 무게를 받치는 동시에 분산시키면서 움직임을 만들어 내는 관절이 있다면 어떻게 될까? 해당 관절의 인대 손상은 생길 수밖에 없다. 하지만 어떠한 손상이든 자연적으로 회복 가능하도록 되어 있다. 그런데 수술적 치료가 필요한 손상을 제외하고, 관절 주변의 인대가 자연 치유의 회복 능력 이상으로 손상된 경우에는 프롤로 치료가 매우 효과적이다.

통증과 자율신경을 동시에 치료하는 NTR(Neural Tension Release) 프롤로 치료

신체에서 골격 구조 안정성 측면에서의 선천적인 약점은 4군데(턱관절과 치아 교합도 복잡한 변수를 만들지만 중력 저항과는 직접적 연관성이 없어서 예외로 한다.) 있다. 바로 환추-후두 관절, 무게 중심을 벗어나서 몸을 지탱하는 벽돌처럼 쌓인 구조의 척추뼈끼리 각각의 관절, 척추를 받치면서 천칭처럼 균형을 잡는 천장 관절 그리고 발목을 구성하는 관절이다. 약점이라는 표현은 관절면이 서로 어긋나기 쉬운 부위라는 의미이다. 탈구(Luxation 또는 Dislocation)는 인대나 근육 손상이 심해 수술 혹은 진통·소염 약물 치료가 필요한 경우가 더 많지만, 프롤로 치료에서 다루는 관절 이상은 '아탈구(Subluxation) 또는 기능성 탈구'로 관절 주변 인대의 늘어난 정도가 비교적 가벼운 경우에 해당한다. NTR 프롤로는 기존의 프롤로 치료가 가진 통증 관리와 관절의 안정성 확보에 대한 장점뿐만 아니라 신체 골격 구조의 약점을 보완하는 동시에 근육을 이완시키는 기전을 통해서 자율신경의 긴장성 스트레스를 줄이는 치료 효과가 확보되는 주사 치료 요법이다. 신체의 선천적인 약점을 자세히 소개하면 다음과 같다.

첫 번째, 가장 중요한 약점은 두개골 및 제1 경추((Atlas, 환추, C1) 뼈가 만드는 환추-후두 관절(Atlanto-occipital joint, C0-C1)이다. 환추와 두개골의 후두 관절구(Occipital condyle)가 양쪽에서 관절면이 아니라 접점을 만들며 형성된 관절로, 전후방으로 긴 축을 가지기 때문에 20~30° 정도의 머리를 끄덕일 때 사용된다. 환추가 아래로는 축추(제2 경추, Axis, C2)와 연결되어 머리 회전 운동의 50%를 담당한다. 인체에서 가장 중요한 관절이라고 볼 수 있는데, 환추-후두 관절은 오로지 인대로만 안정성을 유지하고 있다. 외상에 의해 C0-C1 탈구가 생기면 호흡 마비로 사망률이 매우 높다. 그 이유는 관절의 바로 위쪽 두개골 내에 위치한 뇌간(Brainstem) 중 호흡 중추인 연수(Medulla)에 직접적으로 영향을 주기 때문이다. 그렇다면 아탈구가 생기면 어떻게 될까? 위로는 뇌간으로, 아래로는 척수에 영향을 주게 되어 각종 검사에서도 확실하고 뚜렷한 원인을 찾기 어려운 별의별 이상한 신체 증상을 만들어 내게 된다. 요즘은 한의원 추나 치료 또는 도수 치료가 보편화되면서 이 부위에 문제가 생기는 경우가 오히려 많이 발생하고 몸 고치려다가 오히려 병만 얻는 어이없는 상황이 점차 증가하고 있다.

두 번째는, 평면을 이루는 지면에 대해 수직으로 벽돌처럼 쌓인 구조의 척추뼈가 약점이다. 척추뼈는 둥근 머리의 뒷 부위에 연결되어 두개골을 받치는 경추, 타원형 구조의 몸통을 뒤쪽에 치우쳐서 세우고 있는 흉추와 요추로, 막대처럼 하나의 구조물이 아니라 차곡차곡 쌓아 올린 벽돌 구조의 불안정한 상태에서 온 몸의 움직임을 다 만들어 내면서 견뎌야 한다. 중력의 영향으로 위쪽에서부터 내려오는 무게를 받쳐 낼 수 있게 측면으로는 S자 곡선이고 전면으로는 중력 방향과 똑같은 수직 방향이어야 하중 분산이 커져 추간판(디스크)에 가장 적게 충격을 주면서 신체를 받칠 수 있다. 경추 주변의 근육은 비교적 약하고 작아서, 척추 배열의 이상이 인대의 손상으로 이어지는 가장 핵심적인 부위이다. 갈비뼈가 양쪽으로 연결되어 관절을 이루고 있는 흉추는 어지간해서 변형이 잘 되지 않지만, 세게 압박하는 경락, 타이 마사지 또는 과도한 척추 교정 치료 등으로 손상을 받는 경우가 많다. 그리고 혼자서 잘못된 방법으로 척추 근처를 테니스공이나 폼롤러를 이용해 지압을 하다가 흉추 곡선의 변형을 일으킬 수 있다. 요추는 골반과 함께 신체의 무게 중심을 형성하는데 비교적 많은 비율의 큰 근육을 가지고 있다. 하지만, 현대인의 생활은 걷기로 골반을 움직이는 동작보다는 오랫동안 앉아 있는 자세가 압도적으로 많고, 경추와 흉추의 변형으로 인한 좌우 무게 불균형 때문에 많은 문제가 생기게 된다.

세 번째는, 중심을 척추에 두고 양쪽 고관절의 움직임에 맞춰 천칭처럼 움직여야 하는 골반이 약점이다. 즉, 골반은 걸을 때 다리에서 올라오는 충격 감각의 정보와 상체에서 내려오는 체중을 지탱하면서 오로지 홀로 물리 역학적인 균형을 맞추어야 한다. 골반 구조는 장골(Ilium, 궁둥뼈), 치골(Pubis, 두덩뼈), 좌골(Ischium, 엉덩뼈)이 하나의 뼈로 구성된 볼기뼈 2개, 천골(Sacrum, 엉치뼈), 그리고 미골(Coccyx, 꼬리뼈)로 되어 있다. 이 뼈들이 모여 형성한 관절은 요추 천추부(Lumbosacral, LS) 관절, 2개의 천장(Sacroiliac, SI) 관절, 치골 결합(Pubic sympysis), 2개의 고관절(Hip joint)이 있다. 상체에서 내려오는 모든 하중을 골반으로 전달하기 위해서는 천장 관절을 통해서만 가능하다. 톱니바퀴 모양으로 되어 있는 천장 관절은 어지간해서 잘 어긋나지 않지만, 좌식 문화와 같은 생활 습관이 모양을 비틀리게 한다. 발목 부상, 평소에 다리를 꼬거나 짝다리 습관, 선천적으로 안짱다리이거나 평발인 경우, 가방을 한쪽으로 메는 습관, 허리를 구부린 채로 오랜 시간 앉아 있는 경우, 푹신한 소파와 침대에서 생활을 많이 하는 경우, 평소 하이힐을 자주 신는 경우 등이 골반을 뒤트는 일상적인 행동이다. 이는 고스란히 허리 골반 고관절 복합체(Lumbo-pelvic-hip complex)의 변형까지 초래한다.

　네 번째는, 원래 태생 자체가 어긋난 모양을 갖춘 발목 관절이다. 무게를 받치기 위한 가장 안정적인 구조는 관절들이 일렬로 배치되어야 한다. 그런데 다른 관절들은 사고나 생활하면서 틀어지는 경우가 대부분이지만, 발목은 처음부터 무게를 받치는 경골(Tibia, 정강이뼈), 거골(Talus, 복사뼈), 종골(Calcaneus, 발꿈치뼈)이 일렬로 배치되어 있지 않다. 그래서 발목이 안정적으로 지면에 착지되지 않은 상태에서 상체의 무게가 순간적으로 쏠리게 될 때 쉽게 발목을 삐게 된다.

　이와 같은 4군데의 약점을 보완하면서 동작할 때 신체가 쓰러지지 않고 관절이 버티고 움직일 수 있도록 해 주는 기관이 바로 인대와 근육이다. 만약 인대가 약해지면 오로지 근육만이 관절의 안정성에 대한 부담을 떠안게 되며, 반복되고 장기화되면 근육통이 생기게 된다. 모든 근골격계는 뼈대 근육이나 관절에서 신체의 위치와 움직임에 대한 자극을 받아들이는 '고유 감각 수용기(Proprioceptor)'가 있는데, 관절 부위에 집중적으로 위치해 있다. 의식적으로 몸을 움직일 때는 근육과 관절의 적절한 위치와 역할 지정을 위한 의식적 고유 감각(Conscious proprioception)이 작용하지만, 중력에 대해 신체 균형을 맞추어야 할 때는 일일이 의식적으로 신경 쓰지 않아도 근육과 관절이 올바른 상태로 위치하고 긴장도를 갖출 수 있도록 무의식적 고유 감각(Unconscious proprioception)이 작용하게 된다. 만약 4군데 약점 부위의 관절에서 문제가 생겨 유해 자극이 발생하게 된다면 중력에 대항하여 자세를 유지하기 위한 무의식적 고유 감각이 끊임없이 작용하여 더 큰 운동 신경 반응을 유도하게 된다. 이 상태가 지속적으로 반복되면서 악순환이 되어 나타나는 상태가 여러 가지 종류의 '내부 스트레스' 중 큰 부분을 차지한다. 이렇게 내부 스트레스가 증가하면 다른 부위의 신체 조절에 영향을 주게 되고, 그 증거가 다양한 자율신경계 증상이다. 즉, 통증과 자율신경 이상 증상은 동전의 양면과 같다.

일반적인 프롤로 치료는 통증을 일으키는 관절이라고 예상되는 부위에만 고농도 포도당 주사를 놓게 된다. 1950년대 헤켓(Hackett)이 프롤로테라피(Prolotherapy)라는 용어를 처음 사용한 이래로 여러 종류의 다양한 증식제 주사로 인위적인 염증 반응을 유도하여 치료에 응용하였다. 농도가 높은 주사 약물일수록 성장 인자의 발현을 촉진하는 효과가 있어 인대를 더 강화시킬 수도 있지만 조직 변화의 효과 측면에서 확연히 뛰어나지는 않다. 반면에 안전도와 주사제 취급이 쉬운 측면에서는 다른 고삼투압 용액보다 포도당이 훨씬 효과적이어서 최근에는 가장 많이 쓰이고 있다. 그런데 4군데의 약점 보완 없이 통증 부위에 관해서만 프롤로 치료를 적용하기 때문에 중력 저항에 쓰이는 근육과 관련된 관절에는 기대 이상의 효과를 얻기가 어렵다. 그리하여 프롤로 치료 주사 용액에 스테로이드, 태반 주사, 진통제 등과 같은 약효로 상승 효과를 시도하기도 한다. 하지만, 이런 약물을 사용하지 않고 순수한 고농도 포도당 주사액과 척추 배열 치료만 병행하여도 훨씬 큰 상승 효과를 얻을 수 있다. 일명 자율신경 프롤로 치료라고도 하는 'NTR 프롤로 치료'이다. NTR 프롤로는 기존의 프롤로 치료가 가진 통증 관리와 관절의 안정성 확보에 대한 장점뿐만 아니라 신체 골격 구조의 약점을 보완하여 자율신경의 긴장성 스트레스를 줄이는 치료 효과가 확보되는 주사 치료 요법이다. 즉, 통증 관절의 부분과 중력을 견디는 골격 전체의 역학적 배열을 맞추는 교정이 치료의 핵심이다. 세상 모든 사물과 개념은 전체 속에서 부분으로 존재하고, 부분이 모여 전체를 이룬다. NTR 프롤로 치료는 부분만 치료하는 일반적인 프롤로 치료와는 달리, 전체와 부분의 상호 관계의 연결성을 이해하여 적용되는 비교 불가 차원의 치료로서 통증 완화뿐만 아니라 자율신경의 안정성을 잘 만들어 낸다. 이런 이유로, NTR 프롤로 주사가 일반적인 프롤로 주사와 이름이 같으니 같은 효과일 거라고 생각하면 큰 착각이다. 일체의 다른 약물을 사용하지 않고 인체 본연의 자연 치유 능력의 향상을 만드는 데 초점을 맞추고 있기 때문이다.

뿐만 아니라, 근막을 일시적으로 자극하여 이완 효과를 만드는 봉침이나 약침 등을 포함한 침 요법, 근막 주사, 근막 충격파 치료, 척추 근처 여기저기 몇 군데 놓는 근육 주사 등도 자율신경 증상을 완화시키지만 장기적으로 추적해 보면 오히려 더 손해가 된다. 신경에 직접 영향을 미치는 척추의 구조 밸런스를 유지시키는 인대가 강화되지 않고는 그 어떤 방법도 '언 발에 오줌 누기'일 뿐이니 치료법 선택에 신중해야 한다.

지·수·화·풍(地水火風, 영양·수분·체온·산소)

자율신경이 하는 일이 뭘까? 사전적 의미로는 우리 몸속의 장기와 심장, 외분비샘, 내분비샘을 통제하여 우리 몸의 환경을 일정하게 유지하는 역할이라고 정의하고 있다. 이런 역할은 궁극적으로 혈압, 호흡, 체온, 소화, 비뇨·생식 등이 개인의 의식적인 노력 없이도 자동적(독자적)으로 작동되도록 하고 다양한 상황에 적절히 반응하도록 하는 기능이다. 자율신경은 의식적으로 조절 가능한 움직임 외의 모든 신체 활동을 조절하는 불수의계(Involuntary system)로, 좀 더 쉽게 풀어 보자면 '내가 느끼지 못하는 또 다른 나'라고 할 수 있다. '또 다른 나'와 일심동체가 되지 않은 상태가 바로 '자율신경 실조증'인데, 일반적으로는 정신을 잃고 스르르 기절하는 경우에 주로 사용하지만 신체 기능 조절에 문제가 발생하여 항상성 유지 기능이 떨어지면서 다양한 신체 증상과 질병이 나타나는 경우 모두를 의미한다. 유방암을 포함한 모든 질병뿐만 아니라 진단명이 없는 건강상의 모든 문제가 신체 항상성이 깨지면서 발생한다고 하니 우리가 아파서 고통스러워지는 모든 상황이 자율신경과 연관성이 있음이 틀림없다.

자율신경은 대체 어떻게 그 많은 작동을 정밀하게 조절할 수 있을까? 그건 바로 혈류량을 조절해서이다. 신경이 신경을 직접적으로도 조절하지만, 대부분 신경이 혈관을 조절하여 혈류량을 늘이고 줄이면서 다시 신경 기능을 조절한다. 그렇다면 다시 관점을 바꿔, 신경의 중간 매개체로 작용하는 '혈액'이란 무엇일까? 혈액은 혈장 55%, 혈액 세포 45%로 크게 나눌 수 있다. 혈장에는 단백질이 많이 포함되어 있지만 대부분은 액체로 구성되어 있고 신체 수분의 8% 정도이다. 혈장뿐만 아니라 혈액 세포 내에도 수분이 많다는 점을 고려하면 혈관 내부 성분의 대부분이 거의 물(水)이라고 해도 과언이 아니다. 혈액의 45%를 구성하는 혈액 세포는 적혈구, 백혈구, 혈소판이 있는데 거의 대부분이 적혈구이고 그 외의 세포는 1% 미만이다.

적혈구는 산소(風)를 운반한다. 이렇게 운반할 혈액 성분과 신체 세포를 매일 만들어 내려면 영양(地)이 공급되어야 한다. 그리고 혈액을 따라 흐르는 많은 성분들 즉, 호르몬, 영양 성분, 단백질, 노폐물 등이 세포가 잘 이용할 수 있도록 굳지 않게 하려면 적절한 체온(火)이 유지되어야 한다. 이 모든 과정이 순조롭게 진행되도록 신체 항상성을 유지시키는 힘이 바로 자율신경(空)인데, 혼자 스스로 작동한다고는 하지만 대뇌에서 생성되는 감정과 생각(識)의 영향을 많이 받는다.

모든 만물이 생겨나는 여섯 가지 원소인 지·수·화·풍·공·식(地·水·火·風·空·識)이 인간에게도 이렇게 똑같이 적용된다니 신기하지 않은가? 영양제를 안 먹어도, 식이 요법이나 운동을 하지 않아도 최고의 건강 상태는 아닐지라도 최소한 살아갈 수는 있다. 그러나 지·수·화·풍 없이 살아갈 수 있는 생명체는 하나도 없다. 그러니 지·수·화·풍을 조율하는 자율신경은 얼마나 대단한가! 다시 얘기해서, 생명을 유지시키는 자율신경의 대단한 기능을 안정적으로 유지하려면 척추의 구조만큼이나 지·수·화·풍의 안정이 매우 중요하다. 그래야 몸이 아프지 않으며 질병이 예방되고 치료되기 시작한다.

한 순간도 놓치지 않고 생각하며 감정에 휘둘리는 인간의 '마음(識)'은 열외로 빼놓고 지·수·화·풍의 우열을 가리기는 어렵지만, 굳이 따지자면 수분을 가장 첫 번째로 꼽을 수 있다. 왜냐하면, 물이 없다면 나머지가 아무리 충분해도 무용지물이기 때문이다. 영양분(地)에 대해서는 너무 많은 정보들이 이미 많고 쉽게 찾을 수 있으니 건너뛰고 나머지 이야기를 해 보자. 나머지 분야들도 자세히 설명하기에는 너무 방대하므로 핵심적인 내용만 간략히 소개한다.

수(水·수분)

인간의 몸은 물이 평균 체중의 약 1/2 또는 1/3을 차지하며, 평균 70% 정도의 수분이 있어야 한다. 신생아 때는 80%까지도 차지하며, 성인 남성은 65%(~60%), 성인 여성은 60%(~52%) 정도가 기본이다. 나이가 들면서 수분 보유 능력이 떨어져 체액은 점차 줄어들고 50~55%까지 떨어지는데, 그보다 더 수분량이 줄어들면 사망에 가까워진다. 이 수분량은 몸에서 이용 가능한 체액의 물을 의미할 뿐이라서 복수나 흉수 또는 부종처럼 같이 이용할 수 없는 물은 아무리 많아도 체내 수분량에서 제외된다. 지방 조직은 수분이 가장 적은 조직이라서 비만일 때는 수분 비율이 더 낮아진다.

모든 질병은 탈수에서부터 시작된다고 해도 과언이 아니다. 생명체가 기본 형태가 제대로 갖추어졌다면 생명을 유지하는 기능적인 부분은 모두 화학 반응이다. 지구상에서 벌어지는 모든 화학적인 변화는 물이 있어야만 한다. 세포의 기본적인 기능이 '세포 대사'인데, 이를 다시 말하면 '세포의 화학적 반응 현상'이라고 할 수 있다. 현재의 수많은 만성 질환이 세포 대사 이상과 연관된다는 사실은 점점 더 명확해지고, 현대인들은 이미 만성 탈수에 시달리고 있는데도 현대의학이든 기능의학이든 약물이나 영양제만 강조할 뿐 탈수 교정에는 관심이 없다. 약물 복용이나 영양제 투여로 잠시 반짝 좋아질 수 있겠지만 탈수가 교정되지 않으면 얼마나 유지될까? 체내 수분이 충분하지 않은 상태에서 반짝 좋아진 상태를 계속 유지하려면 약물과 영양제가 도대체 얼마나 필요할까?

하지만, 세포 대사가 망가질 수밖에 없는 첫 번째 이유는 세포의 내부와는 전혀 관련이 없는 세포 바깥에 있다. 그건 바로 1차 방어막 기능을 하는 '점막'이고, 점막이 망가지면서 세포 대사에 영향을 주는 독소는 기하급수적으로 증가하고 동시에 세포 회복을 도와주는 영양소 공급은 낮아진다. 세포가 감당하지 못할 수준이 되면 세포 손상이 회복 속도보다 더 빨라지면서 누적되어 세포 대사 이상으로 이어져 질병으로 진행된다. 점막의 미끌미끌하고 축축한 특성은 95%나 차지하는 수분이 있어야만 가능하다. 탈수가 되면 점막이 얇아지면서 생기는 건강상의 이상도 문제이지만, 사실은 손상되고 얇아진 점막 근처에서 생긴 만성 염증이 세포 탈수의 더 큰 범인이다. 점막 중에서 가장 넓은 장 점막과 두 번째 넓은 폐 점막이 손상되면 상상 이상으로 빠르게 탈수가 진행된다. 일반적으로 탈수의 주범으로 지목하는 커피, 녹차, 음료수, 술 등은 점막 손상과 함께 점막 복구의 속도를 느리게 만든다. 그러면서 세포 사이에 있는 간질액(전체 체액의 25%, 10.5L)이 줄어들기 시작하고 이어서 세포내 수분(전체 체액의 62%, 28L)이 말라 들어가기 시작한다. 이 기전이 세포 대사가 망가지는 가장 기본이다. 점막층이 두껍게(그래 봤자 1mm 남짓) 잘 유지되고 있었으면 아무 일이 없었을 텐데, 점막이 얇아지기 시작하면서 이런 해괴망측한 사건이 벌어지게 된다.

점막을 복구해야 하는 순간에 가장 중요한 노력은 무엇보다도 장에 나쁜 음식 즉, 설탕·밀가루·과일·음료수(설·밀·과·음)를 줄여야 한다. 설·밀·

과·음은 단순히 혈당을 올리고 속을 더부룩하게 만드는 데다 직·간접적으로 만성 염증을 유발하여 신체 수분을 말려 버리는 효과가 있다. 이런 탈수 효과와 함께 다른 음식들이 장 점막을 직접적으로 손상시키도록 유도하기 때문에 몸에 좋다는 음식 섭취보다 그전에 나쁜 음식인 설·밀·과·음을 먼저 끊어야 한다고 다시 한 번 강조하는 바이다.

화(火·체온)

생명체(유기체)가 살아갈 수 있도록 해 주는 기본적인 생리 상태를 '대사(Metabolism)'라고 한다. 생명체의 가장 기본 단위가 세포이기 때문에 결국은 '세포 대사'가 잘 되어야 생명체가 건강한 상태를 유지할 수 있다. 대사를 좀 더 쉽게 설명하자면, 음식과 공기를 먹고 마셔서 소화·흡수를 한 후 일부는 에너지(ATP)로 만들어 쓰고, 일부는 세포 구조를 만드는 데 필요한 재료를 합성·분해하고, 그 외에는 쓰레기(특히 질소성 폐기물)로 버리는 일련의 모든 과정이다. 이 모든 대사 과정은 이화 작용(분해)과 동화 작용(합성)으로 분류할 수 있고 유기체의 성장과 번식에 필수적이다. 각각의 대사 경로에는 단계의 진행 속도를 빠르게 하는 '효소(Enzyme)'가 필요하며, 대부분은 단백질이지만 일부는 리보자임(RNA 분자)이다. 각 단계마다의 특정 효소는 물질 대사라는 매우 복잡한 일련의 화학 반응을 촉진한다. 효소는 5,000가지 이상의 생화학 반응 유형들을 더 빨리 일어나게(촉매) 할 수 있다.

이런 생화학 과정에 효소가 작용하면 수백만 년이 걸릴 수 있는 화학 반응을 1/1000초(밀리세컨드) 단위로 일어나게 한다. 이렇게 효소의 기능을 증가시키는 활성제는 '온도'와 'pH'이다. 최적의 온도와 pH 범위 밖에서는 효소의 활성도가 현저히 감소한다. '체온 1℃가 상승하면 면역력이 3배 이상 증가한다.'는 주장도 있지만, 과도한 열은 영구적으로 효소를 변성시켜 기능을 무력화시키게 된다. 그래서 건강 상태를 확인하는 활력 징후(Vital sign, 바이탈 사인)를 확인하기 위해서 혈압, 맥박, 호흡과 함께 반드시 체온을 측정한다. 저체온이거나 고열 상태처럼 효소의 기능을 감소시키는 저해제가 바로 약물과 독소이다.

건강 상태가 심각한 상태일수록 체온은 낮아지는데, 이를 극복하기 위해 고주파 온열 치료를 한다. 하지만, 고주파 온열 치료의 단점도 고압 산소 치료와 마찬가지로 치료 받는 순간에는 효과적이지만 체온을 적정 수준으로 계속 유지해 주지는 못한다는 한계가 있다. 뿐만 아니라, 국소적 발열로 암세포 사멸에 초점을 맞춘 장비는 체온과 면역력의 상관관계에 대한 이론에도 맞지 않기 때문에 그 효용 가치가 매우 낮다. 그리고 체온은 세포가 에너지를 만들기 위해 흡수한 기질을 분해할 때 발생한 온도가 모여서 형성되는데, 이런 이유로 저체온증의 가능성이 높은 암, 대사 질환, 자가 면역, 만성 통증 등의 환자는 신체 전체의 체온을 올려 세포 대사 자체를 회복시켜야 한다.

효율적인 대사 과정이 조성되려면 효소가 가장 핵심적인 듯이 보이지만 무대가 만들어지지 않으면 제아무리 강력한 효소라고 해도 아무 기능을 못한다. 체온, pH, 활성제, 저해제 등도 중요한 무대이지만, 효소가 작용하는 대사 과정은 모두가 화학 과정이라서 반드시 '물'이 필요하고 가장 중요한 무대이다. 뿐만 아니라 효소가 만들어지려면 섭취하는 단백질이 잘 소화돼서 아미노산으로 분해되고 흡수되도록 장 점막에 물이 충분해야 한다. 흡수된 아미노산은 세포 간질액에 물이 충분해야 하고, 또다시 물이 충분한 혈액을 타고 세포까지 이동해야 한다. 세포에 도착했을 때 세포 탈수 때문에 미토콘드리아를 포함한 세포의 부속 기관과 막이 망가져 있다면 아미노산을 효소로 조합할 수도 없고 영양소 이용 효율이 떨어져서 체온 유지에 필요한 열을 만들어 낼 수 없다.

풍(風·산소)

38억 년 전 세포가 처음 생겼을 당시의 공기 중에는 산소가 전혀 없었다. 지구 대기에 산소가 생기 시작할 때는 독소와 비슷했지만, 24억~20억 년 전에 일어난 '대산소화 사건(Great oxidation event)' 이후 영구적인 대기 산소화가 시작되면서 이산화탄소(CO_2)와 함께 생명체에는 없어서는 안 되는 필수적인 물질이 되었다. 첫 번째 세포가 탄생한 이후로 오랫동안 물에서 살아왔던 생명체가 산소를 공급받던 방식은 '아가미 호흡'이었는데, 진화 과정을 거듭하여 육상으로 올라왔지만 여전히 공기를 이용하는 원리는 '아가미 호흡'과 똑같다. 대부분은 이 이야기를 듣고 어리둥절할 수 있겠지만 사실이다. 육상에 사는 동물은 빨아들인 공기를 그대로 사용하지 않고 물에 녹여야만 산소를 이용할 수 있다.

몸 바깥에 있는 산소가 혈액을 통해 세포까지 전달되는 방식은 물고기나 사람이나 다르지 않다. 물고기가 물에 녹아 있는 산소를 이용하듯이 사람을 포함한 육상 동물들도 폐 점막(물 95%, 당단백5%)에 녹여야만 이용할 수 있다. 물에 녹은 산소는 '확산(Diffusion)'이라는 방식으로 세포까지 전달된다. 물고기는 물에 녹아 있던 산소를, 그리고 사람은 폐 점막에 녹아 있는 산소를 확산으로 세포 간질액으로 전달되고 다시 모세혈관으로 이동된다. 혈관에 도달된 산소는 적혈구의 헤모글로빈에 붙어야만 세포로 전달될 수 있다. 폐 점막은 두 번째 넓은 점막이지만 탈수에 의해 얇아지면서 산소를 받고 이산화탄소를 내뱉는 '환기' 기능이 떨어진다. 노화에 의해서 자연스레 폐 조직이 변성되는데 탈수에 의해서도 똑같이 폐포의 탄력성이 감소되면서 확산 장애와 환기 기능이 감소된다. 세포가 얼마 만큼의 산소를 사용하고 있는지를 정확하게 측정하기는 쉽지 않아서 차선책으로 동맥 혈액의 산소 포화도(SaO2)를 측정하여 추정한다. 저산소증으로 진단할 수 있는 산소 포화도 SiO2 90% 미만(산소 분압 60mmHg 미만)까지는 아니어도 90% 근처의 상태가 지속적으로 유지되는 만성 기능적 저산소증(Chronic functional hypoxia)도 탈수와 관련이 많다.

단지 폐포의 기능 저하만 기능적 저산소증을 만드는 유일한 원인은 아니다. 비염은 공기가 들어오는 첫 단계부터 흡입량을 줄이고, 입으로 숨을 쉬게 만들어 구강 점막을 건조하게 만든다. 구강 점막이 건조해질 때마다 침이 나와서 적셔 줘야 하는데 만성 탈수가 있다면 구강 점막을 충분히 적실 만한 침이 부족해진다. 구강 점막의 건조는 코골이, 특히 수면 무호흡증 환자에서 쉽게 찾아볼 수 있다. 코 점막은 공기가 원래 들락날락하기 때문에 어느 정도 점막이 건조해지는 상황에 익숙하지만, 구강 점막이 건조해지면 건강상의 여러 문제들로 이어지게 된다. 직접적으로 영향을 받는 부위가 입 근처의 점막들인데, 코 점막과 기관지 점막이 더 건조해지는 첫 번째 이유가 되고, 점막이 건조해지면서 면역력이 떨어지는 효과로 이어져 외부에서 공기를 통해 들어오는 세균이나 바이러스에 더 취약하게 되는 원인이 된다. 코 점막이든 구강 점막이든 견뎌 낼 정도 이상으로 건조해지면 점막 부종이 생기면서 정상적인 생리 기능을 할 수 없게 된다. 정상적인 생리 기능은 혈액 순환이 잘 유지될 때인데, 그 반대가 되었을 때는 림프관과 정맥 순환이 나빠지면서 혈관 바깥으로 체액이 빠져나오게 된다. 그 상태가 되면 콧물, 축농증, 혀 백태, 구강 궤양, 치아 부식증 등으로 이어진다. 이는 마치 안구 점막이 건조해지는 안구 건조증일 때 눈물이 자꾸 흘러내리는 기전과 같다. 이렇게 점막 부종이 심해지면 산소의 산소의 흡입량도 부족해지면서 체내 산소 포화도는 떨어질 수밖에 없다. 일자목과 거북목은 증상 악화를 더욱 가속화시킨다.

산소가 부족하면 정상적인 세포 대사에 의해서 젖산이 많이 만들어지고, 젖산에 의해서 세포 주변과 혈액이 산성화로 진행되면서 갖가지 증상들이 생긴다. 심해지면 종양이 생기고 결국 암으로까지 진행된다. 2021년 04월 네이처커뮤니케이션스지(Nature Communications)에는 콜로라도 대학 암센터호아킨에스피노사(Joaquin M Espinosa) 박사 연구팀은 암 발생에서 산소 결핍, 즉 저산소증이 종양 성장에 관여되는 기전에 대해 유전체학 기술을 이용하여 분석한 논문을 발표했다. 연구 결과를 요약해 보면, 암세포는 산소가 없어지면 보유하고 있는 영양소와 산소를 보존하기 위해 새로운 단백질 생성을 막아서 종양 억제 반응을 일으키며 성장을 멈췄다. 하지만, 저산소증이 계속 지속되면 산소를 보충하기 위해 종양을 성장시켜 이웃 조직을 침범하고 전이가 되기 시작했다. 장기간 저산소증 후에 종양 성장을 촉진할 때는 필요한 산소 공급을 원활히 하기 위해 단백질이면서 전사 인자(Transcription factor) 기능의 저산소증 유도 인자(Hypoxia-inducible factor, HIF)를 만들어 산소 공급 부족 상태를 개선시킨다.

저산소 상황에서 세포의 적응을 조절하는 HIF 전사 복합체는 1995년에 발견되었고 2019년에 노벨 생리학·의학상을 수상했다. 뿐만 아니라, 최근에는 혈관의 생성을 촉진하고 상처 회복을 촉진시키는 HIF의 핵심 기능을 조절하여 암 치료에 적용뿐만 아니라 대사 질환을 개선하는 데 중요한 역할을 할 수도 있다는 연구 결과들이 발표되고 있다. HIF 분해를 조절하는 프롤린하이드록실화 효소(Prolin hydroxylase)는 폰 히펠-린다우 VHL(Von hippel-Lindau) 단백질을 작동시켜 정상 산소 농도가 되면 HIF를 붕괴하도록 만든다. 이렇게 HIF가 붕괴되는 기전을 산소 감지 메커니즘(Oxygen sensing mechanism)이라고 한다. 학계와 제약사의 연구자들은 산소 감지 기구를 활성화하거나 차단하는 신약을 개발하여 빈혈을 개선시키고 염증 악화와 암 종양 성장을 억제하는 등의 다양한 질병 상태를 개선하려고 시도 중이다. 그러나 복용하거나 주사할 약물이 개발되었다고 해도 핵심은 산소이다. 애초부터 산소가 부족한 혈액이 제대로 흐르지 못해서 생긴 문제들을 그대로 남겨둔 채로 약물로 개선될 정도는 어느 만큼이나 되고 효과는 얼마나 지속될까?

이런 문제들을 개선시키기 위해 고압 산소 치료(Hyperbaric oxygen therapy, HBOT)를 시도해 볼 수 있다. 2~3기압 상태에서 100% 산소를 인체에 공급해야 제대로 된 고압 산소 치료이다. 그런데, 대부분의 요양 병원이나 산소 치료가 가능하다는 의료 기관에서는 공기(산소가 아니다)를 겨우 1.2기압 정도로 압축 가능한 산소 캡슐을 사용하고 있다는 현실이 안타깝다. 물론, 1.2기압 공기라도 일반적인 호흡 환경보다는 많은 산소가 공급되기 때문에 질병에 효과적이라기보다는 피로 회복 정도의 효과는 나타난다. 그렇다면, 제대로 된 고압 산소 치료는 효과가 제대로 나타날까? 탈수와 혈액 순환이 개선되지 않은 상태에서 지내다가 겨우 주 2회 1시간씩 치료하는 일정은 24시간 365일 계속 살아보려고 발버둥 치고 있는 암 세포에 타격을 제대로 줄 수 있을까? 결국은 폐 점막이 탄탄해지도록 체내 수분이 충분해야 산소가 혈액으로 녹아들 수 있고, 혈액 순환을 개선시켜야 구석구석까지 산소를 보낼 수 있게 된다. 이렇게 24시간 365일 폐 점막이 두껍고 촉촉한 상태가 유지되고 혈액 순환이 어떤 상태에서든지 잘 되고 있어야 한다. 이런 이유로 고압 산소 치료를 하더라도 탈수 교정과 자율신경 치료가 동반되어야 더 상승 효과가 있다.

공기의 부족이 단지 코, 입, 기관지, 폐 점막의 건조 현상과만 관련이 있다고 생각하면 안 된다. 폐 섬유화나 폐렴처럼 폐세포에 염증이 생기거나 또는 폐의 흉막에 체액 성분이 스며 나와 물이 고이는 경우처럼 폐가 쪼그라들고 폐의 환기 기능이 떨어지는 이유와 비슷하게 폐 용적을 줄이는 상태가 있기 때문이다. 정상적인 흉추는 등쪽으로 불룩하게 모양이 만들어져 있는데, 일자목이 되어 갈수록 '곡률 반경(Radius of curvature)'이 커지게 된다. 물론 역C자 형태가 되면 흉추는 더 펴지게 된다. 정상적인 곡률 반경의 흉추를 유지하지 못하는 곱추(곡률 반경 작아짐) 또는 척추측만에서와 마찬가지로 폐 용적률이 떨어지고 폐에서의 공기 환기 작용 기능이 저하되기 때문에, 숨을 잘 쉬고 산소를 충분히 공급하기 위해서라도 경추 곡선의 변형은 반드시 정상 C자 배열로 교정되어야 한다. 이런 노력이 자율신경계를 안정시키기 위한 첫걸음이다.

물을 마시고 수액을 맞아 탈수를 교정하고, 고압 산소 치료로 고농도 산소를 주입하고, 고주파 온열 치료로 체온을 올린다고 해도 NTR 자율신경 치료가 없다면 항상 반쪽짜리가 될 가능성이 매우 높다. NTR 도수 치료와 NTR 프롤로 주사 치료는 자율신경이 혈액을 순환시켜 세포에 영양분, 물, 산소를 공급하고 체온이 유지될 수 있도록 한다. 개인적인 상태에 맞게 검사하고 치료하는 과정의 자율신경기능의학 치료로 어느 정도 수준까지 건강이 회복되어 '지·수·화·풍·공'이 잘 유지된다면, 생각과 감정도 안정된다. 우울하고 무기력했거나 또는 화나고 산만했다면 행동에 활력이 생기고 말투가 부드러워지고 인내심이 커지며 차분해진다. 이런 상황을 '스트레스 저항력'이 커졌다고 한다. 신체 내부에서 만들어지든 외부에서 공격해 오든 스트레스 저항력이 커져 견뎌 낼 수 있다면 별로 문제가 되지 않는다. 자율신경기능의학 치료는 생명이 작동하는 데 필수적인 기본 요소인 '지·수·화·풍·공·식'이 잘 어우러져서 오랫동안 유지되도록 만든다.

고주파 온열 치료 요법

항상성을 유지하는 여러 인자들 중에서 체온은 인류가 치료에 적용한 가장 오래된 역사를 가지고 있다. 신체를 구성하는 세포들은 일정한 온도에서 최상의 기능을 발휘한다. 세포 외부의 온도가 낮아지면 세포의 활동이 매우 감소하게 되고, 세포 외부의 온도가 과도하게 높아지면 구조 단백질이나 효소가 손상을 받거나 파괴된다. 일반적으로 신체의 외부 온도가 너무 낮거나 높을 때에도 생명의 위협을 받는데, 지금 언급하고 있는 온도는 신체 외부나 내부가 아니라, 세포의 온도임을 명확히 이해해야 한다. 왜냐하면, 혈액 속의 여러 성분이 골고루 충분히 들어 있다고 해도 결국에는 세포에 전달되어 세포 대사가 되어야 하는데, 세포와 주변 온도가 낮다면 단백질로 구성된 대사 효소가 관여하는 화학 과정에 오류가 생기게 되고 결국 효율적인 세포 대사가 되지 않는다.

대사에 중요한 세포 온도를 교정하기 위한 온열 요법의 역사적 근거를 설명하자면 한반도 농경 시대의 아궁이를 일례로 들 수 있다. 산후조리가 열악했던 시절 6~7 남매 정도를 낳고도 부인병에 잘 걸리지 않은 이유가 흙으로 만든 아궁이에서 불의 기운과 흙의 기운을 받은 덕분이라는 주장도 있다. 이처럼 체온을 올려 건강을 회복시키려고 했던 노력은 국내외에서 전통적으로 사용하던 찜질, 뜸, 온욕, 사우나 등에서도 그 유래를 확인할 수 있다.

최근 연구 결과에 따르면 암세포에 대항하는 면역 세포 중 하나인, 특히 암세포를 직접적으로 없애는 NK 세포가 온열 치료 후에 더욱 왕성하게 활동하여 감마 인터페론을 4배 이상 상승시켰다는 보고가 있었다. 결과적으로 체온 상승이 NK 세포의 면역 활성도를 상승시켜 암 치료에 도움을 주었다고 이해할 수 있다. 그래서 새로운 암 치료의 대안으로 부각되고 있으며, 기존의 표준 암 치료 요법인 수술, 항암 약물 치료, 방사선 치료에 온열 요법을 추가하여 '4대 항암 요법'으로 적용하려는 국제적인 시도가 점차 증가하고 있는 추세이다.

신체에 온열을 적용했을 때 생기는 생리학적 변화로는, 교감 및 부교감 신경의 축삭 반사(Axon reflex), 화학 물질의 방출 등으로 순환의 촉진, 국소 신진대사의 촉진, 온열이 적용된 부위의 혈관을 통한 백혈구의 이동 증가, 통증 및 근경련의 감소, 조직의 점탄성 변화 등이 있다. 결국은 체온이 올라가면서 혈액 순환이 개선되어 나타나는 변화이다. 모세 혈관, 대동맥, 대정맥 등이 확장되어 혈류량이 증가되고 내장 혈관은 반사적으로 수축하며 말초 혈관의 저항이 감소하면서 혈류 속도가 증가하게 된다. 이런 신체 반응들의 결과는 백혈구 개체수가 증가할 뿐만 아니라 식균 작용이 활발해지고 소염 효과가 증가하여 만성 염증을 줄이는 데 도움이 되며, 모세 혈관과 림프 순환의 증가는 인체에 여러 가지 스트레스로 인해 쌓이기 쉬운 노폐물의 배설을 촉진하는 효과로 이어진다. 이런 효과들은 심부 체온이 상승했을 때 나타나는 현상으로 인체의 질병 발생 억제 능력 및 치유 능력을 크게 향상시킨다.

온열 요법은 2가지 기준으로 분류할 수 있다. 첫 번째는 온도의 정도에 따라 분류하며, 암반욕이나 에스테틱 등에서 신체를 따뜻하게 해 주는 38.5℃ 미만 '경도 온열 요법(Mild range hyperthermia)'과 암 치료용으로 사용하는 38.5~40.5℃ 사이의 '중등도 온열 요법(Fever range hyperthermia)', 그리고 일부 종양에 사용되는 40.5℃를 초과하는 '극도 온열 요법(Extreme range hyperthermia)'이 있다.

두 번째는 열 발생 방식에 따라 고주파 온열 치료와 적외선 온열 치료 방식으로 나눌 수 있으며, 고주파 온열 치료 방식은 방사형(Radiative)과 전류형(Capacitive) 방식으로 다시 세분된다. 경도의 가열 정도만으로도 혈류 증가, 통증 완화 효과, 면역 기능의 증가 등의 효과를 만들 수 있으며 건강 증진이나 질병 예방에 사용한다. 하지만, 암 치료를 위해서는 온도를 더 높여 39℃ 이상으로 심부 체온을 유지시켜야 하므로 특수한 기계가 필요하다.

현재 의료용으로 많이 적용되고 있는 방식은 비교적 낮은 고주파를 이용한 중등도 온열 요법이 가장 흔하지만, 높은 고주파를 이용한 극도 온열 요법을 도입하고 있는 의료 기관도 증가하는 추세에 있다. 고주파 온열 치료는 인체 세포에 0.1MHz 이상의 고주파 교류 전류를 보내면 세포들이 반응해 분자 운동으로 스스로 열을 내 체온을 상승시키는 치료법이다. 즉, 빠른 진동의 교류 전류가 흐르는 경로 안에서 전류 에너지가 열 에너지로 변환되는 특징을 이용한다. 현재 의료 기관에서 가장 많이 사용되고 있는 고주파 대역대는 13.56MHz 이하이지만, 70MHz 이상의 고주파를 발생하여 종양 부위에 열을 발생시키는 고가의 고주파 온열 치료 기기들도 있다. 이는 성능의 차이가 아니라 심부열을 발생시키느냐 신체 표면에 열을 발생시키느냐의 차이이며, 종양이 위치한 신체의 깊이에 따라 달리 적용하고 있다.

주파수 대역대가 높을수록 기계 근처에서 열이 나 신체 표면에 온열 효과가 나타나고, 주파수 대역대가 낮을수록 신체의 깊은 곳까지 열을 생성시킬 수 있다. 고주파 온열 치료 장치들은 초음파를 자궁 근종에 사용하는 하이푸(High-intensity focused ultrasound, HIFU)나 감마 방사선을 뇌종양에 사용하는 감마 나이프(Gamma-knief)와 같이 돋보기처럼 한 곳으로 에너지를 정밀하게 모아서 높은 에너지를 발생시키는 원리로 종양을 녹여서 치료하는 기계가 아니다. 하지만, 극도 온열 치료 기계로 42~45℃까지 올리면 열에 약해진 암세포가 서서히 자멸하는 효과를 내 종양을 직접적으로 녹일 수도 있다. 이렇게 초고온의 온열 치료를 할 때는 전신 마취를 해서 의식을 저하시켜 정상 세포의 손상을 방지해야 한다.

종양이 발생한 부위에 따라 여러 방식의 고주파 온열 치료 기기가 필요할 수 있지만, 종양이 발생하는 근본 원인을 보자면 심부 체온을 올리면 암을 치료하고 전신 상태를 개선시키는 데 더욱 도움이 되리라 예상된다. 그 이유는 전신의 체온이 올라가면 자율신경을 개선시키고 면역력 향상에 도움을 줄 수 있기 때문이다. 또한 암은 발생한 부위만의 문제가 아니라, 전신의 기능적 저산소증과 낮은 pH 상태에서 더욱 효율성이 떨어진 혈액 순환 문제와 관련되어 있다.

온열 요법을 4대 항암 요법으로 기존의 표준 암 치료 요법과 같이 병행하면, 종양 부위의 혈류량을 증가시켜 항암 주사 치료 약물의 치료 효과를 증가시킬 수 있다. 또한 방사선 치료 시 산소 공급이 원활하도록 만들어서, 부작용을 줄이는 동시에 전체적인 암 치료 성적을 향상시킬 수 있다. 이런 효과를 극대화하려면 반드시 국소 부위가 아니라 전신의 체온을 상승시킬 수 있는 고주파 온열 치료 기기가 적용되어야 한다. 더 중요한 점은, 악성 종양 세포의 세포 회복 기전을 유도하고 단백질 열 쇼크 및 단백질 변성과 암세포 괴사(Necrosis) 또는 고사(Apoptosis)를 유도하려면 정상 세포의 손상을 최소화하는 고주파 대역대를 선택하여야 한다. 이처럼 주파수가 낮으면서 체온을 올릴 수 있다면, 세포 조직의 손상을 최소화할 수 있을 뿐만 아니라 암 이외의 수많은 질병에 고주파 온열 요법의 적용이 가능하겠고, 질병이 아니더라도 항노화와 건강 유지 요법을 위한 최적의 방법 중 하나가 되리라 예상한다. 주파수 대역대가 낮은 고주파 온열 치료와 자율신경의 회복을 동시에 시도한다면, 암 치료 효과는 더욱 증폭되고 항암 부작용은 훨씬 줄어드는 효과로 이어진다.

아무리 좋은 칼이라고 해도 누가 쓰느냐에 따라 결과가 하늘과 땅 차이가 나듯이, 온열 치료 요법을 암세포를 없앨 목적으로 국소적으로만 적용한다면 이득이 별로 없을 수 있다. 이런 이유로 암 환자들이 고주파 온열 치료를 한 후에 더 나빠졌다는 오해가 생길 수 있다. 다시 설명하자면, 유방암 환자라고 해서 유방에만 고주파 온열 요법을 적용하는 방식은 온열 치료의 원론적인 개념이 없어서 생긴 오류라는 의미이다. 암세포가 유방에서만 살 수 있다면 의미가 있을 수도 있겠지만, 암세포의 특징상 유방 외의 다른 장기에서도 생길 가능성이 충분히 있기 때문에 전체 몸을 정상화시키는 목적으로 사용되어야 한다. 뿐만 아니라, 앞서 설명한 내용처럼 암 발생의 원인은 전신의 이상 상태와 관련이 있는데 그중 하나가 바로 '전신 저체온증'이기 때문에 전신의 열, 특히 심부 온도를 올릴 수 있는 고주파 온열 방식이 가능한 의료 장비를 선택해야 한다.

M anaging Mucosa(점막 관리하기)

식이 요법에 관한 고찰

과학과 의학의 지속적인 발전으로 우리는 전염병보다 만성 비전염성 질환(Non-communicable disease, NCD)으로 사망할 가능성이 훨씬 높아졌다. 최근 인간의 사망과 관련된 질병을 일으키는 가장 핵심적인 원인이 식습관이라고 한다. 즉, 최근 사망률 1위 암, 2위 심혈관 질환, 3위 뇌혈관 질환을 일으키는 원인으로 '먹는 음식'이 많은 비중을 차지한다는 의미이다.

오늘날 우리가 먹는 음식은 담배나 술보다 질병과 죽음을 더 많이 유발한다. 2015년 발표된 사망 원인의 통계를 살펴보면 흡연 약 700만 명, 알코올 약 330만 명 정도였던 반면에 채소, 견과류, 해산물이 적고 대신 가공육이나 과당 음료가 과다한 식단에 의해 사망한 사람은 약 1,200만 명에 달했다. 이제는 과거와 달리 무언가를 더 먹고 싶어 하는 욕망보다 먹지 않고 참을 수 있는 인내를 더 필요로 하는 시절이 되었다.

푸드 마일리지(Food milage)란 식품이 생산된 곳에서 일반 소비자의 식탁에 오르기까지의 '먹거리 이동 거리'를 의미하는데, 1994년 영국의 소비자 운동가 팀랭(Tim Lang)에 의해 처음 사용되었다. 국립환경과학원에 따르면 우리나라 1인당 평균 푸드 마일리지는 2010년 기준으로

7,085t·km이며 프랑스의 10배 수준에 달한다. 2003년 이후 선진국에서는 소폭씩 감소하는 추세와 달리 우리나라는 매년 10.8%씩 증가하고 식료품 이송에 따른 이산화탄소 배출량도 36.5% 정도 큰 폭으로 증가했다.

요즘에는 어떻게 하면 가장 잘 먹을 수 있을지를 알기가 너무 어렵다. 어떤 사람은 그냥 내키는 대로 폭식을 하고, 어떤 사람은 이것저것 가리면서 엄격히 제한된 식단을 한다. 어떤 사람은 음식만으로 섭취 불가능하거나 모자란 영양소를 값비싼 '슈퍼 푸드(Super-food)' 또는 한 움큼의 영양제가 해결해 줄 수 있다고 맹신하고 있다. 어떤 사람은 아예 고형 식품에 신뢰를 잃고 새로 등장한 식사 대체 음료를 마시기도 한다. 어떤 전문가는 렉틴(Lectin) 같은 유해 성분 때문에 모든 곡물을 조심해야 한다고 하고, 다른 전문가들은 유제품이나 육류 또는 커피처럼 혈액을 산성화시키는 식품을 피해야 한다고 한다. 이렇듯 현대 식생활의 문제를 하나하나 열거하기에는 너무 어렵고 까다로운 작업이다. 가뜩이나 내가 먹는 무언가가 해롭지 않을지 무섭고 혼란스러운 이 시기에, 특정 식품에 대한 공포와 함께 질병을 극복하고 예방할 수 있다는 치료법을 파는 사기꾼과 구별이 어려운 전문가들이 너무 많다는 사실은 두려움을 더 증폭시킨다.

유방의 문제는 비만과 아주 상관관계가 많은데, 신체 지방 성분에서 에스트로겐 호르몬이 만들어지기 때문이다. 전 세계적으로 1960년대에 비만 인구가 폭발적으로 증가했는데, 음식을 조절하지 못하는 탓으로 살이 쪘다고 하기에는 너무 급속도의 증가율을 보였다. 알고 보니 이는 의지의 탓이 아니라 고열량-저영양 식품 즉, 정크 푸드(Junk food)가 상품으로 출현하면서 동시에 대규모 식품 산업을 키우려는 기업들의 광고 때문이었다. 정크 푸드를 먹음직스럽고 건강에 도움이 되는 듯이 그럴싸하게 만들어 놓은 패스트푸드(Fast food)는 공장에서 생산된 반조리 재료를 사용하여 조리 시간과 노동력을 절감한 음식류를 의미한다. 유행에 민감한 한국인들에게는 이렇게 빠르게 유행을 주도하는 상품에 더 솔깃해지는 경향이 있다.

자연스럽지 못한 상태에서 인간이 계획하는 삶이란 늘 불공평하다. 담배를 피우지 않았는데도 폐암에 걸리고, 먹고 싶은 본능적 욕망을 갖은 노력으로 억누르며 온갖 진녹색 잎채소를 전부 챙겨 먹고도 신체적 괴로움을 벗어나지 못하는 사람들이 부지기수이다. 반면에 라면을 주식으로 평생 먹고 살아도 그리고 밥을 설탕 범벅으로 해 먹어도 건강상 아무 문제가 없는 사람도 있다. 독이 되는 음식을 일부러 먹을 이유도 없지만, 음식이 모든 질병을 치료하거나 예방해 주지 못한다는 한계를 분명히 알아야 한다. 그럼 어떻게 해야 할까? 몸이나 마음과 마찬가지로, 오늘날 현대인의 식생활에서 사라진 가장 중요한 요소는 바로 '균형'이다.

이 균형은 하루 동안 먹는 끼니들의 균형이기도 하고, 한 번의 식사에 들어 있는 영양소 간의 균형이기도 하다. 하지만, 균형을 제대로 갖추기 위해서는 먼저 상식적으로 알고 있던 기존 영양학의 오류부터 수정해야 한다. 어떤 사람은 현대 영양학이 심각한 혼란에 빠져 있고 무엇을 먹어야 하는지 또는 어느 정도 먹어야 하는지에 대한 과학적이고 정확한 지침과 분석이 없다고까지 주장한다. 이 정도밖에 평가받지 못하는 이유는 영양학자들이 연구한 과학적인 결과가 너무 단편적이기 때문이다. 따라서 영양 성분이나 식단의 효과에 대한 결과를 재해석하고 통합하여 실생활에 응용하는 부분은 오로지 환자의 몫이라는 어려움도 있다.

지금은 영양 과잉의 시대이다. 과거보다 훨씬 더 많고 다양한 음식을 먹으면서 중요한 영양소는 충분이 보충된다. 이에 비해 각종 화학 비료, 음식 첨가물, 조미료, 색소 등이 섞인 맛을 추구한 음식에 노출되어 있음을 더 심각하게 걱정해야 한다. 이제는 개인의 취향과 신념, 소화력, 음식 과민증에 따라 식사를 개별화해야 할 뿐만 아니라, 어떤 식사든 상관없이 적게 먹어도 포만감이 들고 식탐이 줄어들도록 영양소 비율을 조절해야 한다. 간단하게 요약하자면 바로 '저탄고지'이다.

또한 현대 영양학에서 추천하는 좋은 식단에 대한 오류를 수정해야 한다. 섭취 칼로리를 계산한 절대량이 아니라 비율에 기초한 식단을 짜야한다. 식단의 탄수화물:단백질 비율에서 단백질의 비중이 점점 낮아지고 있는 현실이 비만과 만성 질환을 끝없이 증가시키고 있는 듯이 분석되지만, 실은 단백질 섭취가 줄어든 영향이 아니라 오히려 탄수화물의 섭취가 대폭 증가하였기 때문이다. 그 결과로, 많은 사람들이 음식량을 필요 이상으로 많이 섭취하고 있음에도 상대적으로 단백질 부족에 시달리고 있다. 단백질과 수분이 부족해지면 탄수화물에 더욱 중독되기 시작한다. 뿐만 아니라 탄수화물은 과식했다고 해도 금세 허기짐을 만들기 때문에 다시 과식을 유도한다.

탄수화물 자체에 문제가 있다는 주장이 아니라 탄수화물을 너무 많이 먹고 있다는 의미이다. 저탄수화물 식단은 그 자체로 단백질의 섭취 비율을 저절로 높일 수 있는 식단이기 때문에 체중 감량에도 효과적이다. 그렇다고 당장 밥상에서 쌀밥을 빼거나 평생 빵을 끊어야 한다는 강박

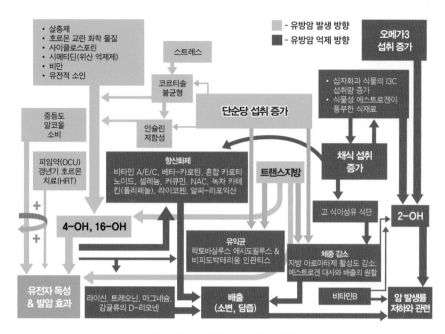

탄수화물이 유방암에 미치는 영향

관념으로 저탄수화물 식단을 시작할 게 아니라 우선 간식을 먹지 말아야
한다. 대부분의 간식은 탄수화물이기 때문이다.

1960년대까지만 해도 굶주림은 인류의 대부분이 겪는 공포였고 그로
인한 영양실조와 발육 부진 역시 일상적인 풍경이었다. 그 시절에는 식
재료를 오래 저장하기 위해 절이고 발효시키는 기술들이 많았다. 그러
나 지금은 건강에 좋다는 발효 음식조차도 대량 생산되면서 세계가 부러
워하는 김치, 된장, 고추장, 간장의 발효 효과가 논문의 연구 결과들과는
달리 실제로는 나타나지 않는다고 한다. 여러 연구에 의하면, 선진국은
건강한 식단이 무너져 노력이 많이 필요한 처지이고, 반면 후진국은 일
상이 건강한 식단으로 이루어지고 있다고 할 수 있다. 국내 현실에 비춰

봐도 경제력이 향상될수록 식단은 서구화되어 가고, 전통 음식은 사라져 가고 있으며, 바쁜 맞벌이로 요리 시간이 절대적으로 부족해지면서 '집밥'은 아련하고 그리운 대상이 되어 가고 있다.

그렇다고 더 건강한 식단을 찾기 위해 수천 년 전의 구석기 시대나 조선 시대 식단으로 돌아갈 생각은 꿈에서조차 하지 마라. 최신 과학이 만들어 낸 편리함에 적응한 우리 몸은 이미 그 시대의 인류와는 다르게 약해진 턱관절, 좁아진 구강 구조, 부족한 위산과 소화 효소, 부족한 육체 활동 등으로 이미 과거 식단에 적응하기 어려운 신체 구조이기 때문이다. 어쩌면, 이렇게 약해 빠진 신체에 알맞은 음식을 찾다 보니 설탕이나 밀가루를 더 우선적으로 선택하게 됐고 섬유질은 훨씬 덜 먹게 되었을 수도 있다. 게다가 현대인에게 만연한 '만성 탈수'는 체내 수분 부족으로 말미암아 소화 효소가 부족해지고 장 점막이 얇아지고 세포 대사를 엉망으로 만든다. 그 결과로 단백질 소화 능력은 더욱 떨어졌을 뿐만 아니라 소화되지 못한 단백질 찌꺼기가 장내 환경을 악화시키는 원인으로 지목되면서 대부분의 암 환자는 육식, 특히 빨간 고기를 먹으면 더 악화되거나 재발할 수 있다는 결론으로까지 다다르고 있다.

과연 무엇이 맞는지 선택하기가 너무 혼란스러운 시대이다. 하지만 분명한 결론은 탄수화물을 줄이고 단백질 소화 능력을 높이고 포화 지방을 포함한 좋은 지방으로 영양소 비율이 맞춰질 때 비로소 건강한 식단이 될 수 있으며, 이런 식단이어야 소식을 하거나 하루에 한 끼만 먹어도 배고프지 않는 '든든한 식사'로써 유효하다고 요약할 수 있다.

이 결론을 한 단어로 표현하자면 '저탄고지'이고, 핵심을 '케톤 대사 식단'으로 정리했다. 신토불이 재료를 이용한다면 더할 나위 없겠지만, 토종 재료까지는 아니더라도 할머니가 만들어 주는 전통 방식의 조리법을 응용하여 '저탄수화물·적정 단백질·고지방' 비율의 칼로리로 구성되는 한식 저탄고지 식단이라면, 유방암을 포함한 모든 환자뿐만 아니라 건강을 걱정하는 모든 사람에게 좋은 식단이다. 하나 더 중요한 사실을 추가하자면, 할머니 살아생전에 없었거나 특이했던 음식은 먹지 않는 게 건강에 좋다. 이런 할머니의 음식을 맛볼 수조차 없을 다가올 미래 세대가 안타깝다.

메틸화(Methylation, 메틸레이션) 대사

각종 암, 대사 증후군, 만성 질환 등과 같은 난치성 또는 불치성 질환은 질병의 증상을 치료하면서 동시에 원인을 제거하는 치료까지 병행되어야 병세의 호전을 기대할 수 있다. 이를 위해서는 원인 및 저해 인자의 진단이 필요한데, 메틸화는 질병 발생의 병태 생리에 중요한 요소로 작용하고 있다.

만성 질환이나 암의 발생 원인에 대해 설명할 때는 항상 '유전자 DNA 변성'이 빠지지 않는다. 일반인들도 항상 가족력이나 유전적 경향을 가장 궁금해 하는 이유가 '타고난 질병'을 어떻게 피해갈 수 있을지에 대한 궁금증 때문이다. DNA는 부모로부터 물려받았고, 한번 결정되면 평생 바뀌지 않는다고 알고 있기 때문이다. DNA가 문제라는 의미는 의학적으로 설명하자면 'DNA 염기 서열 오류'라고 할 수 있다. 인간 유전체 사업

(Human genome project, HGP, 인간 게놈 프로젝트)은 1990년에 시작되어 막대한 연구비를 들여 2003년에 완료하였지만, 처음 시작 때의 생명의 미스터리 해석과 질병 정복이라는 희망과는 달리 20,000~25,000개 정도의 유전자를 모두 분석하였음에도 오히려 더 미궁에 빠지게 되었다.

상식처럼 알고 있는 DNA 염기 서열의 오류가 질병으로 연결된다는 고정 관념은 'DNA 메틸화(Methylation)'가 발견되면서 서서히 깨지고 있다. 과학의 발전에 따라 유전체 해독 비용이 낮아지고 빅데이터를 확보함에 따라 의학적 적용 범위가 다시 넓어지게 된 핵심 연구 결과가 바로 DNA 메틸화 현상이다. DNA 메틸화 현상은 1965년에 처음으로 발견되었지만 20세기 말에 구체적으로 증명되었다. 유전자에 오류가 생겼다고 하더라도 질병으로 이어지려면 염기 서열뿐만 아니라 DNA 메틸화가 중요한 역할을 한다는 사실이 밝혀졌기 때문이다. 즉, 유전자의 구조가 변하지 않은 상태에서 오류가 생겼다면 실제로 그 유전자가 '발현(Expression)'하는 데에는 메틸화가 아주 중요한 역할을 했다는 의미이다. 평생을 살아가면서 겪는 외부 환경에 의해서 유전자 발현이 끊임없이 변화할 뿐만 아니라 그 변화가 다음 세대로까지 이어진다는 사실을 발견했고, 이를 '후성 유전학(Epigenetics)'이라고 한다. 'Epi-'는 스위치를 켠다는 의미의 'on' 또는 위쪽이라는 의미의 'over'인데, 유전자 염기 서열의 변이가 없어도 질병의 형태에 영향을 미치는 유전적인 현상을 뜻한다. 이런 후성 유전학을 이론적으로 설명하는 핵심 개념 중 하나가 바로 메틸화이다. 또 다른 하나의 개념은 실패와 같이 DNA 가닥을 감아서 뉴크레오솜(Nucleosome)이라는 복합체를 만드는 8개의 히스톤(Histone) 단백질인데,

여기에는 메틸화와 아세틸화(Acetylation) 모두 작용하고 그 외 유비퀴논화 등의 미세 변형도 관여된다.

　메틸화는 생체 생화학적 반응으로 DNA, RNA, 단백질, 인지질과 같은 다양한 생체 분자들에 메틸기(-CH₃)를 붙이는 작업이다. DNA에 메틸기가 있어야 할 부분에 메틸기가 없거나(Demethylation) 또는 메틸기가 필요 없는 부분에 부착(Over methylation)해 버리면 원하지 않는 유전자 발현이 되어 질병으로 이어진다.

　메틸화 반응의 주요 생화학적 기능은 DNA 합성 안정성, 유전자 발현 조절, 호르몬 조절, 면역 기능 조절, 해독 및 항산화, 항염증, 생체 에너지 생성, 신경 전달 물질 조절 등이 있다. 이런 주요 기능에 문제가 생기면 선천성 기형이나 정신 신경 질환, 자가 면역 질환, 만성 대사성 질환, 암, 비만, 노화 촉진, 임신 장애, 치은염 등이 생기게 된다. 따라서 건강을 지키려고 노력하는 사람들에게는 메틸화 반응이 매우 중요하다. 특히 암 환자와 산전의 임산부에게까지 매우 중요한 생체 반응이며 필수 영양소가 비타민B9인데, 엽산염(Folate)으로 불려진다. 하지만 엽산염에 대한 근거 없는 정보들이 난무하고 있고, 신체에 필요한 엽산염이 아니라 오히려 해가 될 수 있는 엽산(Folic acid)과 혼용하여 사용되고 있다. 비타민 B9을 두 가지 이름으로 부르다 보니 오해가 생기게 되는데, 엽산염은 천연이고 엽산은 인공 합성 영양제이다.

　자연계의 천연 엽산염은 대부분의 음식에 포함되어 있으며 간이나 소장에서 이수소 엽산염 환원 효소(Dihydrofolatereductase, DHFR, 디하이드로폴레이트리덕타제)에 의해 인체가 이용할 수 있는 테트라하이드로폴레이트

(Tetrahydrofalate, THF)로 변환되며, THF를 활성형(Active form) 비타민B9이라고 한다. 천연 엽산염은 5-메틸-THF(5-methyl-tetrahydrofalate, 5-MTHF), 10-포르밀-THF(10-formyl-tetrahydrofalate, 10-MTHF), 5-포르밀-THF(5-formyl-tetrahydrofalate, 5-FTHF) 형태로 존재한다. 역시, 장과 간은 매우 중요하다.

엽산 영양제는 난임과 불임 환자가 증가하면서 같이 유명해진 영양 보충제 중 하나이다. 엽산염은 남녀 모두의 생식력에 필수적이며 정자 형성에 일조한다. 태아의 신경관 결함(Neural tube defects, NTD)을 예방하기 위해 복용하는 영양소인데, 선천적 신경관 결함을 가지고 태어나는 신생아의 50% 이상은 임신 초기 엽산염 부족이 원인이라고 추정되고 있으며, DNA와 RNA를 만들고 세포 분열에 필요한 아미노산을 대사하는 데 필수적이다. 뿐만 아니라, 만성적으로 음식을 통한 엽산염 섭취가 불충분(일일 권장량 400mcg 미만)하면 직장암, 유방암, 난소암, 췌장암, 뇌암, 폐암, 자궁 경부암, 전립선암의 위험이 높아질 수 있다.

엽산은 1940년대 발견된 산화 인공 화합물이고, 비교적 저렴한 영양 보충제로 이용되고 있다. 비타민B9의 또 다른 명칭으로는 비타민Bc, 비타민M, 폴라신(Folacin), 프테로일-L-글루탐산염(Pteroyl-L-glutamate)이 있다. 엽산 영양제는 유용한 점이 많지만, 인공 합성 엽산 성분이라면 장기간 고농도로 과용하였을 경우 오히려 위험하다는 연구 결과가 많다. 가장 위험한 요소는 암의 진행이다. 인공 엽산이 과잉되면 기존의 신생물(혹, 종양)을 자극하여 암으로 진행될 가능성을 높인다고 추정되며 혈액 내에서 분해 대사되지 않는 엽산은 세포 면역을 감소시키기도 한다. 암 환자에게서 세포 면역 중 자연 살해 세포의 면역 효과가 떨어지면 종양 세포를 파괴하는 면역 활성도가 떨어져 종양이 암으로 진행되는 과정을 억제하지 못할 가능성이 있다. 이런 측면 때문에 'NK 세포 활성도'는 매우 중요한 암 재발 방지 수치의 기준으로 사용되는데, 과잉된 인공 합성 엽산이 NK 세포 활성도를 떨어뜨리는 데 일조를 하니 주의해야 한다.

인공 합성 엽산이든 천연 엽산염이든 섭취 후 대사 과정 중에 동일한 중간 대사산물로 변하기 때문에 비슷하거나 같다고 생각하는 의료인들도 많다. 하지만, 이 두 성분은 엄연히 다르며 아주 중요한 차이가 있다. 엽산염은 자연계에 존재하는 테트라하이드로폴레이트(THF) 유도체를 의미하며 실제 엽산 대사의 중간 대사산물이다. 산화형 인공 합성 엽산은 간에서 일차 환원이 이루어진 다음에 DHFR 효소의 도움으로 THF로 변할 수 있지만, 자연 엽산염은 소장의 점막 내에서 THF로 변환된다. 만약, 간 내에서 DHFR 효소 활성도가 떨어져 있거나 인공 합성 엽산을 과량 복용하여 대사되지 않은 엽산(Unmetabolized folic acid, UMFA)이 혈액을 통해 전신을 돌아다니게 된다면 암 발생의 심각한 요인이 된다. 만약 장 상태가 나쁘면 간 해독에 영향을 주기 때문에 DHFR의 활성도가 떨어지게 되는 건 당연하다. 이는, 암 환자나 만성 질환자뿐만 아니라 임신과 관련된 여성에게는 매우 중요한 정보이다.

따라서 천연 엽산염을 음식으로 섭취하면 가장 이상적이다. 일반적으로 생채소의 짙은 녹색(Dark green) 잎줄기 세포 즉, 브로콜리, 시금치, 완두류, 아스파라거스, 콩나물 등에 다량 들어 있다. 또한 오렌지, 멜론, 콩류, 편두, 땅콩류, 간 등도 천연 엽산염을 공급해 주는 좋은 식재료이다.

하지만 식품 속 엽산염은 조리, 가공 과정 중에 대부분(약 50~90%) 파괴되고 손실되기 때문에 건강 유지 정도로는 괜찮을 수 있지만 임산부와 태아가 충분한 양을 섭취하기는 어려울 수 있다. 그래서 용량을 많이 높일 수도 있고 거의 100% 생체에서 이용 가능한 합성형 엽산 영양제 복용을 권하게 된다.

하지만, 엽산 대사에 관한 검사를 했다고 해도 인공 합성 엽산은 여러모로 불안한 부분이 많다. 그렇다면 이 모든 문제를 해결할 수 있는 방법은 없을까? 당연히 방법은 있다. 천연 재료를 충분히 섭취해도 부족할 경우에는 반드시 영양제를 추가로 복용하는 편이 낫기 때문에 영양제를 구입할 때 잘 살펴봐야 한다. 가장 주의해야 할 사항은 성분표에 'Folic acid'로 쓰여 있다면 구매나 복용을 하지 말아야 한다. 활성형 비타민B9이 포함된 B군 복합 영양제가 좋은데 메타폴린(Metafolin)을 가지고 있는 제품이나 5-methyltetrahydrofolate 또는 5-MTHF로 표시되어 있는 제품을 권한다. 이런 활성형 비타민B9 제품은 엽산 대사 유전자 검사에서 이상이 발견되었다면 필수로 선택해야 하고, 유전자 검사를 하지 않았다고 해도 활성형을 복용하는 편이 낫다.

비타민B 관련 영양제는 단일 개별 성분 제품보다는 단순 B군(8종) 복합제 또는 미네랄이 같이 포함되어 있는 종합 영양제를 선택해야 하는데, 그 이유는 비타민B가 세포에서 잘 쓰이려면 비타민B의 여러 가지가 동시에 쓰이기 때문이다. 예를 들면 비타민B9만 하더라도 비타민B6, 비타민B12가 같이 있어야 상승 효과가 나면서 엽산 대사 회로가 잘 돌아가게 된다. 그래서 누구라도 비타민B 계통의 영양제를 복용할 때는 6, 9, 12번 비타민B는 모두 활성형으로 되어 있는 제품을 선택해야 후성 유전학 측면에서 도움이 된다.

특히 유방암을 포함한 모든 암 환자의 경우에는 영양제를 선택할 때 활성형을 신중하게 파악해서 복용해야 하지만, 국내 생산 영양제에는 활성형 성분으로 구성된 제대로 된 영양제가 없다. 이런 측면에서 본다면 대한민국은 아직까지는 영양제 후진국이므로 심각한 건강 상태나 임신과 관련한 영양제는 특별히 더 잘 선택해야 한다.

저탄고지와 간헐적 단식

유방·갑상선암 수술을 하던 외과 의사였지만, 이제 와서 보니 유방·갑상선에 대해 제대로 된 전문가는 아니었다고 고백한다. 그 이유는 암 덩어리를 수술하고 항암 치료를 했을 뿐 실제 암이 어떻게 생기는지에 대해 정확하게 알려고 하지 않았고, 수술부터 시작해서 약 6개월 정도의 항암 치료가 끝나면 환자들에게 해 줄 게 별로 없었기 때문이다.

그런데 암 덩어리를 수술로 제거하며 외과 의사로서의 자부심이 하늘 높은 줄 모를 때, 1기 유방암 환자가 수술 후 1년도 채 되지 않아 3기 말로 재발한 일을 계기로 수술을 접었다. 그 환자의 얼굴도 가물가물해질 만큼의 세월이 흐르면서 암 수술을 하던 평범한 외과 전문의는 별난 외과 전문의가 되어 있다.

별난 의사로 세상에 알려지게 된 계기는 바로 '저탄고지 식단'이 공중

파 방송에서 방영된 이후부터이다. 암 환자와 멀어지려고 떠났다가 영양 치료에 대한 중요성을 깨달아 가면서 암 환자의 수술 전·후 관리를 위한 식단 조절과 유방 질환 예방에 대해 관심을 갖게 되었고, 다시 암 환자 치료를 적극적으로 해 보려는 결심으로 몇 년이 지났을 무렵 '저탄고지 식단'을 주장하게 되었다. 그 당시만 해도 탄수화물은 생명이 에너지를 만들어 내는 가장 필수적인 영양소로 알려져 있었기 때문에 방송에 같이 출연한 동료 의사들에게조차 저탄고지 개념을 겨우 설득하여 참여시킬 정도로 그 분야 전문성은 거의 황무지와 같았다. 그 후 저탄고지 식단이 한참 유행할 때는 '삼겹살 식단'으로 알려지기도 했으며, 이제는 네이버 카페나 뉴스 기사, 탄수화물 제한에 관한 책 등을 통해서 정보를 쉽게 얻을 수 있을 정도로 보편화되었다. 초기에 저탄고지를 알릴 때는 의료 전문가들의 선두격인 의사들이 가장 격렬하게 반대했고, 국민의 건강을 위협하는 몰지각한 의사라고 비판하며 5개 연합의학회는 면허를 취소시키라고 성명까지 냈다. 하지만, 이제는 그 당시에 반대하던 동료 의사, 대학 교수, 비만 클리닉, 그리고 한의사들도 저탄고지를 환자 치료에 적용하고 있다.

저탄고지가 대중에게 인기를 끌었던 이유 중에 하나는 '배부른 다이어트'와 '고기를 마음껏 먹는 다이어트'로 알려졌기 때문이다. 그 외에도 약간의 증류주를 허용하고 운동을 강요하지 않는 다이어트 방법이 누구에게나 사랑 받을 수 있는 장점이었다. 몸매 유지와 근육을 늘리기 위해 철저한 자기 통제에 지친 다이어터(Dieter)들은 마치 천국의 문을 본 느낌과 다름이 없다고 소감을 밝히기도 했다. 하지만, 세상 모든 이치가 그러하

듯 극단으로 치우치면 항상 말썽이 뒤따른다. 이 틈을 타서 저탄고지 식품 산업이 늘어나고, 만병통치를 기대하며 지방 섭취를 남용하고, 저탄고지로 건강 개선에 부족한 부분을 채워 줄 영양제 처방도 덩달아 늘어나는 부작용이 생기고 있다. 유행만 좇아서는 헝클어진 세포 대사를 정상으로 되돌리기 쉽지 않다.

저탄고지는 '탄수화물 섭취를 줄이고 지방 섭취량을 늘린다.'는 줄임말로 알려져 있지만, 사실 그렇지 않다. 한끼 또는 하루의 식단에서 섭취하는 탄수화물의 비율을 줄이고 지방의 비율을 높여 섭취 칼로리 비율을 조절하라는 의미이다. 그 말이 그 말 같겠지만 사실 차이가 크다. 섭취량이라고 이해했다면 쌀밥까지 끊어가며 탄수화물을 줄이는 시도에 더해서 온갖 기름을 듬뿍 먹기 시작한다.

만약, 섭취 칼로리 비율을 줄이는 게 중요하다고 이해하면 지금 당장 간식을 끊고 제대로 된 세끼 식사만 해도 50~60% 정도의 저탄고지가 된다. 본인들이 지금 무엇을 어떻게 먹고 있는지도 모른 채 오로지 저탄고지 이름에 걸맞게 극단적 식이 요법을 해야 한다고 생각한다면 큰 오산이다. 간식은 대부분 조리가 간단하거나 이미 만들어진 탄수화물 위주의 요리일 가능성이 높기 때문에 간식만 끊어도 하루 섭취하는 탄수화물의 비율이 확 줄어든다. 그리고 가장 먼저 줄여야 할 탄수화물은 쌀밥이 아니라 설탕, 밀가루, 과일, 음료수 즉, 설·밀·과·음의 순서이다.

대부분 사람들은 설·밀·음이 건강을 위협하는 건 이해가 되는데, 몸에 좋다는 과일을 줄여야 하는 이유를 궁금해 한다. 과일은 일반적인 식사에서 모자라는 비타민을 포함한 소량 영양소를 보충할 좋은 식재료로서의 자리를 굳건히 지켜 왔다. 하지만, 요즘은 어떤가? 대부분 과일이 달고 크고 예쁘다. 그동안 육종과 교배가 발달하면서 특히 한국에서 생산되는 과일은 안타깝지만 캔이나 비닐 포장 제품이 아닐 뿐이지 가공식품과 같게 되었다. 사람들이 가장 속고 있는 음식 중 하나이다.

다음으로 해야 할 일은 '식사는 식사답게 해야 한다.'이다. 한식은 세계에서 부러워하는 밥상이다. 그런데 그 밥상이 변하고 있다. 바쁘게 살아가게 될수록, 없는 시간에 영양과 배를 채우기 위해서는 간편한 서양식이 더 적합하다고 인식하고 있기 때문이라 생각한다. 모든 서양식 밥상이 다 나쁘다는 주장은 아니고 패스트푸드 경향의 서양식이 문제이다. 냉동된 식재료를 빠르게 해동하여 급히 먹는 서양식은 동양인의 위·장관에는 별로 적합하지 않고, 건강식의 대표격인 샐러드와 한식의 쌈 문화의 주요 식재료인 생채소를 다량 섭취하는 것도 문제이다. 또한 일상적인 밥상을 차릴 때 건강해지고 싶은 의욕이 앞서서 욕심을 내지 않기를 꼭 강조하고 싶다. 건강을 위한 식사법이라고 알려진, 그러나 균형이 한쪽으로 치우친 밥상보다 조촐하더라도 다양한 음식을 골고루 먹는 편이 더 낫다.

또 중요한 오류는 저염식이다. 가장 좋은 소금 섭취 방법은 반찬에 소금, 간장, 된장 등으로 간을 해서 섭취하는 방법이다. 그런데, 국(탕)과 찌개는 모든 조건을 다 갖추고 있다. 만성 질환, 특히 고혈압이나 콩팥 질환을 예방하기 위해 저염식을 해야 한다는 전문가들의 조언 때문에 국물이 천대를 받아서 건더기만 먹고 국물은 남기게 되는 이상한 식문화가 정착되어 있지만, 이는 반드시 고쳐져야 할 부분이다. 소금은 생명체가 살아가는 데 꼭 필요한 필수 성분 중의 하나이다. 다시 바꿔 말하면, 무턱대고 너무 저염식을 하다가는 생명체가 죽을 수도 있다는 의미이다.

2016년에 일본 생물학자 요시노리 오스미(Yoshinori Ohsumi) 도쿄공업대학 교수가 오토파지(Autophagy)라는 생물학적 현상을 연구해서 노벨생리의학상을 수상했다. 세포가 악조건에서 선택하는 반응은 스스로 죽음을 선택하고 사멸하는 '세포자살(Apoptosis)'과 세포의 구성물을 없애거나 재활용하여 생존하려는 '자가포식(Autophagy)'이 있다는 내용이다. 자가포식 작용은 1970년대에 이미 보고가 있었지만, 1988년에 오스미 교수가 현미경으로 관찰하며 연구해서 처음으로 면역 현상의 기전이라고 밝혀냈다. 노벨생리의학상을 받은 다른 주제들도 많은데 하필 자가 포식을 소개하는 이유는 간헐적 단식의 핵심 원리로 설명되기 때문이다.

세포가 살아간다는 가정 하에서 만날 수 있는 악조건 중 하나는 영양 부실인데, 금식은 영양 부실로 치자면 가장 최악이다. 하지만 역설적이게도, 망가진 세포를 되돌리는 가장 효과적인 방법도 단식이다. 1945년, 설치류를 대상으로 단식의 영향과 장단점에 대한 장기적인 연구가 시작되었다. 단식 연구 결과로 밝혀진 최고의 장점은 단기간일지라도 음식을 섭취하지 않으면 복구 유전자(Repair gene)가 작용하기 시작하여 장기적으로 효과를 발휘한다는 사실이고, 수명이 길어진 만큼 살아가는 기간 동안 내내 대부분 건강했다는 사실이다. 이런 효과는 칼로리를 제한할 때도 나타나게 되는데, 이를 응용하면 장기간 금식을 해서 효과를 극대화하지 않아도 금식과 칼로리 제한을 병행하면 효과를 높이고 유지할 수 있다. 그런데, 전체 섭취량을 줄이지만 금식 시간이 짧은 칼로리 제한은 발육 성장에 저해가 생겼는데 반해, 오히려 섭취량과 칼로리가 더 높았지만 금식 시간을 충분히 가졌을 때는 수명이 길어지고 건강하게 지냈다. 이런 실험 결과로 적정 기간 단식의 유용성이 알려지게 되었고, 인체에 적용된 '1일 1식' 또는 '간헐적 단식'이라는 이름으로 많은 사람들이 실천하고 있고 그 효과가 확인되고 있다.

간헐적 단식은 기존의 다이어트 방법들과는 달리 최신 과학적 연구 결과를 기반으로 하고 있다는 장점이 있지만, 기존의 다이어트와 비슷하게 탄수화물과 단백질 섭취 요령만 강조하고 있다. 우선적으로 단식할 시간을 정하고 기존의 다이어트 방법을 응용해서 음식을 섭취하되 전체 섭취량이나 칼로리에는 크게 신경 쓰지 않아도 된다는 설명이 핵심이다. 하지만 이는 앞뒤가 바뀐 설명이다. 즉, 포만감 있게 먹으면 저절로 공복 시간이 늘어날 수밖에 없기 때문에, 배가 부를 때 먹지 않기만 해도 결국 음식 섭취량을 조절한 셈이 된다.

음식을 선택할 때 가장 중요한 부분은 GI(Glucose Index) 지수가 높고 가공되어 있는 탄수화물 즉, 설·밀·과·음을 주의하고, 두 번째는 좋은 지방을 적당량 섭취하고, 세 번째는 소화 능력이 되는 만큼 단백질을 섭취하는 균형인데, 이 식단이 '저탄고지'이다. 탄수화물을 많이 먹으면 금새 배가 고파지고, 단백질이나 지방을 많이 먹으면 배가 오랫동안 든든해서 1~2끼 정도쯤 건너뛰었던 경험은 누구에게나 있다. 그러므로, 인위적 단식을 하는 간헐적 단식은 자연적 단식이 되는 저탄고지 식단의 부분적인 설명일 뿐이다.

식단이 아무리 과학적이고 효과가 있다고 해도 실제로 적용할 수 없다면 무용지물이다. 예를 들면 유방암 환자나 대장암 환자는 암의 발생과 재발에 '붉은 고기와 포화 지방'은 섭취 제한 또는 금지가 강조되는 식재료로 항상 언급된다. 이런 이유로 유방암 환자 또는 더 폭넓게 유방 질환이 있는 환자들은 빨간 고기를 피하게 되고 저탄고지를 못한다고 생각하지만, 이는 틀린 생각이다. 다시 한 번 강조하지만, 저탄고지는 고기를 많이 먹고 지방을 가리지 않고 더 먹어야 한다는 식단이 아니다. 잘못된 누명을 쓰고 있는 포화 지방을 두려워하지 말고, 고기 먹으면서 죄책감을 느끼지 말며, 대신에 맛있다고 먹는 설·밀·과·음이 과해지지 않도록 주의하라는 의미이다. 암세포가 좋아하는 포도당을 만드는 탄수화물을 줄이고, 암세포가 이용할 수 없는 지방산(식이성 지방)은 케톤(Ketone)을 만들어 암세포를 굶기는 가장 강력한 암 식이 접근법이다. 저탄고지는 백여 년 동안 과학적으로 연구된 이론을 바탕으로 저혈당, 케톤 생성, 그리고 간헐적인 단식이 균형 있게 짜여진 효과적인 항암 식이 요법이다.

단백질을 의미하는 '프로테인(Protein)'은 '최고로 중요하다.'라는 의미의 프로토스(Protos)에서 유래했다. 단백질은 인체에서 일어나는 거의 모든 생화학 반응을 통제하는 효소를 만드는 데 필요한 부속품이다. 탄수화물과 지질은 분해와 조합으로 모양을 바꿔 가며 서로 교환될 수 있지만, 단백질은 분해되어 아미노산이 되고, 아미노산이 조합되면서 단백질이 되는 과정뿐이다. 20여 종 아미노산 중에서 9개는 반드시 음식에서 보충되어야 할 필수 아미노산이고, 나머지 아미노산은 인체에서 합성될 수 있다. 물론, 장내 미생물 불균형이나 비타민, 미네랄 등이 부족해지면 충분히 생산하지 못하게 되지만, 채식주의의 경우에는 식물성 단백질에 부족한 필수 아미노산 결핍 증상이 생길 수 있다. 식물성 식재료의 조합을 잘

해서 결핍을 피할 수 있다고는 하지만 채식 위주 식단으로 시도하는 경우에는 탄수화물 섭취량이 너무 증가하게 된다는 단점도 있다. 그렇기 때문에, 9개의 필수 아미노산(히스티딘, 이소류신, 류신, 라이신, 메티오닌, 페닐알라닌, 트레오닌, 트립토판, 발린)을 모두 포함하는 완전 단백질 식재료로 음식을 만들어 섭취하기를 권장한다. 결국은 육류, 닭고기, 달걀 그리고 생선이 완전 단백질의 원천이 된다.

최고로 중요하다고 해서 육류 단백질을 많이 먹어야 한다는 의미는 아니다. 단백질은 소화하기 가장 어려운 영양소이며, 분해되고 이용되는 과정에서 질소 찌꺼기들이 많이 생성되기 때문에 적정량이 기본적으로 필요할 뿐이다. 단백질을 과다 섭취하면 일부가 포도당으로 전환되어 혈당을 올리기 때문이라는 의견도 있지만, 별로 가능성 없는 이론이다. 오히려, 장내 세균의 불균형이 있는 사람이 단백질을 과다 섭취하면 신체적 스트레스로 입력될 만한 소화 장애가 발생하여 코르티솔을 상승시키고 이어서 혈당이 높아질 가능성이 훨씬 더 높다.

어쨌든, 붉은 고기와 가공된 고기는 질병과의 관련 여부에 대해 오랫동안 논란의 대상이 되고 있다. 2015년 국제암연구소는 가공 육류를 1군 발암 물질로 분류하고, 붉은 고기를 2A급으로 지정했다. 가축들이 가공된 사료를 먹고 좁은 공간에서 스트레스를 받으며 질환을 피하기 위한 항생제와 각종 약물을 섭취하며 사육되는 환경이 이유이다. 뿐만 아니라, 가공육의 고기 보존 기간을 늘리면서 고기 색을 유지하고 치명적인 보톨리눔 세균(Clostridium botulinum)의 성장을 억제하는 효과는 질산염

(NaNO₃)과 관련이 있다. 그런데 2010년 세계보건기구가 아질산염을 인체 발암성 물질로 분류하였다.

합성 아질산염의 독성이 그렇게 강하다면 담배를 피우는 사람은 무조건 암 환자가 되어야 한다. 그러나 아질산염 자체로는 건강상 심각한 문제와 직접적으로 관련이 있다기보다는 고기나 가공육을 높은 온도로 가열 조리하면서 생기는 헤테로사이클릭아민(HSA), 다환방향족탄화수소(PAH), 최종당화산물(Advanced glycation end products, AGEs), 니트로소아민(Nitrosoamine) 등이 형성되면서 암을 유발할 가능성을 높이게 된다. 이런 문제들도 사실 한두 번의 노출로 암을 일으키지는 않는다. 오히려, 장내세균 불균형이 유발할 수 있는 질병이 훨씬 더 많으며, 장으로 들어오는 어떤 음식이든 서로 반응하여 유해 물질로 만들어질 가능성이 더 높아진다는 사실을 명심해야 한다.

따라서 육류 단백질은 적정량의 섭취만으로 제한할 필요가 있고, 센 불에 가열해서 조리하는 방식을 자주 하지 말아야 한다. 결국 적정량의 단백질에 저탄수화물 식단으로 하고, 나머지를 보충하기 위해서 좋은 지방을 사용해야 한다. 포도당 대사는 활성 산소 같은 자유라디칼(Feeradical)을 더 생성해 DNA 돌연변이와 염증을 일으키고 혈당이 높아질수록 DNA 손상이 유발되어 DNA 복구 능력이 떨어지게 된다. 반면에 지방에서 만들어진 케톤 대사는 반대 효과가 있다. 지방 섭취를 허용하며 고단백 중심의 황제 다이어트로 알려진 앳킨스 다이어트(Atkins diet)와 적정량의 단백질과 충분한 지방 섭취를 강조하는 케톤 또는 저탄고지 식이 요법은 저탄수화물 식이라는 부분에서는 서로 비슷하지만 차이가 있다. 저탄고지는 이름답게 저탄수화물 5~10% 정도 식단이 기본이지만, 이는 단백질 20~25%, 지방 70~75%로 맞추려다 보니 자연스럽게 탄수화물의 섭취 칼로리로 정해지게 됐을 뿐이다. 하지만, 총 섭취 칼로리의 50% 이상을 지방이 차지한다면 자연스럽게 저탄고지가 된다는 점을 이해해야 한다. 그러므로 어떤 지방을 섭취하느냐가 매우 중요하다.

지방이 좋다 나쁘다에 대한 논쟁은 아직까지 지속되고 있다. 엔슬 키스(Ancel Keys)가 1970년대 '많은 지방 섭취가 심장 질환을 유발한다.'는 연구 논문을 발표했고, 이 정보가 학술적으로 인정받아 미국의 식생활 기준으로 자리 잡으면서 지방은 건강에 나쁘다는 속설이 확고해졌다. 이 시기부터 폭발적으로 증가한 식품 산업의 주원료인 설탕과 밀가루가 범벅된 탄수화물과 함께 합성 지방이 사용되기 시작되었다. 이와 함께 콜레스테롤은 혈관 손상의 주범으로 지목되기 시작했고 건강한 신체와 세포를 위한 필수적인 생화학적 작용은 50여 년간 간과되어 왔다. 이미 답을 정해 놓고 연구 논문 결과를 만들어 낸 엔슬 키스의 잘못된 학술 이론이 바탕이 된 '지방 해악설'에 관한 역사적 오해가 있었고, 2016년 미국 의사회 내과학회지(JAMA internal medicine)에는 과거 설탕협회(Sugar association)가 개입되어 설탕과 심장병의 연관성에 관한 축소된 연구 결과였다고 발표를 하면서까지 오류를 바로 잡으려고 했지만, 아직까지도 지방은 누명에서 완전히 벗어나지 못하고 있다.

염증과 산화 스트레스를 유발하는 가장 근본 원인이 음식인데, 탄수화물을 제외한다면 너무 많은 염증성 지방 섭취와 너무 적은 식물성 항산화제 섭취가 중요한 요인이다. 일반적으로 주방에서 많이 쓰이는 식용유가 대표적인 염증성 지방에 해당하는데, 옥수수나 콩을 이용해서 기름을 만들면 오메가6가 많이 포함될 수밖에 없기 때문이다. 그래서 생선, 올리브, 호두, 녹색 식물 등을 많이 섭취해서 항염증성 오메가3 지방산을 보충하라고 한다. 더구나 오메가6와 오메가3를 비율로 비교할 때 구석기인은 1:1에 가깝지만 현대인들은 20:1정도라고 하니, 살아가는 자체가 스트레스이고 염증이 마구 생길 수밖에 없는 일상생활이라고 할 수 있다.

그러나 여기에서도 주의할 점은 있다. 이제라도 건강에 좀 신경을 써보겠다고 하면, 가장 먼저 해야 할 일은 집에서 식용유를 치워 버려야 한다. 그래야 오메가3가 풍부한 오일을 쓰기 시작하기 때문이다. 그리고 우지(소기름), 라드(돼지기름), 팜유, 버터, 코코넛 오일 등의 포화 지방이 풍부한 식재료도 일부러 피할 필요가 없다. 단지 오메가3이든 포화 지방이든 상관없이 모든 기름은 신선한 상태일 때 건강에 최고이다. 특히 오메가3의 불포화 지방산이 오래되면 쉽게 산화되어 항염증 효과가 떨어진다. 뿐만 아니라 기름을 사용할 때는 탄수화물을 같이 요리하거나 섭취하는 조리법을 피해야 한다. 특히, 설·밀·과·음과 같은 탄수화물과 기름의 조합은 최악이다.

우선, 기름기와 기름진 음식을 의미상으로 완전하고 철저히 분리해서 이해해야 한다. 사실 이보다 더 먼저 알아야 할 개념은 유지(油脂)이다. 유지는 실내 온도(15℃)에서 고체와 액체 상태로 존재하는데, 액체의 경우에는 유(油, oil) 또는 기름, 고체일 때는 지(脂, fat) 또는 지방이라고 한다. 그리고, 식용유나 참기름처럼 액상으로 되어 있는 유지는 주로 식물의 종자에서 추출하고, 우지나 돈지처럼 고체로 되어 있는 유지는 주로 동물에서 분리하게 된다. 기름진 음식은 이런 유지와 함께 조리된 탄수화물 음식을 의미하며, '튀김과 전'이 대표적이다.

저탄고지 식이를 하다 보면 다른 식이 요법이나 일반 식사 때와는 달리 식용 유지를 사용하게 되는 양이 많아지게 된다. 유방암, 대장암은 포화지방 및 LDL 콜레스테롤 그리고 트랜스 지방이 농약보다 더 위협적으로 알려져 있다. 하지만, 음식의 콜레스테롤과 포화 지방이 인간의 건강에 나쁜 영향을 미치지 않는다는 연구 결과는 최근 꾸준히 늘어나고 있을 뿐만 아니라, LDL 콜레스테롤 그 자체보다는 저밀도 LDL 콜레스테롤(Small dense LDL, sd-LDL)이 실제로 건강에 진짜 나쁘다. 그리고 식용 유지와 건강상의 관계는 단순 정제 탄수화물 즉, GI 수치가 높은 식재료를 사용할 때 나빠지게 된다는 사실을 잘 명심해야 한다. 설·밀·과·음을 철저히 끊는다면 식단에서 지방 비율이 90% 이상 되는 케톤 형성 위주 저탄고지를 해 볼 수도 있겠지만, 평생 철저히 끊는다는 자체를 아무나 쉽게 할 수 있는 시도는 아니기 때문에 포화 지방이 해롭지 않다고 해도 너무 과용해서는 안 된다. 즉, 탈수를 일으키는 커피에 버터를 타먹는 '방탄커피'를 끼니로 대신하거나, 식용 유지를 과용하는 조리 방법은 자제할 필요가 있다. 간식만 끊어도 대부분은 50~60% 정도의 원하는 저탄고지가 되기 때문에 처음부터 무리할 이유는 전혀 없다.

저탄고지 식단은 단순한 식이 요법 방법이 아니라, 식재료와 음식에 대한 선구안을 가질 수 있도록 이론과 실천에 대한 방법을 알려 주는 식단이기 때문이다. 만약, 초보자라면 부록으로 추가된 '케톤 대사 식단'을 참고하여 식단의 핵심 이론을 배우고 개인 사정에 맞게 조절할 수 있는 응용력을 키워서 건강을 회복시키고 유지하기를 바란다.

평소 상식이 무색해지는 소금에 대한 오해

소금은 로마 시대 군인들의 월급으로 지급했던 만큼 인간에게는 중요하다. 물론 그 시절에는 구하기가 어려워 귀하기도 했지만, 금과 다르게 소금은 습기에 약하고 물에 녹아 없어져 버리기 때문에 오래 보관하기 곤란한 귀중품이었다. 그렇다면 전투력 강한 군인들이 어째서 값비싼 황금이 아닌 소금을 순순히 받아 갔을까? 강한 군대에 소속된 군인이니까 상명하복의 복종심도 역시 강해서 주면 주는 대로 받아갔기 때문일까? 아니다. 소금은 목숨을 보존하는 데 필수라는 측면에서 황금보다 더 귀중하게 취급 받았기 때문이다.

2011년 미국의학협회저널(JAMA)에는 기존의 통념을 뒤집는 연구 결과가 소개되었다. 심장병과 고혈압이 없는 건강한 성인 남녀 3,681명을 평균 7년 9개월을 추적 관찰하였더니 소금을 가장 적게(평균 6.26g) 섭취한 대상군은 사망률이 4.1%였는데, 평균 9.7g 중간 정도 섭취하였더니 사망률이 1.9%였고, 평균 15g으로 섭취하면 사망률이 0.8%로 급격히 감소하였다. 소금 섭취량에 따라 사망률이 5.1배나 차이 나고 질병으로 병원 재입원률도 확연히 감소하였다는 놀라운 결과이다. 사실 이제껏 알고 있던 상식에 비해 놀랍다는 얘기일 뿐이지 당연한 결과이다. 소금은 탄수화물을 줄이느냐 지방을 늘리느냐보다 훨씬 더 중요하며 가장 최우선적으로 잡아야 할 기준이다. 소금 없이는 저탄고지가 회복시켜야 할 세포 대사는 절대 시작되지 않는다.

그다음으로 조심해야 할 부분은 '밥 따로 물 따로'이다. 제목을 잘 지은 탓인지 또는 국을 끓이기 싫어하는 주부들의 성향이 맞아떨어진 건지는 몰라도, 밥상에서 국이 없어지고 있다. 소금은 소금 그 자체로는 아무런 역할을 하지 못한다. 소금이 필요한 이유는 체내에 수분을 보유할 수 있는 힘을 가질 수 있게 해 주기 때문이다.

가장 좋은 소금 섭취 방법은 반찬에 소금 간을 하거나 간장 또는 된장을 이용하는 방법이다. 그런데, 국은 모든 조건을 다 갖추고 있다. 만성 질환, 특히 고혈압이나 콩팥 질환이 있을 때 저염식을 해야 한다는 전문가들의 조언 때문에 국물이 천대 받은 결과로 건더기만 먹고 국물은 남기게 되는 이상한 식문화가 정착되어 있지만, 심각한 질환이 없는 경우에서의 저염식은 반드시 고쳐져야 할 부분이다.

소금의 짠맛은 나트륨(Na⁺) 때문이다. 소금은 화학식으로 표현하면 NaCl(염화나트륨)이고 Na⁺와 Cl⁻(염소)가 결합되어 있다는 의미이다. 소금에 대한 세계적 표준이라고 할 수 있는 기준은, 프랑스를 제외한 유럽이 따르고 있는 CODEX 국제식품규격위원회(Codex alimentarius commission)에서 염화나트륨 함량이 97% 이상일 때로 규정하고 있다. 이 기준에 맞는 소금은 정제 소금이다. 짠맛만 강조한 소금이라는 의미이다. 하지만, 짠맛이 덜 하고 국제 식품 규격에 맞지 않다고 해서 소금이 아니라고 할 수는 없다. 염화나트륨 70% 이상이면 천일염으로 분류되지만, 일반적으로 80~88% 정도의 염화나트륨이 포함되어 있고 나머지는 기타 미네랄이 포함되어 있다. 반면에 짠맛만 나면 모두 다 소금이라고 알고 있겠지만, 그 또한 오해이다.

정제된 음식 즉, 정제 밀가루, 정제 소금, 정제 설탕 등 인공적으로 각각의 특성을 더 강조한 식재료는 천연이 아니다. 나트륨의 목표 섭취량은 세계보건기구(WHO)가 권장하는 하루 소금 섭취량 5g(소금 2작은스푼에 해당), 즉 나트륨 2,000mg과 동일하다. 미국인의 하루 평균 나트륨 섭취량은 3,400mg이 넘는데, 이는 미국심장협회와 다른 건강 관련 기관에서 권고하는 섭취량을 훨씬 넘어서는 양이다. 김치류, 찌개류, 장류, 젓갈류, 장아찌류 등을 즐기는 한국인의 하루 나트륨 섭취량은 평균 4,700mg(소금 12.5g)이나 되며 나트륨 섭취 세계 1위로 만든 가장 큰 원인이라고 국민건강영양조사는 발표했다.

SMART 상식 | 몸속의 삼투압 조절 과정

1. 조절 중추: 간뇌의 시상 하부

2. 삼투압 조절에 관여하는 호르몬

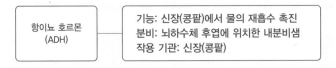

| 항이뇨 호르몬 (ADH) | 기능: 신장(콩팥)에서 물의 재흡수 촉진
분비: 뇌하수체 후엽에 위치한 내분비샘
작용 기관: 신장(콩팥) |

3. 삼투압 조절 과정: 체내의 수분량과 혈장 삼투압에 따라 뇌하수체 후엽의 항이뇨 호르몬(ADH) 분비량 조절됨.

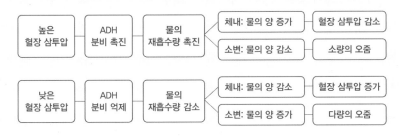

높은 혈장 삼투압	ADH 분비 촉진	물의 재흡수량 촉진	체내: 물의 양 증가	혈장 삼투압 감소
			소변: 물의 양 감소	소량의 오줌
낮은 혈장 삼투압	ADH 분비 억제	물의 재흡수량 감소	체내: 물의 양 감소	혈장 삼투압 증가
			소변: 물의 양 증가	다량의 오줌

이런 결과들을 보면 소금이 건강을 해치는 원인이라고 생각하겠지만, 소금이나 염화나트륨이 아니라 나트륨이 만들어낸 결과이다. '소금이 나트륨이고 나트륨이 소금이지 그 차이가 뭐냐?'라고 하겠지만, 소금을 돈에 비유한다면 나트륨은 오백 원짜리 동전으로 비유할 수 있다. 물론 똑같이 돈으로 쓰일 수 있는 오백 원짜리 동전이기는 하지만 당신이 하루에 쓰는 돈을 오백 원짜리 동전으로만 가지고 다녀 보라. 얼마나 불편하겠는가? 나트륨은 대부분의 가공 식품에 들어 있고 식품 가공 과정에서 베이킹파우더(중탄산나트륨), 화학조미료(Monosodium glutamate, MSG, 글루탐산나트륨), 보존제(벤조산나트륨), 발색제(아질산나트륨) 등에 들어 있다. 라면 1봉지 당 나트륨 함량이 2,000~2,800mg 정도로 1일 목표 섭취량을 훨씬 상회하는 양이다. Na^+이 짠맛의 핵심이지만 꼭 다른 화학 분자에 붙어 있으면 짠맛이 나지 않기도 한다. 이런 상황을 종합해 보면 어쨌든 우리는 Na^+ 섭취량이 많아서 질병으로 이어질 수 있지, 소금을 많이 먹어서 문제가 되는 게 아니다. 정제 소금은 건강을 해치지만, 천일염처럼 염화나트륨이 적고 미네랄 함량이 많은 좋은 소금은 오히려 건강에 필수적이고 질병을 예방하거나 치료하는 데 효과적이고, 특히 만성 탈수의 교정에는 꼭 필요하다.

인체의 수분량을 고려했을 때 0.9% 정도의 소금 농도를 맞추려면 약 18g 이상의 소금이 있어야 한다. 저탄고지 식단을 시작하면서 버터를 덩어리째 먹거나 오일을 너무 흠뻑 섭취하는 오류와 마찬가지로 소금도 식사와 같이 섭취하지 않고 따로 소금만 먹는 방식은 피해야 한다. 또한 건강을 위해서 물을 많이 마시는 경우는 어떨까? 당연히 소금 간을 더 신경 써서 음식을 마련해야 한다. 뿐만 아니라, 여름에는 습하고 더워서 '대프

리카', 겨울에는 추워서 '대베리아'라고 불리는 대구 분지에서 사는 사람과 춥고 건조한 지역에 살고 있는 사람은 섭취해야 하는 소금 량이 똑같아야 할까? 소금의 양은 상황에 맞게 정해져야지 천편일률적으로 똑같으면 안 된다는 의미이다. 그렇다면 어떻게 소금 섭취량을 정해야 할까? 역시 적당량의 소금을 섭취하는 데 가장 효율적이고 안전한 방법은 입맛에 맞게 소금 간을 잘해서 음식을 먹는 방법이 최고이다.

요즈음 회사 구내식당에서는 직원들의 건강을 위해 소금을 아주 최소량만 사용하는 저염식을 제공한다고 자랑까지 할 만큼 소금에 대한 걱정들이 많지만 외국에서도 견해 차이에 따른 논란이 많다. 미국 세인트루크 중미심장연구소의 심혈관 전문가이면서 약학 박사인 제임스 디니콜란토니오(James DiNicolantonio)는 소금 섭취가 많은 한국인들이 오히려 심혈 관계 질환의 발병률이 낮고, 그로 인한 사망률도 낮다는 연구 결과를 발표하면서 미국에서도 저염식 정책을 중단하기를 주장하고 있다. 또 다른 연구에 의하면 저염을 할수록 비만도는 올라간다고 하니 체중 조절을 목표로 저탄고지를 시작했다면 소금 섭취를 적절히 잘해야 한다.

적절한 소금 섭취는 장 점막 복구를 위해서 가장 기본적인 노력이다. 1차 방어막으로써 중요한 역할을 해야 하는 점막이 '축축하고 미끌미끌'한 성질을 유지하기 위해서는 무엇보다도 수분이 필요하기 때문이다. 마신 물이 장에서 흡수된 후 혈관을 타고 다시 장 세포로 공급되어 점액으로 만들어질 때 비로소 탄탄하고 두꺼운 점막이 만들어진다. 이런 이유로 장 점막과 혈액 순환은 뗄래야 뗄 수 없는 밀접한 관련이 있다. 뿐만 아니라, 위산(HCl)의 재료가 되는 염소(Cl)도 소금에서 보충이 되어야 하기 때문이다.

장 점막 손상 회복 방법으로서의 6Rs

장의 문제를 해결하는 방법으로는 4Rs 프로그램이 있다. 몸을 해치는 음식을 알아내서 피하고 장내 유해 미생물이나 기생충을 없애는 'Remove(제거)'가 첫 번째이고, 소화를 돕는 소화 효소나 위산을 보충하는 'Replace(보충)'가 다음이고, 장내 미생물 균형을 맞추어 주는 'Reinnoculate(재접종)', 그리고 장 세포를 복원시키는 'Repair(복구)'로 4단계가 있다. 하지만, 요즘에는 활동이나 일, 그리고 감정적 소모에 쓰이는 에너지를 줄이고 여유와 휴식을 강조한 'Reduce(절제)'를 4Rs 앞쪽에 추가하여 5Rs, 그리고 생활 습관 교정을 강조하는 'Rebalance(재균형)'를 4Rs 맨 뒤쪽에 배치한 6Rs 프로그램이 소개되고 있다.

1. Reduce(절제)

이 단계는 지금 처한 상황에서 벗어나 일과 감정 소모를 적극적으로 줄이려고 노력하는 단계이다. 즉, 고민과 걱정을 내려놓고 현재의 자신에 집중할 수 있도록 휴식과 여유를 가지면서 자신을 다독이고, 자존감과 자신감을 되찾도록 회복 시간을 확보하는 6단계 중 가장 첫 번째 단계이다. 에너지, 능력, 삶이나 일의 동기 등을 채우기 위해 필수적이며, 지금보다 더 나은 기분을 만드는 게 목표이다.

이 단계에서는 특정 식품을 절제함으로써 관련된 다양한 반응이나 설사 또는 변비와 같은 이상 증상을 경감시킬 수 있다. 염증을 가라앉히는 식품이나 허브를 첨가할 수도 있고, 설사에 비피더스균 복용을 한다거나 변비에 구연산마그네슘을 섭취할 수도 있고, 칸디다(Candida, 곰팡이) 과잉 성장에 사카로미세스 보울라디(Saccharomyces boulardii) 효모균 등 요구에 맞는 영양소를 섭취할 수도 있다. 뿐만 아니라, 해독이나 통증을 완화시키기 위해서 황이나 마그네슘이 다량 함유된 엡솜솔트(Epsom salt)를 이용한 소금 목욕을 해 볼 수도 있다.

> **유의 사항** 인생은 항상 변하고 매 순간 새롭다. 망망 대해의 파도에 흔들리지만 육지를 목표로 떠내려가는 뗏목처럼, 끝없는 삶의 한가운데에서 모두가 완벽하고, 온전하며, 완전하기를 바라며 앞으로 내달리기만 해서 지친 몸과 마음을 되돌아보는 시간이다. 하지만 나는 나를 만드는 힘을 갖고 있고, 내 안에는 언제나 찾아 주길 바라는 봄이 있다. 모든 일이 다시 순조롭게 진행될 돌아온 봄은 있는 그대로의 나를 찾을 시간을 확보할 때 가능하다.
> 한국인은 전 세계에서 제일 좋은 머리로, 제일 어리석게 사는 민족일 수도 있다. 전세계에서 제일 열심히 일하고, 전세계에서 제일 덜 낙천적으로 산다.

2. Remove(제거)

제거 단계에서는 두 가지를 동시에 해야 하는데, 하나는 식단에서 좋지 않은 식재료와 요리 방법을 사용하지 않고, 두 번째는 장내 유해균종을 제거해야 한다.

두 가지 중 더 중요한 부분은 식단의 조절이다. 대체의학이나 방송에서 '몸 어디에 뭐가 좋다'고 과대 평가하며 소개되는 식재료나 음식을 식단에 추가하는 것이 아니라, 반대로 밥상에서 제거하고 섭취를 금지해야 하는 음식을 얼마나 정확하게 찾아낼 수 있느냐가 관건이다.

일반적으로는 자극적이고 소화를 잘 시키지 못하거나 염증을 유발하는 단당류 음식 즉, 설탕, 밀가루, 액상 과당, 인스턴트 음식을 식단에서 제외시켜야 한다. 이러한 식단으로는 제거 식단(Elimination diet), 저알레르기 식단(Oligo-antigenetic), 구석기 식단(Paleo diet), 자가 면역-팔레오(Autoimmune-paleo), 월스 프로토콜(Wahls protocol), 우주 비행사 식단(Elemental diet), 칸디다 식단(Candida diet), 글루텐 제거 식단(Gluten-free diet), 카세인 제거 식단(Casein-free diet), 소아 ADHD를 위한 파인골드 식이(Feingold diet), 장·뇌증후군 갭스 식단(The gut and psychology syndrome diet, GAPs), 포드맵 식단(Fermentable oligosaccharides, disaccharides, monosaccharides, and polyols diet, FODMAPS), 암 환자를 위한 거슨식이(Gerson diet), 히스타민 불내성 식단(Histamin intolerance diet) 등 수십 가지가 있다. 자신의 상태를 개선시키기에 딱 맞는 식단을 찾았다면, 증상이 재발하지 않도록 '재균형' 단계에 이를 때까지 전문화된 식단을 유지하도록 해야 하지만, 평생 유지하겠다는 결심은 어리석기도 하지만 지키기도 어렵다.

두 번째는, 장내 유해균종을 제거하는 일인데 이 때 유해균종은 박테리아, 바이러스, 곰팡이/이스트(칸디다 유사 종류) 및 기생충의 병원성 개체군을 말한다. 이런 병원균은 종종 효과가 약한 오레가노 오일(Oregano oil)이나 베르베린과 같은 허브 소스 등으로 제거할 수 있다. 그런데 이것들은 약물보다는 자연적이고 부작용은 덜하겠지만, 병원성 개체균을 제거하는 데 시간이 많이 걸려 나중에는 해결하기가 더 어려워지고, 그동안 계속 진행되며 망가진 장 세포를 복구하는 데 더 많은 노력이 필요하게 된다. 이런 이유로 상태가 심하고 기간이 오래되었다면 곰팡이 치료제 니스타틴(Nystatin)이나 장내 유해균 제거를 위한 리팍시민(Rifaximin)과 같은 전문 의약품이나 다른 종류의 항생제, 항바이러스제, 항기생충제 등과 같은 처방약을 복용하기를 권한다. 또한 아플라톡신(Aflatoxin)과 같이 식품 곰팡이에서 생성되는 독소들은 암을 유발시킬 정도로 해가 크므로 적극적으로 제거하도록 해야 한다.

유의 사항 장내 유해균 중에 가장 골치 아픈 장내 곰팡이균은 니스타틴이나 플루코나졸(Fluconazole)과 같은 진균제를 복용해도 쉽게 없어지지 않고 내성이 잘 생기기 때문에 완벽하게 제거하기가 매우 어렵다. 곰팡이가 있는 경우에는 장내 유해균의 치료 효율성도 떨어지기 때문에 일부에서는 유해균 방어막인 바이오 필름(Biofilm)을 없애는 제거제의 이용을 권하고 있다. 하지만, 위산이 보강되고 장 혈액 순환이 개선된다면, 사실 그렇게까지 치료가 필요한 경우는 매우 드물다. 곰팡이나 바이오 필름을 제거하려고 들이는 노력보다 전문 의약품과 설탕, 밀가루, 과일, 음료수 제외 식단으로 선택하는 노력이 반복적으로 재발하는 장 증상을 막는 데 더 효과적이다. 또한 잠시 증상이 좋아졌다고 치료를 중단하면, '제거' 단계가 충분하지 않아 내성이 생기기 때문에 치료 시간이 길어지고 증상이 만성화될 수 있음을 반드시 기억해야 한다.

---

3. Replace(보충)

소화에 필수적이지만 부족한 위산, 담즙산, 췌장 소화액을 보충하거나 더 잘 만들어 낼 수 있도록 촉진하는 단계이다. 단백질을 분해하는 프로테아제(Protease), 지방을 분해하는 리파아제(Lipase), 탄수화물을 분해하는 셀룰라아제(Cellulase) 또는 아밀라아제(Amylase) 등과 같은 효소제들이 보충된다. 이 효소들은 건강한 상태라면 장 세포, 침샘, 췌장에서 충분히 분비되지만, 장 상태가 서서히 악화되면서 소화 효소의 분비량도 점차 줄어들기 때문에 위산, 담즙산, 췌장 소화 효소를 보충하면서 장 세포를 회복시킬 수 있는 시간을 벌어야 한다.

반드시 필요한 필수 보충제로는 위산(HCl)이 있다. 단백질 소화를 위해 위장에서 분비되는 펩시노겐(Pepsinogen)을 펩신(Pepsin)으로 활성화시키고 다양한 병원균으로부터 위장을 포함한 장내 유해균을 억제시키기 위해 베타인(Betaine, Trimethylglycine) 아미노산에 염산염을 붙여 베타인 염산염 (Betaine-HCl 또는 베타인 하이드로클로라이드, Betaine-hydrocholoride)으로 만들어 위산을 보충하는 개념으로 사용한다. 또한 담즙을 보충해야 하는데, 담즙은 간세포에서 만들어져 담관으로 분비돼 담낭에 보관 농축되었다가 식사를 하는 순간에 분비되어 지방을 소화, 흡수하는 데 이용된다. 더욱 중요한 담즙의 역할은 체내에서 생성된 지용성 독소의 배출이다.

소화 효소 중에 산성 성분만 보충이 되어도 장내 유해균 제거나 해독 기능으로는 충분할 수 있지만, 장의 소화 기능을 완전히 회복시켜 만성 염증 발생 가능성까지 줄이려면 췌장 소화 효소의 보충이 반드시 추가되어야 한다. 위산과 담즙산이 부족해지면서 췌장에서 분비하는 췌장 소화 효소(아밀라제, 트립신, 키모트립신, 리파제 등)뿐 아니라 알칼리 성분(pH 8.0~8.3)의 탄산수소나트륨(Sodium bicarbonate)을 함유한 췌장액(이자액)을 생리적 상태에 적합한 정도로 충분히 만들어 내기에는 시간이 더 필요하기 때문이다.

중성 또는 약알칼리성이어야 소장에서 췌장 소화 효소제가 작동한다는 생리 기전 때문에 '소다 또는 베이킹파우더'를 복용하면 도움이 된다는 주장도 있다. '대사성 산증(Metabolic acidosis)'이라는 특수한 상태에 복용하게 되는 탄산수소나트륨 분말 약도 있기는 하지만, 기본적으로 위장은 강산성 상태가 되어야 하기 때문에 베이킹파우더를 소화나 질병 치료를 위해 복용하는 어리석은 짓은 절대 하지 말아야 한다. 이런 이론을 주장하는 의사나 한의사 중에서는 환자들에게 당연하다는 듯이 복용시킬 뿐만 아니라 주사제로까지 만들어서 주입하는 경우도 있으니 매우 주의해야 한다.

> **유의 사항** 약용 식물이나 생강차, 신맛이나 쓴맛의 향료나 허브, 비트 또는 마늘과 같은 알싸한 맛을 내는 몇몇 식재료들이 소화 효소를 생성하는 데 도움이 된다. 또한 신체의 다른 세포들의 회복을 도와 간접적으로 위장관의 소화 능력을 향상시킨다. 문제는 이런 식재료들이 장 치료 초기에는 피해야 하는 음식인 경우가 종종 있는데, 이를 정확하게 알기 위해 병증이 깊거나 만성적인 장 문제가 있다면 개별적으로 반드시 만성 음식물 알레르기 검사를 해 볼 것을 권한다. 위산은 소화에서 가장 중요하다. 헬리코박터균 제균과 위산 보충제만으로 많은 개선이 있지만, 지속적인 유지를 위해서는 음식으로 전환할 필요가 있다. 위산 기능이나 분비에 도움이 되는 식재료는 '식초'이다. 식초를 그냥 섭취할 수도 있지만, 가장 좋은 방법은 식초를 활용한 요리로 음식을 만들어서 자주 섭취하는 방법이 최고이다.

4. Reinnoculate(재접종)

강력한 마이크로바이옴으로 구성된 영양제를 복용하여 장내 세균 균형을 다시 설정하는 단계이다. 다양한 종류의 젖산균류(Lactobacillus/L. rhamnosus, casei, reuteri 또는 acidophilus 등)나 비피더스균류(Bifidus/B. infantis, longum, breve, lactis 또는 bifidum 등)와 같은 발효에 도움 되는 유익균을 복용하거나, 장내 유익균의 보호를 위해 사카로마이시스 불라디(Saccharomyces boulardii)와 같은 효모 균주를 꾸준히 복용해야 하는 단계이다. 장에 특별한 문제가 없다 하더라도 만성 질환이 있거나 자가 면역 질환과 같은 면역 기능 불균형이 있는 경우에는 특히 중요한 단계이다.

하지만, 유익균에 해당하는 프로바이오틱스(Probiotics)를 섭취하는 노력보다 더 중요한 실천 사항은 프리바이오틱스(Prebiotics)에 해당하는 식이 섬유를 반드시 식단에 포함시켜야 한다는 사실이다. 프리바이오틱스는 인체가 소화할 수는 없지만 장내 세균이 이용할 수 있는 식이 섬유로, 셀룰로스보다는 헤미-셀룰로스 섭취가 중요하다. 이런 프리바이오틱스는 유방 건강에 도움이 된다는 브로콜리나 양배추 같은 십자화과 식물을 포함한 대부분의 야채가 해당된다. 장 상태가 좋지 않은 경우나 면역과 관련된 질환이 있는 경우에는 생야채 섭취를 줄이고 익힌 나물 반찬이나 푹 삶은 국 건더기가 좋다. 그 외에도 콩류(렌틸콩, 병아리콩, 아티초크, 콩 등)와 아마 씨가 적당하고, 당 함유량이 비교적 적은 딸기와 같은 베리류가 좋다. 한국에서는 점점 찾아보기 어렵지만 사과, 배 중에서도 당도가 낮은 품종의 경우에는 도움이 될 수 있고, 김치, 청국장, 낫또, 피클 등의 발효 식품과 요구르트도 도움이 될 수 있다. 외국에서는 사우어크라우트(Sauerkraut), 케피르(Kefir), 콤부차(Kombucha) 등을 추천하기도 한다.

6Rs 프로그램을 몰랐거나 중요성을 혼자서 판단하여 '제거 및 보충 단계'를 제대로 하지 않고 급한 마음에 4단계를 먼저 시행하기도 한다. 그러나, 단계를 건너뛰면 장 가스나 소화 불량과 관련된 복부 팽창이나 더부룩함, 머리에 안개가 낀 느낌(Brain fog) 또는 관절염과 같은 원래 있던 증상이 호전되지 않거나 주기적으로 반복되는 결과를 초래할 수 있으므로

차근차근 단계적으로 해야 한다. 급할수록 돌아가라는 속담이 적용되는 중요한 단계이다.

유의 사항 장이 나쁘다고 하면 가장 첫 번째로 '유산균'을 선택한다. 유산균은 '장내 유익균' 중 한 종류일 뿐이다. 물론, 상품으로 만들어진 유산균 영양제는 누구에게나 필요한 유익균 종류이기는 하지만, 개별적으로 보유하고 있는 유익균은 종류와 비율이 서로 다르다. 정확히 파악할 방법이 없어 필요한 유익균을 찾아서 정확히 보충하기는 어렵기 때문에, 스스로 증식을 할 수 있도록 도와주는 방법밖에는 뾰족한 수가 없다. 장내 유해균이 많으면 많을수록 유산균 제품의 복용으로는 장 상태 호전을 기대하기 어렵고, 오히려 더 악화될 수도 있다. 다양한 종류의 유익균을 동시다발적으로 증식시키기 위해서는 프리바이오틱스가 우선 선택되어야 하며, 무엇보다 헤미-셀룰로스가 필수이다.

---

5. Repair(복구)

앞에서 설명한 단계들은 장 세포 복구가 잘되고 향후 손상에 대한 저항력을 키우기 위해 점막을 두껍게 만드는 준비 단계이며, 복구는 장기적으로 건강한 장 상태를 유지할 수 있도록 실제 장 점막을 두껍게 만드는 6Rs 중 핵심 단계이다. 장 내부의 점막이 복구되는 데는 시간이 많이 걸리는데, 일반적으로는 3~6개월 정도가 필요하기 때문에 장 영양제나 효소 보충제를 섭취하는 집중 치료 기간을 최소한 3개월 정도 잡아야 한다.

이 기간 동안에는 장 세포의 성장을 지원하고, 프로바이오틱스가 장내에 잘 정착할 수 있도록 돕고, 장 점막 염증을 가라앉히면서 장 세포 구조 복구와 새로운 장 세포가 생성하도록 해야 한다. 이를 위해 손상된 장 점막 치유에 중요한 영양소와 음식으로 건강한 점막을 형성하여 치료 후에도 잘 유지되도록 돕는다. 비타민 A, C, E, D, 아연, L-글루타민 또는 양배추 주스, 콜라겐이나 뼈의 육수, 아미노산 또는 유청(Whey)과 초유(Colostrum), NAC, 글루타치온, 알로에베라 등이 많이 사용된다.

복구 단계도 급하게 진행될 경우에는 제거 단계와 마찬가지로 좀 괜찮아지던 증상이 또 악화될 수 있고 전에 없던 가스 발생과 복부 팽만, 더부룩함 등이 생길 수 있으며, SIBO의 재발 가능성이 있기 때문에 장내 유해균을 다시 제거해야 하고 제거와 복구 단계의 과정이 몇 차례 반복될 수 있다. 특히, 장내 곰팡이균이 있을 경우에는 반복될 가능성이 매우 높다.

유의 사항 복구에 대해 앞서 설명한 모든 내용이 순조롭게 되기 위해서는 무엇보다 '혈액 순환'이 중요하다. 즉, 위·장관의 세포와 점막 회복에는 자율신경을 통한 혈액 순환 개선 치료가 6Rs 프로그램과 동시에 진행되어야 한다. 공든 탑이 모래성이 되지 않도록 하는 데에는 무엇보다 탈수 교정 및 혈액의 성분 유지와 원활한 순환이 우선되어야 한다.

---

6) Rebalance(재균형)

이 정도까지 무난히 왔다면, 예전보다 훨씬 더 쉽게 소화시킬 수 있을 뿐만 아니라 괴로운 장 증상이 거의 없거나 생기더라도 금방 회복될 수 있다. 제거 단계에서 알게 된 유해 음식이나 알레르기 유발 음식을 식단에서 철저히 줄였다면 이제는 조금씩 시험 삼아 섭취를 시도해 볼 수 있다.

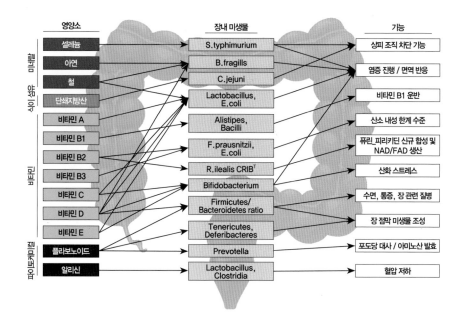

미량 영양소

뿐만 아니라 이미 알려진 여러 식단 중 하나를 선택해서 철저히 하고 있었다면, 이제는 장기적인 안목을 가지고 현실적으로 쉽게 적용하고 꾸준히 실천할 수 있는 방법인지 확인해야 한다. 동시에 미량 영양소 요구에 맞게 조절해서 먹는 즐거움을 찾되 예전과 같은 장 문제가 일어나지 않도록 유지하는 단계이다. 또한 충분한 섬유질, 프로바이오틱스, 수분 공급, 그리고 많은 항염증 야채와 적당량의 과일로 장 건강을 계속 유지할 수 있다. 중요한 생활 습관은 스트레스 관리를 하면서 건강식에 대한 개념이 녹아 있는 식사를 하고, 스트레스를 받을 때에는 음식 섭취를 절제하거나 피하는 등의 방법을 잘 실천해야 한다.

6Rs 단계를 잘 알고 실천해야 하는 이유는 유방, 자궁, 난소에 영향을

많이 끼치는 에스트로겐을 포함한 지용성 호르몬의 분해 대사와 배출에 장 건강이 지대하게 영향을 미치기 때문이다.

특히, 담즙의 생성과 분해는 지용성 호르몬의 유해성을 낮추는 데 매우 중요하고, 담즙의 생성과 이용, 그리고 배출에 관련된 장간 순환(Enterohepatic circulation)은 장 건강을 위해서도 중요하지만 장 건강 상태에 따라 지용성 호르몬 대사는 많은 영향을 받는다. 6단계로 나누어서 실천하는 노력이 몸의 변화로 이어져서 기력이 좋은 상태로 항상 유지되기를 원한다면, 여러 가지 생활 습관 중 운동을 추가하면 금상첨화이다.

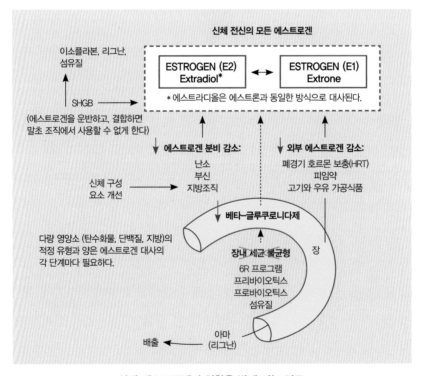

신체 에스트로겐이 영향을 받게 되는 경로

운동이 좋다는 사실은 누구나 다 알고 있지만, 운동을 하기에는 힘도 들고 귀찮기도 한데다, 또 '어떤 운동을 어떻게 해야 할까?'가 궁금할 수 있다. 물론, 유튜브, 책, 블로그 등을 통해서 정보를 얻을 수 있겠지만, 간단히 할 수 있는 방법이 있다. 사람이 걷는 속도는 보통 시속 3.6~4km(3.6~4km/hr)정도이다. 러닝머신(Treadmill, 트레드밀)에서 걷기보다 조금 빠른 속도인 5km/hr로 10분 정도의 운동을 최소 주 3회로 시작해라. 적응이 되면 7km/hr로 속도를 올리고, 9km/hr에서 10분 운동을 할 수 있다면 충분히 유산소 운동 효과가 난다. 10분이 짧은 시간은 아니지만, 최소 주 3회 이상, 1개월 이상 꾸준히 했다면 성공이다. 물론, 어느 정도의 속도를 맞춰야 할지는 각자의 체력에 따라 다르겠지만 걷기보다 두 배 정도 빠른 8km/hr 속도 이상으로 유지한다면 심폐 기능 향상과 원활한 혈액 순환이 만들어진다. 이런 신체 변화가 유지된다면 설·밀·과·음 중에서 과일 정도는 좀 마음 놓고 먹을 수 있다.

유의 사항 특별한 방법을 찾아 헤매고 고수하겠다는 결심은 매우 어리석다. 특별한 방법을 오랫동안 철저하게 유지하기는 누구나 어렵고, 또 특이한 방법을 유지해야만 증상이 없다면 아직까지 몸이 회복되지 않았음을 의미하기 때문이다. '재균형 단계'는 남들과 비슷하게 살아갈 수 있도록 서서히 준비하는 단계이다. 1~5단계를 마무리했다고 해서 몸이 다시 나빠질 일이 없다는 의미가 아니다. 1~5단계를 지나가면서도 증상이 좋아졌다 나빠졌다를 반복할 수도 있고, 그 후에도 계속 반복될 수 있지만 다시 좋아지려고 노력하면 처음보다 훨씬 쉽다. 짧은 1~5단계만으로도 금세 좋은 상태로 회복될 수 있고 유지되는 기간은 더 길어진다. 그러면서 점점 더 건강한 상태에 가까워진다.

첫째, 좋다는 식품이나 식재료를 찾아서 헤매지 말고 현재 몸 상태를 망가뜨리는, 특히 장 상태를 망가뜨리는 음식과 식재료 및 요리법을 피해야 한다. 기본적으로 설탕, 밀가루, 과일, 음료수의 섭취를 주의하고, 식용유와 같은 나쁜 기름도 피해야 한다. 좋은 기름이라고 해도 튀김을 높은 온도로 올려서 조리하거나 고기를 딱딱할 정도나 검댕이가 생길 정도로 굽는 조리법도 좋지 않다. 이는 최종 당화 산물(Advanced glycated end-products, AGEs)의 생성은 둘째치더라도 고기에 포함된 지방 성분이나 튀기는 데 사용된 기름 자체가 변성될 가능성이 높고, 그 기름이 소화·흡수되어 세포막을 형성할 때 부실한 벽돌로 사용될 가능성도 많기 때문이다.

둘째, 장을 좋게 하겠다고 유산균 제품에 집착할 필요가 없다. 섭취한 유산균이 장에서 살아 번식한다는 연구 결과는 단 한 건도 없다. 물론, 유산균을 먹고 장내 세균 중 유익균이 증가했다는 논문은 있지만 섭취한 유산균이 살아서 증식한다는 의미는 아니다. 유산균 제품을 먹고 유산균이 보충된다면 무슨 이유로 기존의 프로바이오틱스 제품보다 더 고품질의 상품이라는 신바이오틱스(Synbiotics)를 만들어 내고, 장까지 살아간 프로바이오틱스라면 다른 세균들과 마찬가지로 저절로 증식될 텐데 왜 꾸준히 복용하라고 하겠는가? 그저 상술에 흔들릴 뿐이라는 사실을 깨달아야 한다.

셋째, 유방 질환은 유방만의 문제가 아니라 신체 전반의 문제와 관련되어 있다. 진통제를 먹고 유방통을 없애고 간단한 수술 방법으로 유방 결절을 제거하고 유방암을 잘라내고 항암 치료를 하면 고통의 순간이 끝난다고 생각하면 안 된다. 유방 질환으로 시작한 치료를 계기로 더 건강한 신체로의 회복을 만들어 내야 비로소 질병의 고통에서 벗어날 수 있다.

Ⓐ djusting Hormone(호르몬 조절하기)

인슐린 저항성 측정과 치료

한국인 비당뇨 성인에게서 공복 혈중 인슐린과 HOMA-IR 수치를 확인하면 간단하고 정확하게 인슐린 저항성을 알 수 있다. 하지만, 일반적인 검사 수치들이 아니므로, 혈액 검사를 했을 때 비교적 흔히 포함되는 검사 항목으로 인슐린 저항성을 예측해 볼 필요가 있다.

신체가 항상 일정한 상태를 유지하기 위해서는 호르몬의 역할이 필수이다. 그런데 전문가들이 추정하는 인체 호르몬 3,000~4,000여 가지 중에서 구체적으로 알려진 호르몬은 80~100여 가지가 있는데, 우리 의지적으로 조절할 수 있는 호르몬은 '인슐린'이 유일하다. 신체가 불균형 상태로 되는 시작이 인슐린 호르몬 때문이라고 해도 과언이 아닌 만큼 인슐린이 세포에 제대로 기능을 발휘하는지 파악하는 시도는 건강 유지와 질병 예방 등을 위한 핵심이라고 할 수 있다. 특히, 호르몬과 관련된 장기에서의 질병 즉, 갑상선, 유방, 자궁, 난소, 전립선 등에서의 병 예방과 치료를 위해 인슐린을 어떻게 빨리 정상화되도록 조율하느냐가 그 어떤 치료보다도 우선되어야 한다.

인슐린 호르몬

공복 혈중 인슐린 참고치 - 남자/여자 2.6~24.9μU/mL

한국 성인의 경우에는 ROC(Receiver operating characteristic) 분석에 의해 대사 증후군과 관련된 인슐린 저항성 지표로서 공복 혈중 인슐린의 기준치는 10.57μU/mL(민감도 58.5%, 특이도 66.8%)가 평균이다. 즉, 아침 식전이나 식후 2시간 이후의 공복 혈액 검사 인슐린 수치가 10μU/mL 전후이면 괜찮지만 그 이상이 되면 인슐린 저항성이 있을 가능성이 높다는 의미이다. 때문에, 공복 혈중 인슐린 농도가 10μU/mL가 넘으면 인슐린 저항성을 의심할 수 있고, 13μU/mL가 넘으면 인슐린 저항성의 가능성이 높다. 일본 당뇨병 학회에서는15μU/mL보다 높으면 인슐린 저항성을 의심한다. 이를 모두 종합해 보면 공복 혈중 인슐린 수치가 15~40μU/mL이면서 비만이라면 인슐린 저항성이 있다고 확실히 판정할 수 있다는 결론이다.

이렇게 혈액 검사에서 의심이 된다면 철저히 8시간 이상 공복을 잘 지킨 후에 다시 검사하여 확인할 필요가 있다. 적정 공복 인슐린 수치는 1차적으로 6~10μU/mL, 2차적으로는 5μU/mL 전후를 유지하기를 권하지만, 몸이 아프거나 체력이 많이 떨어진 상태에서는 10μU/mL 전후를 유지해야 새로운 세포의 DNA 구조를 만드는 데 필요한 혈당 이용률을 유지할 수 있다. 통상적인 건강 검진에서 공복 혈당은 검사를 하지만 공복 인슐린 수치는 측정하지 않는다. 공복 혈당의 단위는 mg/dL 이고 공복 인슐린의 단위는 uU/mL이다.

췌장 베타 세포 기능이 떨어진 상태에서는 공복 혈중 인슐린 농도가 낮아진다. 또한 탄수화물을 철저히 배제하는 식단을 하고 있다면 정상인에서는 참고치보다 더 낮은 수치가 나올 수도 있지만 베타 세포의 기능 저하와 관련된 췌장 손상을 의미하지는 않는다. 왜냐하면, 사고나 수술 등으로 췌장 손상이 있거나 제1형 당뇨 환자에서는 탄수화물 섭취량을 높여도 인슐린 분비의 증가가 없지만, 저탄고지 식단을 하면서 낮아진 혈중 인슐린 수치는 탄수화물 섭취와 동시에 인슐린 분비량이 다시 높아지기 때문이다.

공복 인슐린 수치의 보조적으로 C-펩타이드(C-peptide)를 측정할 수 있다. C-펩타이드는 인슐린 저항성의 판정보다는 당뇨병의 진단과 치료 방침에 이용된다. 공복 C-펩타이드가 0.6ng/mL 미만으로 현저히 저하되어 있다면 췌장에서 인슐린이 만들어지지 않는 제1형 당뇨병(인슐린 의존 당뇨병)으로 진단할 수 있다. 제1형 당뇨병의 경우에는 식사로 인슐린 분비를 자극하고 2시간이 지난 후에 측정해도 1.8ng/mL 미만 정도이다. 공복 C-펩타이드가 1.7ng/mL 미만이라면 인슐린 생성과 분비 기능 저하 상태라고 할 수 있는데, 제2형 당뇨병은 공복 C-펩타이드 1.0ng/mL 이상일 때 진단이 가능하다. 2형 당뇨병에서 공복 C-펩타이드 수치가 1.0~1.7ng/mL 사이라면 인슐린을 생성하는 췌장의 기능이 상당히 떨어졌다는 의미이다. 수치가 매우 낮을 경우에는 혈당을 낮추는 혈당 강하제를 복용하기보다는 제1형 당뇨병 환자처럼 인슐린 주사를 맞아야 할 수도 있다. 공복 C-펩타이드 수치도 공복 인슐린 수치와 마찬가지로 탄수화물 섭취를 철저히 배제한다면 제1형 당뇨병으로 오해 될 만큼 수치가 낮아지지만, 탄수화물을 섭취한다면 역시 다시 회복하기 때문에 췌장 기능의 손상을 의미하지는 않는다.

HOMA-IR(Homeostasis model assessment for insulin resistance)

HOMA-IR 참고치 - 남자/여자 0.5-1.4

HOMA-IR=공복 인슐린 농도(μU/mL or mU/L)×공복 혈당(mg/dL)/405

= 공복 인슐린 농도(μU/mL or mU/L)×공복 혈당(mmol/L)/22.5

한국인 성인의 경우에는 ROC 분석에 의해 대사 증후군과 관련된 인슐린 저항성 지표로서 공복 인슐린의 기준치는 HOMA-IR의 2.34(민감도 62.8%, 특이도 65.7%) 이상의 경우에 인슐린 저항성을 예측할 수 있다.

건강한 사람의 HOMA-IR은 1.5 미만이고 평균 1.0 정도이지만, 수치는 낮을수록 좋다. 1.9를 넘으면 인슐린 저항성 초기를 의미하고, 2.9를 넘으면 인슐린 저항성으로 확실히 판정할 수 있다. 일본당뇨병학회에서는 1.6 이하를 정상 기준으로 하고 있고, 2.5 이상이면 인슐린 저항성을 의심하라고 한다.

HOMA-IR 계산은 인터넷 검색으로 쉽게 해 볼 수 있다. 물론, 공복 인슐린과 공복 혈당을 확인한 혈액 검사 결과가 있어야 한다. 단위를 주의해서 수치를 입력하면 자동으로 계산이 되므로, 한 번쯤은 확인해 보기를 권한다.

HOMA-%B

HOMA-%B=[20×공복 인슐린 농도(μU/mL or mU/L)]/[공복 혈당(mg/dL)/18-3.5]

HOMA-%B는 췌장 베타 세포의 손상 여부를 확인하는 방법이다. 실제 당뇨병 초기 환자에서 인슐린 저항성과 인슐린 분비 기능의 개선을 판단할 때 사용하고 있지만 해석에 오류가 생길 가능성이 있기 때문에 당뇨병이 없는 경우라면 HOMA-IR만으로도 인슐린 저항성 판단에는 충분하다.

당화 혈색소(HbA1c)

참고치 - 남자/여자 3.5~6.4%(당뇨 전 단계 5.7~6.4%)

당화 혈색소는 최근 2~3개월 동안의 혈당 평균치를 평가하는 방법이며, 혈중 포도당 수치가 높을수록 당화 혈색소 수치는 올라간다. 당뇨병을 진단받은 환자에서 일정 기간 동안 혈당이 얼마나 조절이 잘 되고 있는지 평가하는 방법이지만, 인슐린 저항성을 확실히 예측하는 데도 사용할 수 있다.

건강한 정상인의 참고치 범위는 4~6.0% 범위를 제시하지만, 5.7~6.4% 사이는 당뇨 전 단계로 진단한다. 최근 경향을 참고하면 당뇨 환자의 치료에서 당화 혈색소 조절 목표를 6.5% 미만으로 잡고 있기 때문에 6.0~6.4%는 인슐린 저항성이 있다고 확실히 예측할 수 있다.

당화 혈색소 수치는 당뇨 환자에서 신장병증, 망막병증 등 당뇨 합병증과 관련이 있다. 당화 혈색소를 1%포인트 줄이면 심근 경색 14% 감소, 백내장 19% 감소, 미세 혈관 질환 37% 감소, 말초 혈관 질환 43% 감소, 당뇨로 인한 사망률이 21%포인트 감소한다는 발표도 있지만, 경향이 높아진다는 의미이지 정확한 비례 관계는 아니다. 그러므로 당뇨를 진단받았다면 합병증 발생 여부를 확인하기 위한 정기적 검사가 필요하다.

다만, 빈혈이 있을 경우에는 당화 혈색소의 측정을 위한 혈색소 즉, 적혈구의 개수가 적어서 정확한 판정이 어렵고, 철 결핍이거나 최근에 수

혈을 받았다면 당화 혈색소가 증가할 수 있다는 단점이 있다.

인슐린 저항성은 하루 이틀 만에 생기는 세포 대사의 문제가 아니기 때문에, 당화 혈색소 수치를 확인하여 검사 전까지의 생활 습관을 그대로 유지할지 아니면 교정할지에 대한 판정에 유효하게 사용될 수 있다. 하지만, 최근 1개월 이내에 바꾼 식습관의 결과는 반영되지 않으므로 식습관을 바꾼 즉시로 수치가 변하지 않는다는 검사 특성을 알아야 한다.

암 환자를 비롯하여 에스트로겐 우세증, 대사 증후군, 유방·자궁·난소 질환 등이 있는 경우에는 공복 혈당이나 식후 혈당 수치도 중요하지만, 2~3개월 동안 24시간 내내 혈당의 변화를 추정해 볼 수 있는 당화 혈색소는 중요한 기초 자료가 된다. 암이나 혹 세포처럼 빨리 증식해야 하는 세포의 종류는 모두 포도당을 주로 사용해서 생존과 번식을 하기 때문이다. 이런 이유로 혈당과 인슐린은 질병의 발생과 진행 과정에 매우 중요하므로 정기적인 혈당 측정이 필요한데, 일반적인 혈액 검사나 건강 검진에서 공복 혈당 수치가 100mg/dL 미만이라고 해서 완전히 안심할 수는 없다. 공복 혈당은 정상이라고 해도 당화 혈색소가 당뇨 전 단계 이상의 경우가 많기 때문이다. 즉, 인슐린 저항성이 있다는 의미이다.

렙틴(Leptin) 호르몬
참고치 - 남자 2.0~5.6/여자 3.7~11.1ng/mL

렙틴은 비만에 관여하는 호르몬으로 지방 세포(Adipocyte)에서 일차적으로 생성되는 아디포카인(Adipokine)의 일종이다. 시상하부 수용체에 결합하여 포만감을 느끼게 해 식욕을 조절하는 호르몬이다. 렙틴의 농도가 낮으면 배고픔을 느껴 음식 섭취를 증가시키고, 농도가 높아지면 배고픔을 억제하여 음식 섭취를 중단하게 만든다. 렙틴의 혈중 농도가 부족하면 지속적으로 배고픔을 느껴 굶주림(기근)으로부터 보호하는 긍정적인 작용을 하지만, 현대에는 먹거리가 넘쳐나 음식 섭취를 자제하도록 하는 기능이 더 요구되고 있다. 인슐린 저항성과 마찬가지 기전의 렙틴 저항성이 있으면 배부름 신호의 발생이 무디게 된다.

뚱뚱한 사람일수록(지방 조직이 많을수록) 혈중 렙틴의 농도가 높으며, 참고치보다 높으면 렙틴 저항성(Leptin resistance)이 있다고 하고, 혈액 검사 참고치보다 높지만 수치가 줄어들고 있다면 렙틴 저항성이 개선되고 있다고 본다. 렙틴은 스트레스 호르몬인 코르티솔, 혈당을 조절하는 인슐린, 만성 과당 과잉 섭취 그리고 수면 부족과 관련이 있는데, 이는 곧 비만뿐만 아니라 대사 증후군의 위험도와 상관관계가 높다. 그리고 성호르몬과 갑상선 호르몬을 감소시키며 에너지 고갈을 일으키는 신경 내분비학적 반응에도 관여한다.

◯ 올바른 콜레스테롤 수치 관리하기

미국심장협회 NIH에서 작성된 미국 콜레스테롤 교육 프로그램 NCEP (National cholesterol education program)에 의하면 HDL 콜레스테롤의 혈중 농도를 적정 수준으로 유지할 때 심혈관 위험도를 낮출 수 있다고 한다. 무병장수는 혈액 순환과 관련이 높은데, 혈액 순환은 혈관의 건강 상태와 관련이 깊다. 백세 장수 노인 연구에서 HDL이 평균 84mg/dl로 높고, 총콜레스테롤 중 HDL이 차지하는 비율을 조사해 보면 평균보다 7%가 높은 장수 노인이 32% 이상이었다. 이런 연관 관계로 NCEP 지침서에는 적정 수준 권고 혈중 HDL 수치를 제시하고 있다.

	위험	정상
남자	40mg/dL(1.0mmol/L) 미만	60mg/dL(1.6mmol/L) 이상
여자	50mg/dL(1.3mmol/L) 미만	60mg/dL(1.6mmol/L) 이상

하지만, 이런 권고안에 맞추기 위해 HDL을 높일 수 있는 약이나 영양제 즉, 나이아신(Niacin), 피브레이트(Fibrates) 그리고 CEPT 억제제(Cholesteryl ester transfer protein inhibitors)를 복용한다고 해도 심혈관 건강이 개선되지 않는다는 연구 결과가 117,411명을 대상으로 한 메타 분석(Meta-analysis)으로 이미 밝혀졌다. 이 결과는 HDL 콜레스테롤 자체가 좋은 역할을 한다기보다는, 좋은 건강 상태임을 알려 주는 결과론적인 수치라고 추정해 볼 수 있다. 운동이나 적정량의 포화 지방 섭취로 올릴 수 있는 혈중 HDL은 꾸준한 음주로도 올라갈 수 있기 때문에 HDL 수치만으로 건강 상태나 혈관 질환을 예측하기는 어렵다.

총콜레스테롤=HDL수치+LDL수치+[0.2×중성 지방 수치]

총콜레스테롤은 위와 같은 방식으로 계산할 수 있다. 즉, HDL, LDL 그리고 중성 지방 모두가 총콜레스테롤의 수치에 영향을 줄 수 있다. 그러므로 단순히 총콜레스테롤 수치만 높다고 해서 문제가 있다고 할 수도 없다. 가장 중요한 수치는 중성 지방 수치이며, 그 다음으로 저밀도

LDL(small dense LDL, sd-LDL) 수치가 중요하다.

HDL은 60mg/dl 이상이면 좋다고 하지만 90mg/dl 이상일 경우에는 포화 지방의 섭취를 줄여야 하고, 탈수와 관련되기 때문에 충분한 수분 섭취가 필요하고, 이뇨 작용을 하는 식음료나 설사 또는 과도한 땀 배출을 줄여야 한다. 중성 지방 TG는 1차 목표가 150mg/dl 미만이고 2차 목표는 100mg/dl 미만으로 유지하여야 한다. LDL은 1차, 2차 목표는 중성 지방 수치와 동일하지만, LDL 전체 수치보다는 sd-LDL 수치가 훨씬 더 중요하며, 최소한 중간형(Intermediate type)보다는 낮아야 하고, 최적인 A형(A type)으로 유지하도록 노력해야 한다. 저밀도 LDL은 3가지 형으로 나누어진다. A형은 아주 좋은 상태라는 의미의 영어 'Ace'로 기억하면 되고, B형(B type)은 나쁘다는 의미의 영어 'Bad'로 기억하면 된다. 중간형은 당연히 A형과 B형 중간 상태를 의미한다.

뿐만 아니라, 최근 영양 요법의 경향은 총콜레스테롤의 계산 수치보다는 LDL과 HDL의 비율을 훨씬 더 중요하게 생각한다. LDL/HDL의 수치가 2 이하이면 총콜레스테롤의 수치와 상관없이 좋은 혈중 지질 상태라고 판단할 수 있으며 2.5를 넘을 경우에는 심근 경색, 뇌졸중, 협심증 등 심각한 혈관 질환의 가능성이 높다는 논문들을 쉽게 찾을 수 있다. 따라서 HDL의 수치를 60~90mg/dl 정도로 유지한다면 적당한 식습관을 유지하면서도 혈관 건강을 지킬 수 있다는 결론이 가능하다. 하지만, HDL과 LDL 혈중 농도가 어떤 상태라도 중성 지방이 100mg/dl 이하라면 비교적 안전한 혈중 지질 상태라고 이해하면 된다. 그러므로, 약이 꼭 필요한 고위험군을 제외하고는 덥석 약부터 복용하지 말고 식이 요법부터 시작하기를 권한다.

총콜레스테롤(Total cholesterol)

참고치 - 남자/여자 0~199mg/dL

인슐린 저항성은 총콜레스테롤 혈중 농도와 직접적인 관계는 없다. 하지만, 인슐린 저항성과 이상 지질 혈증은 관계가 매우 많기 때문에 전혀 관계가 없다고 할 수도 없다. 총콜레스테롤 혈중 농도로 인슐린 저항성을 정확히 파악할 수 없기 때문에 오히려 HDL 콜레스테롤과 중성 지방의 비율이 더 중요하다. 하지만, 인슐린 저항성에서 총콜레스테롤에 대해 설명하는 이유는, 고콜레스테롤 혈증의 경우, 특히 나쁜 콜레스테롤이라고 불리는 LDL 콜레스테롤 수치를 낮추기 위해 고지혈증약을 복용할 경우에 총콜레스테롤 수치가 영향을 받기 때문이다. 이들 수치가 참고치 이상일 때 '이상 지질 혈증'이라 한다.

현재 혈중 콜레스테롤의 참고치는 200mg/dL 미만으로 유지하기를 권장하지만, 이 혈중 농도는 여러 논란과 의견을 반영하여 개정하는 작업이 진행 중에 있다. 고콜레스테롤 혈증의 경우 240mg/dL를 기준으로 하였으나, 최근 학계에서는 상한치 설정이 무의미하다고 보기 때문에 인슐린 저항성을 총콜레스테롤 수치 하나만으로 파악하기는 어렵다. 다만 150~250mg/dL 사이를 유지하기를 권하며, 너무 낮아도 너무 높아도 혈액의 다른 구성 성분과 비율 차이로 세포 이상이 유발될 가능성이 높아진다. 그러나 저밀도 LDL 검사에서 A형(A type)이라면 총콜레스테롤 수치가 너무 높다고 걱정할 필요는 없지만 식단과 탈수 상태는 향후 세포 손상과 이상 지질 혈증의 예방을 위해 교정해야 한다.

중성 지방(Triglyceride, TG)

참고치 - 남자/여자 0~149mg/dL

Borderline high: 150~199, High: 200~499, Very high: ≥ 500

인슐린 저항성을 평가하기 위해 가장 중요하면서도 쉬운 기준은 복부 비만과 혈중 중성 지방 수치이다. 이런 이유로 중성 지방은 혈중 콜레스테롤을 의미하는 총콜레스테롤, HDL, LDL보다 '훨씬 더'일 뿐만 아니라 '가장' 중요한 수치이다. 일부 학자들의 주장에 따르면 아시아 지역에서는 대사 증후군이 복부 비만과 관련이 없는 경우도 있다고 한다. 하지만, 복부 비만과 관련이 없을 경우는 통계상으로는 5% 미만이기 때문에 마른 비만의 경우를 포함한다면, 복부 비만의 경우에서 대사 증후군까지는 아닐 수 있지만 인슐린 저항성이 있을 가능성이 매우 높을 수 있다. 이런 이유로 중성 지방이 약간 높은 편이지만 복부 비만이 아니라고 하면 대사 증후군까지는 아닐 수도 있다. 그러나 대사 증후군 전 단계에 해당하는 인슐린 저항성에 대해서는 긴장감을 놓아서는 안 된다.

대한비만학회에서 제시한 기준은 허리 둘레 남자 90cm, 여자 85cm 이상일 때 복부 비만이라고 한다. 복부 비만이 있으면서 공복 시 혈중 중성 지방 수치가 150mg/dL 이상인 경우 고중성 지방 혈중 비만(Hypertriglyceridemic obesity)이라고 해서 인슐린 저항성을 가장 잘 반영하는 지표라고 한다. 중성 지방의 혈중 농도가 높다면, 우선 1차 목표는 100~150mg/dL까지 낮추도록 노력해야 한다. 그리고 이어서 2차 목표인 100mg/dl 미만으로 내리고 유지하면 세포 대사를 개선시키는 데 도움이 된다.

이상 지질 혈증을 만드는 중성 지방은 당뇨병과 심혈관 질환의 발생 및 악화에 깊이 관여되는 만큼, 식단 조절을 꼭 병행해야 한다. 중성 지방이라는 이름 때문에 지방 섭취를 줄여야 할 것 같지만, 실제는 탄수화물이 중성 지방의 혈중 농도를 높이는 데 가장 크게 기여한다. 따라서 설탕, 밀가루, 과일, 음료수 섭취를 줄여야 혈중 중성 지방 수치가 떨어진다.

HDL 또는 HDL-C(High density lipoprotein cholesterol)
참고치 - 남자/여자 40~59mg/dL

고밀도 콜레스테롤 HDL은 좋은 콜레스테롤로 알려져 있으며, 높으면 높을수록 좋다고 하지만 참고치 기준인 40~59mg/dL보다 더 높은 60mg/dl 이상으로 혈중 농도를 유지하도록 권장한다. 특히 당뇨병과 이상 지질 혈증은 불가분의 상호 동반 관계이므로 중성 지방 수치가 높으면서 HDL 수치까지 낮은 '복합형 이상 지질 혈증'이 되지 않도록 주의해야 한다. 그 이유는 혈당이 비교적 높게 유지되는 경우 즉, 인슐린 저항성이나 당뇨병인 경우에는 지질 인자들의 상호 작용으로 심혈관 질환 위험이 더 높아지기 때문이다. 그래서 다른 명칭으로 '죽상 동맥 경화증 호발성 이상 지질 혈증'이라고도 한다. HDL 혈중 농도를 높여서 심혈관 질환 예방에 도움을 약간 줄 수도 있지만, 중성 지방을 낮추는 노력이 훨씬 더 중요하다. 고지혈증약 '스타틴(Statin)'은 가능하면 처방하지 않고, 이미 복용 중인 환자에게서는 철저한 식이 요법을 알려 주고 실천하도록 해서 약을 끊도록 해야 한다. 이 약은 고중성 지방·저HDL 콜레스테롤 환자에게서 심혈관 질환 위험의 감소라는 혜택보다는 세포 대사에 관여하여 생기는 부작용이 더 심각하기 때문이다.

저HDL 혈중 농도만으로도 예측 인자로 사용할 수 있지만, TG/HDL 콜레스테롤의 비율은 인슐린 저항성이나 당뇨병의 정도와 연관성이 있는 독립적 위험 인자로 인정받고 있다. 즉, TG/HDL 비가 2.8 이상일 때 인슐린 저항성이 있다고 예측할 수 있지만, 다른 예측 인자들보다 인슐린 저항성과 대사 증후군을 예측하는데 더 강력하다고 할 수는 없다.

HDL은 음주에 의해서도 올라갈 수 있으므로 검사 당시의 건강 상태나 식생활 습관에 비해 혈중 농도가 높을 경우에는 반드시 지속적인 음주 여부의 확인이 필요하다. 뿐만 아니라, 높으면 높을수록 무조건 좋지 않고 90mg/dL 이상은 탈수의 가능성도 있기 때문에 주의해야 한다.

LDL 또는 LDL-C(Low density lipoprotein cholesterol)
참고치 - 남자/여자 0~129mg/dL

저밀도 콜레스테롤이라고 하는 LDL은 나쁜 콜레스테롤이며, 참고치를 넘어서면 혈관 벽을 두껍게 하고 동맥 경화를 유발한다. 하지만, 단독으로 혈관 벽에 침착되지 않고 체내 염증이 동반되어 있을 경우에 진행한다. 반면에, LDL은 면역 체계나 호르몬을 조절하는 기능을 하기 때문에 일부 학자는 LDL 수치가 너무 낮을 경우 우울증이나 뇌졸중과 같은 질환이 생길 수 있다고 주장한다. 즉, 건강상 유해하다고 해서 무조건 LDL 수치를 낮추려 하지 말고 체내 만성 염증을 더 우선적으로 관리하고 제거해야 한다.

LDL 콜레스테롤은 간에서 만들어진 초저밀도 지질 단백질(Very-low-density lipoprotein, VLDL)이 혈관을 통해 세포로 전달될 때 중성 지방이 조금씩 빠져나가면서 LDL 콜레스테롤로 바뀌게 된다. 그런데 혈관 속 LDL이 많으면 일부는 세포로 운반되지 못하고 혈관 벽에 쌓여 혈액을 끈적하게 만들고 죽상 경화를 형성한다. 혈관벽을 딱딱하게 만드는 죽상 경화가 생기면 혈관이 좁아지고, 심한 경우 혈관이 막혀 심근 경색이나 뇌졸중 등이 발생한다. LDL 수치는 130mg/dL 이하가 권고 참고치이지만, 우선은 150mg/dL 이하를 목표로 식단 조절을 하면 된다. 식이 요법을 꾸준히 실천해서 최종적으로는 혈중 농도 100mg/dL 이하로 유지하면 된다.

백혈구 수(White blood cell, WBC count): 호중구/림프구 비율 (Neutrophil/Lymphocyte ratio, NLR)

참고치 - 남자/여자 1.0~10.0
호중구(Neutrophil) 또는 과립구(Granulocyte) 39~74%
림프구(Lymphocyte) 19~51%

백혈구는 체내에 감염이나 병원균의 침입에 대항하는 5종류 면역 세포들을 모두 함께 일컫는 단어이다. 그중에서 과립구는 감염이나 외상과 관련하여 증가하며, 외부 이물질을 삼킨 후 죽으면서 고름, 염증, 발열, 그리고 누런 콧물 등을 만드는 신체 반응과 관련이 된다. 림프구는 이물질을 통째로 먹어 치우면서 치유의 행동 대장 역할을 하는 대식 세포(Macrophage)가 대표적이고, 과립구가 처리하지 못하는 바이러스나 꽃가루 같은 작은 이물질을 처리한다. 과립구는 주로 외부에서 내부로 들어오는 경계 부위에서 주로 역할을 하며, 림프구는 이미 내부로 들어온 이 물질이나 세포의 이상 변화에 대해 면역 활동을 주로 한다.

백혈구 세포들은 각각의 비율로 혈액 내에 구성되어 있지만, 이상적인 분포율은 과립구 60(54~60%) : 림프구 35(35~41%)가 적정하다. 인슐린 저항성과 백혈구 수는 서로 비례하는 양의 상관관계를 이루고 있다. 설명되는 가설로는 인슐린 저항성 초기 단계는 근육 및 간 조직 내 지방 축적에 따른 염증 반응이 관련된다는 주장이 유력하지만, 일차적 원인이라기보다는 조직의 지방 축적에 동반되어 인슐린 저항성을 더욱 악화시킬 수 있는 또 다른 하나의 요인이 되고 반복되면서 발생되는 현상이라고 생각한다. 이와 관련하여 여러 논문들을 참고하면 NLR과 인슐린 저항성은 관련성이 매우 높고, 아직 구체적인 기준은 마련되어 있지 않지만, NLR > 1.7이라면 인슐린 저항성과 조절되지 않는 당뇨를 예측하는 데 유용한 지표가 될 수 있다.

뿐만 아니라, NLR은 자율신경 안정도 측정에 적용하여 사용할 수도 있다. 과립구의 표면에는 아드레날린 수용체(Adrenergic receptor)가 있어 스트레스가 있을 때 교감 신경이 항진되면서 분비되는 아드레날린(Adrenalin)이 증가하면서 숫자가 늘고 활성화된다. 림프구의 표면에는 콜린성 수용체(Cholinergic receptor)가 있어 부교감 신경이 우위가 되면서 분비되는 아세틸콜린(Acetylcholine)이 증가하면서 숫자가 늘고 활성화된다. 즉, 교감신경 항진으로 긴장 상태에서는 과립구의 비율이 높아지고, 부교감 신경 항진으로 이완 상태에서는 림프구의 비율이 더 높아지게 된다.

이런 기전을 암 환자들에게 적용했을 때 뼈 전이(Bone metastasis)의 예후 지표로써 활용하기도 한다. 일본 학자 아보도오루에 의하면 림프구가 증가하는 과정에서 암세포 전이가 일어나는 경향을 관찰할 수 있었는데, 이는 림프구가 증가하면 면역력의 증가로 몸이 치유 능력을 발휘하면서 암세포가 쫓겨 가는 과정에서 벌어지는 현상이라고 한다. 하지만, 아보 도오루 박사의 의견에는 반대한다. 쫓겨 가는 암세포가 얼마나 많은 숫자가 되어야 다른 장기로 옮겨 가서 새로운 터전을 마련할 수 있겠는가? 만약, 많은 숫자의 암세포가 아니라면, 몇 개 되지도 않은 암세포가 얼마만큼의 시간이 지나야 암 덩어리가 될 수 있겠는가? 오히려, 세포 손상을 유도할 만큼 신체 내부 환경의 변화가 심각해서 림프구 비율이 증가하게 되고, 그와 동시에 여러 곳에서 동시다발적으로 암세포가 더 생기게 된다는 가설이 더 그럴듯하다고 생각한다.

특히, 부교감 신경과 매우 관련이 높은 장 상태가 나빠질수록 임파구 수치는 증가한다. 역시 장이 나쁘면 질병이 생기고 악화될 가능성이 높아진다는 설명은 가설에 그치지 않고 거의 사실임이 확실하다.

요산(Uric acid, UA)
참고치 - 남자 3.4~7.0mg/dL / 여자 2.4~5.7mg/dL

요산은 DNA의 염기를 구성하는 퓨린(Purine)이 분해된 최종 산물로서 신체에는 항산화 효과를 위해 반드시 필요한 성분이다. 하지만, DNA 손상에 따른 요산 생산량 증가나 외부에서 섭취된 퓨린이 너무 많아지면 소변을 통해 제거되지 않고 체내에 남아 있을 경우 통풍(Gout)이 발생한다. 고요산 혈증은 높은 BMI, 이상 지질 혈증 및 고혈압과 관련이 있다는 연구 결과가 많다. 대사 증후군에서 인슐린 저항성은 콩팥의 요산 재흡수를 증가시켜 혈중 요산 수치 상승에 기여하고, 고요산 혈증은 혈관을 확장시켜 혈액 순환에 기여하는 산화질소(Nitric oxide, NO)의 활성을 저해하여 인슐린 저항성을 가속화시킨다. 여러 연구 결과의 메타 분석에 의하면 혈중 요산 수치가 참고 기준치 이상으로 1mg/dL 증가할 때마다 제2형 당뇨병의 위험이 17% 증가한다고 한다. 이러한 정황을 살펴보면 인슐린 저항성과도 연관성이 있으리라 예상되지만 아직까지는 정확한 기전을 설명하지 못해 상관관계가 명확하지 않다.

요산의 혈중 농도 증가가 인슐린 저항성에 기여하는 상관관계에 대한 정확성을 높이기 위해, 크레아티닌(Creatinine, Cr) 혈중 수치를 이용하여 인슐린 저항성을 예측해 보려는 시도도 있다. 크레아티닌은 요산처럼 심혈관 질환 및 대사 증후군 위험을 증가시키는 유해성과도 관련이 있기 때문이다.

콩팥의 기능을 고려해야 하는 제한된 예측 인자이기는 하지만 '혈청 요산/크레아티닌 비율(Serum UA/Cr ratio)'을 이용한 연구가 있다. 콩팥의 기능을 고려하는 이유는 요산뿐만 아니라 크레아티닌은 콩팥 손상을 예측하는 지표로 사용되고 있기 때문이다. 뿐만 아니라, 혈청 요산 수치와 사구체 여과율(Glomerular filtration rate, GFR)과 강한 상관관계가 있고, 크레아티닌은 GFR의 변화를 발견하기 위해 일반적으로 사용되는 인자이기 때문이다. 콩팥의 기능 저하는 심혈관 질환, 비만, 고혈압, 대사 증후군의 위험 증가와 관련이 있는데, 콩팥 기능의 감소를 나타내는 지표인 GFR에 영향을 주는 혈청 요산과 크레아티닌 수치의 증가가 대사 증후군과의 관련은 어쩌면 당연하다.

여러 연구에서 혈청 요산 수치와 비교하여 혈청 요산/크레아티닌 비율을 더 나은 인슐린 저항성 예측 인자로 사용할 수 있는가에 대해서는 논란이 많다. 대세의 의견은 만성 콩팥 질환 예측 인자로는 단독 혈청 요산 수치보다는 효율적이지만, 인슐린 저항성 예측 인자로는 혈청 요산 수치보다 더 유용한 지표는 아니라는 결론이다. 이 결론은 어느 지표가 더 나은지에 대한 논란이지 인슐린 저항성의 예측 인자로 유용성이 없다는 의미가 아니므로, 혈액 검사를 한 후에 혈청 요산과 크레아티닌으로 인슐린 저항성과 대사 증후군의 예후를 예측할 때는 여전히 유용하다. 혈청 요산/크레아티닌 비율이 5.89 이상이면서 대사 증후군 진단 기준과 관련된 다른 항목들이 많을수록 인슐린 저항성과 대사 증후군의 예후가 나쁘다.

에스트로겐 우세증(Estrogen dominance) 관리

여성 기관의 질병과 관련이 많다고 해서 에스트로겐이 진짜 나쁜 호르몬인가? 절대 그렇지 않다. 여성을 더욱 여성처럼 만들어 주는 중요한 호르몬이다. 뿐만 아니라, 여러 종류의 호르몬이 유방, 자궁, 난소에 영향을 미치는 에스트로겐 우세증 유발과 관련되어 있다.

그런데, 유방암 환자는 에스트로겐이 유방 세포에 접촉되지 못하도록 하는 '타목시펜(Tamoxifen)'이나 남성 호르몬인 안드로겐(Androgen)이 여성 호르몬으로 전환되지 못하도록 하는 '아로마타제 억제제(Aromatase inhibitor)'와 같은 약물을 사용하면서, 동시에 지속적으로 에스트로겐의 유해성에 대해 듣게 된 이후로 에스트로겐 호르몬을 무서워하게 된다. 그러나 에스트로겐 호르몬 자체를 무서워할 일이 아니라 여성을 여성답지 못하도록 하는 '에스트로겐 우세증'을 만드는 다른 호르몬들, 특히 코르티솔이나 인슐린이 안정될 수 있도록 하는 생활 습관 주의가 더 필요하다.

프로게스테론 크림

에스트로겐 우세증이라는 이름을 보면 혈중 에스트로겐이 너무 많아서 생기는 문제라는 의미인데, 이는 일차적으로는 맞다. 하지만, 혈중 에스트로겐 수치가 높다고 모두 에스트로겐 우세증이 생기지는 않고, 프로게스테론과의 비율이 차이가 많이 날 때 생긴다. 즉, 에스트로겐 수치가 높다고 해도 프로게스테론과의 비율이 일정 수준으로 유지되면 에스트로겐 우세증은 없거나 매우 약하다.

에스트로겐 우세증에 사용하는 천연 프로게스테론 크림은 처방받아 복용하는 호르몬 약물보다 훨씬 안전하고 효과적이다. 단, 가임기 여성이나 폐경 전후의 여성에게서 생기는 여성 특유의 건강상 문제에 대해 '천연 프로게스테론 보충 요법은 필수적이다.'라는 믿음은 틀렸다. 일시적으로도 프로게스테론 보충이 필요하지 않은 경우도 많고, 프로게스테론 저하가 다른 호르몬이나 신체적 상태에 영향을 많이 받아 생긴 경우도 많기 때문에, 무작정 타액 검사(Salivary test)나 스테로이드 호르몬 소변 대사산물 측정 검사(DUTCH test) 결과에 따라 보충을 할 필요는 없다.

에스트로겐 우세증에 대해 처음 알았을 때에는 프로게스테론 크림 수입 업체를 유지시킬 정도로 처방을 많이 했었지만, 자율신경 치료를 추가하게 되면서 영양제와 마찬가지로 외부에서 보충해야 하는 크림의 사용도 이제는 거의 없다.

간 일차 관문 통과 효과(Liver first-pass effect)

약물은 어떠한 경로를 통하든지 결국은 혈액으로 들어가서 세포까지 전달되어야 유효 약효가 나타나게 된다. 약물의 흡수는 용해도, 농도, 물리학적 성질 및 형태 등 여러 요인에 의해 차이가 있다. 약물의 투여 부위 및 투여 방법에 따라 크게 '위·장관 섭취'와 '주사 용법'으로 나눌 수 있고 각각의 장단점이 있다. 약물에 대한 기대 효과 때문에 투여 방법이 달라지기는 하지만 소화 기관을 통과해야 하는 구강 복용 약물은 세포에 전달되는 과정에서 일정 부분이 필연적으로 소실되어 생체 이용률(Bioavailability)은 낮아진다.

입으로 들어간 음식이나 약물은 소화 기관을 통해 분해되고 흡수된 후에 하나도 빠짐없이 간문맥(Portal vein)을 통해 100% 간으로 가게 된다. 간은 혈액 속 성분 중에 신체에 해를 입힐 가능성이 있는 물질을 해독한 후 깨끗해진 피를 심장으로 보내고, 다시 전신으로 퍼트려 말초 세포까지 전달을 한다. 이러한 기능을 '간 일차 관문 통과 효과(Liver first-pass effect)'라고 하는데, 독소와 약효가 동시에 감소되는 효과가 있다.

간이 건강하다면 해독을 철저히 해 주기 때문에 신체가 안전하게 지켜진다는 장점은 있지만, 간에 의해 대사되어야 비로소 약효가 시작되는 대부분의 약물은 간 일차 관문 통과 효과에 의해 약 성분이 분해되어 약효가 떨어지거나 전혀 효과를 나타내지 못하게 될 수도 있다. 소화 기관인 위·장관을 통과하면서 일부 소실되고, 또 간을 통과하면서 소실될 양을 포함하여 계산하면 복용하는 약과 영양제 용량이 결정된다. 하지만, 소화 기관을 통한 흡수와 간 기능이 사람마다 다르기 때문에, 간 일차 관문 통과 효과에 따른 약효가 당연히 달라질 수밖에 없다.

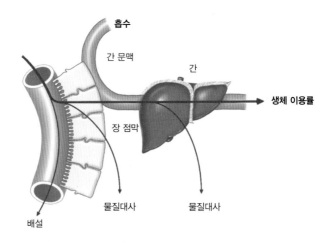

흡수

간 문맥

간

생체 이용률

장 점막

물질대사   물질대사

배설

간 일차 관문 통과 효과(Liver first-pass effect)

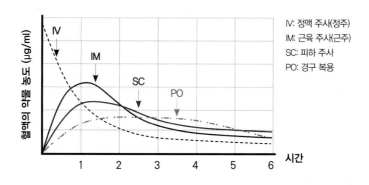

IV: 정맥 주사(정주)
IM: 근육 주사(근주)
SC: 피하 주사
PO: 경구 복용

똑같은 양의 약물 사용 시 혈중 농도의 변화

　뿐만 아니라, 소실될 양만큼 용량을 더 추가하여 제조하였는데 어떤 사람에게는 예상보다 더 많이 흡수되어 약물의 혈중 농도가 더 올라가게 되면 어떤 부작용이 생길까? 이런 부작용을 방지하기 위해 모든 약을 혈관을 통해서 직접 주입하는 주사 요법을 사용하면 안전할까? 아무래도 혈관으로 바로 약물을 넣기에는 아주 가끔이고 드물다고 해도 만약 부작용이 생긴다면 아주 심각한 문제로 이어질 수도 있기 때문에 근육 주사를 선택했는데, 만약 근육을 계속 주사 바늘로 찌르면서 생긴 근육 손상은 나중에 어떻게 될까? 약물을 혈관에 넣기 위한 어떤 방법이라도 신중할 수밖에 없다. 즉, 소화 기관을 대신해 피부를 뚫는 주사 방법을 투여 경로로 선택했다면 생체 이용률은 높일 수 있겠지만 약물 부작용에 대한 안전은 별개라는 의미이다. 그래서 생체 이용률은 높이면서 안전한 약물 투여 경로로 선택된 방법이 피부를 통한(경피) 크림, 구강 점막을 통한 니트로글리세린(Nitroglycerin) 설하정, 폐 점막을 통해 기관지를 확장시키고 알레르기 염증을 없애는 정량 분무식 흡입기, 질 점막이나 항문 점막을 이용할 수 있는 약물 등이다. 이들은 모세 혈관으로 직접 흡수될 수 있도록 개발되어 있다. 또한 적정 용량을 사용한다면 생체 이용률을 높일 수 있을 뿐만 아니라 안전까지도 확보할 수 있는 장점이 있다.

폐경기 호르몬 대체 요법, 피임, 난임·불임 치료, 유산 위험 감소, 월경 전 증후군(PMS), 유방통 등에 사용하는 프로게스테론 호르몬 작용을 위한 주사제, 경구 복용제, 경피 도포제, 그리고 질 점막 크림이 있지만, 간 일차 관문 통과 효과를 피하기 위해 일반적으로 선택되는 방법은 경피 도포제 '프로게스테론 크림'이다. 하지만, 아무리 효과가 좋고 안전하다고 해도 약물이기 때문에 부작용은 있으니 항상 주의는 필요하다.

간 일차 관문 통과 효과는 약물뿐만 아니라 환경 호르몬의 흡수 경로 기전에도 똑같이 적용된다. 환경 호르몬도 약물과 마찬가지로 경구, 피부, 그리고 점막을 통해서 체내로 흡수된다. 계면 활성제를 예로 들면, 비교적 얇은 피부에 해당하는 팔 안쪽을 기준으로 해서 피부가 두꺼운 손바닥(0.83배)과 발바닥(0.14배)을 제외하고 다른 피부에서는 보통 3~17

배 정도 흡수된다. 하지만, 생식기 점막을 통해서는 무려 42배나 더 흡수가 많이 되므로 훨씬 더 주의해야 한다. 이는 비단 계면 활성제와 같은 환경 호르몬만의 문제가 아니라, 질 점막에 직접 사용되는 약물이나 탐폰(Tampon) 등도 똑같은 위험에 노출될 수 있으므로 주의해야 한다.

에스트로겐 우세증 치료를 위한 호르몬 검사

스테로이드 계열의 호르몬이 신체에 미치는 영향을 정확히 파악하기 위해서는 반드시 활성형 호르몬을 측정해야 한다는 이유로 기능의학 검사를 권장하지만, 수백 건 넘게 타액 호르몬 검사, 더치 테스트, 에스트로넥스(Estronex) 검사 등을 해 본 결과, 굳이 비싼 비용을 들여서 기능의학 검사법으로 접근할 필요는 없다고 생각한다. 또 검사 시기를 아주 정확하게 맞추지 않으면 기능의학 검사로 측정한 활성형 호르몬이라고 해도 효용성이 떨어지기 때문에 아주 특이한 경우에만 신중히 적용해야 한다.

게다가 국내에서 하는 타액 호르몬 기능의학 검사는 별로 추천하지 않는다. 검사의 정확도를 신뢰하기가 어렵기 때문이다. 물론 병원에 내원하게 된 환자들은 증상들이 서로 비슷하기 때문에 검사 결과도 역시 비슷하게 나올 가능성 즉, '선택적 편견(Selection bias)'를 고려하더라도 각 환자마다 대동소이하다 못해 거의 똑같은 결과이거나 예상과는 전혀 다른 결과로 보고되기 때문이다. 뿐만 아니라, 검사를 의뢰하는 대부분의 병원에서 검사를 해야 하는 정확한 생리 주기의 시점에 대해 설명이 부족하고, 그저 3~5개 정도의 검체가 필요한 검사 시간의 간격만 설명할 뿐이라서 검사의 정확도는 보장받기 어렵다. 병원에서 추천하는 검사 업체의 검사 정확도 관리도 이 정도인데, 근래 일반인들 사이에서 소규모 중소 업체에 알음알음 검사를 의뢰하는 경우에는 검사의 신뢰도가 매우 낮아서 오히려 신체 상태에 대한 혼선을 유발할 가능성도 매우 높다.

따라서 혈액 검사가 스테로이드 계열 호르몬의 활성도를 직접 측정하지 못하는 한계점은 있지만, 혈액 검사로 다른 호르몬이나 체액 상태를 고려하면 에스트로겐 우세증을 충분히 유추해 낼 수 있고, 그에 따른 대사산물 생성의 비율도 대충 추측할 수 있다는 점에서 유용성이 있다. '혈액 검사가 대충 추측하는 정도라면 무슨 소용이 있을까?'라는 생각이 들 수도 있지만, 가격 대비 효율성의 측면에서는 아주 우수하기 때문에 가장 큰 장점이다. 뿐만 아니라, 스테로이드 호르몬 검사 결과만 정확하게 파악한다고 해서 신체 전반적인 상태를 파악할 수는 없기 때문에 하나의 검사에 얽매일 필요가 없다.

유방암의 항호르몬 치료제는 부작용을 잘 체크해야

모든 약물이 다 마찬가지인데, 항호르몬 치료에 사용되는 약물들도 부작용은 있다. 타목시펜 부작용으로는 폐경 증상이 가장 흔하다. 안면 홍조, 더웠다 추웠다 하는 체온 조절 이상, 수면 장애, 식은 땀 등의 자율신경 이상과 관련된 폐경 증상이 주로 있고 질 분비물, 부종, 울렁거림, 관절통 등의 경미한 증상도 흔하게 나타날 수 있다. 드물지만 치명적일 수 있는 혈전 및 색전증(정맥염)의 빈도가 증가되는데 특히 항암제와 같이 복용하는 경우에 흔히 발생한다. 혈전증은 심근 경색이나 뇌경색과 같은 심각한 문제로도 이어질 수 있기 때문에 정기적인 심장 초음파 검사가 필요하다. 가장 피해 가야 할 부작용으로는 자궁 내막암이 생길 수 있는 위험인데, 약 2.2배 정도로 일반인에 비해 상당히 높은 편이기 때문에 주기적으로 산부인과 검사가 필요하다.

아로마타제 억제제의 부작용은 타목시펜이 유발하는 갱년기 증상이나 질 출혈, 질 분비, 혈전 및 색전증, 자궁 내막암 등의 부작용보다는 적다. 하지만, 관절통, 근육통, 골다공증, 골절 등과 같은 근골격계 부작용은 훨씬 더 많기 때문에 정기적인 골다공증(골밀도) 검사가 필요하다. 그 외에도 울렁거림, 부종, 체중 증가 등의 부작용도 있다. 그리고, 아로마타제 억제제를 허가받기 위해 FDA에 제출된 임상 연구 결과들을 참조하면, 아로마타제를 투여한 여성은 심장병 발생 위험이 타목시펜 사용 환자들보다 26% 증가하고 골절의 빈도는 47% 더 증가했다고 한다.

암 재발을 막기 위한 약물이다 보니 일반적인 질병의 증상 완화와 치료 목적의 약물 부작용보다는 강할 수밖에 없는 측면이 있다. 하지만, 약물 부작용으로 나타나는 폐경 증상은 자연스레 생긴 폐경 증상과 근본 원인이 다르지 않다. 탈수가 심할수록 그리고 자율신경 이상이 심할수록 부작용인 폐경 증상은 더 심하게 나타난다. 그리고, 만성 염증은 골다공증을 만들고 속도를 더 빨리 한다.

합성 호르몬 치료 요법

합성 에스트로겐 호르몬

에스트로겐은 에스트론(E1), 에스트라디올(E2), 에스트리올(E3)과 같이 세 가지 종류가 있다. E2는 유방에 가장 큰 자극을 주고, E3는 유방에 최소한의 자극을 주면서 자궁경부와 외부 성기에 도움을 준다. E3는 폐경기 전후에 자주 나타나는 질염 및 방광염, 질 건조증 등에 가장 안전한 호르몬이다. 하지만, 3가지 종류의 에스트로겐 호르몬 중에 약물로 사용하기 위해 인공 합성을 하는 호르몬은 여성 생애 전반에 걸쳐 가장 많이 생성되는 '에스트라디올'과 비슷한 효능을 가지도록 만들어졌다.

체내에서 생성되는 천연 호르몬과는 다르게, 합성 에스트로겐 호르몬제는 복용했을 때 쉽게 흡수되어 혈중 호르몬 농도를 급격히 상승시킨다. 뿐만 아니라 분해·대사되고 나서도 배출되는 속도가 느려 체내에 오래 머물면서 세포에 강력한 호르몬 자극을 한다. 피임이나 폐경기 호르몬 보충 요법, 골다공증 등에 사용할 때에는 어느 경우에라도 신중히 고려해야 한다. 그리고 여러 논문을 봐도 과거에는 찬양하던 예방 효과에 대해 점차 부정적인 견해로의 전향이 뚜렷해지더니, 2000년 이후로는 '에스트로겐 단독 호르몬 요법'이든 '에스트로겐-프로게스테론 병합 요법'이든 상관없이 적극적으로 추천하는 연구 결과를 찾아볼 수조차 없다. 다만, 골다공증이 심한 경우에는 최소한의 용량으로 단기간 사용하고, 조기 폐경 또는 대체 요법이 없는 심한 혈관 운동 증상의 경우에나 사용하기를 고려한다. 합성 에스트로겐의 유해성이 이러함에도 불구하고, 하루가 다르게 늘어나고 있는 난임·불임 시술들의 안전에 대해 논의하기가 어려울 정도로 전세계 최저 출생률을 기록하는 대한민국의 현재 상황이 미래에는 어떤 결과를 만나게 될지 걱정스럽다.

프로게스테론 합성 호르몬

프로게스테론 합성 호르몬은 경구 복용했을 때 좋은 효과를 기대할 수 있지만, 천연 호르몬과는 달리 체내에 오래 머무는 특성 때문에 세포에 미치는 부작용도 크다. 또한 지용성 호르몬제는 장에서 흡수되자마자 대부분 간에서 대사되어 효과가 떨어지기 때문에 대량으로 투여해야 한다. 이런 이유로 생리학적 복용량을 잘 지킨다고 해도 합성된 호르몬 약품들은 천연 호르몬제처럼 인체의 넓은 범위에서 작용하지 않으며 안전하지 않다. 이는 화학 구조가 다른 합성 호르몬에도 역시 적용된다.

마른 비만-상대적 근감소증과 이소성 지방

미의 기준과 패션의 유행 변화에 따른 다이어트 열풍이 좀처럼 식지 않는다. '더 적게 먹고 더 많이 움직여야 한다.'는 주장은 '해는 항상 동쪽에서 뜬다.'는 말처럼 이제는 거의 진리와 동급으로 취급되고 있다. 그러나, 운동보다는 섭취 음식의 조절이 훨씬 더 중요하고, 체중 조절에서 운동이 차지하는 중요성은 20~30% 정도 밖에 되지 않는다는 연구 결과들이 쏟아져 나오고 있음에도 불구하고 실제 체중 감량을 결심할 때 첫 번째로 선택하는 방법이 '적게 먹거나 굶기' 또는 몸이 힘들어도 '운동하기'이다.

다이어트 방법이 26,000가지 정도 된다고 하는데, 대부분의 공통점이 적게 먹되 채소를 많이 먹도록 시킨다. 그러나 어느 하나도 올바른 방법이 아니기 때문에 기존 방식을 대체하고 뛰어넘으려는 또 다른 방식이 생기면서 수만 가지에 이르게 됐다. 비만은 외형적으로도 자신감을 떨어뜨리고 소외감을 느끼게 만들지만, 질병과도 이어지는 지름길이기 때문에 살을 빼기 위해 가상스러울 만큼 필사적으로 노력한다. 하지만, 외형적으로 뚱뚱하지 않은데도 비만인 사람들과 똑같은 건강상의 문제가 생긴 사람들이 급속도로 늘고 있다. 바로 '마른 비만' 때문이다.

일반적인 비만 측정은 체질량 지수 BMI(Body mass index)를 몸무게(kg)/키(m²)로 계산하게 되는데, 비만-당뇨 상관 관계에 대한 의학 교과서의 내용과는 다른 제2형 당뇨병 환자들이 발견되면서 마른 비만은 새로운 개념으로 확립되었다. 하지만, 1970년대에 마른 비만의 개념이 처음 발표되었을 때에는 새로운 이론들과 마찬가지로 초창기에 무시와 조롱을 당연히 받았고, 21세기 초가 되어서야 겨우 조금씩 받아들여지게 되었다. 그리고 후성 유전학이라는 첨단 과학의 새로운 이론 덕분에 음식 섭취 방법의 중요성이 더욱 부각되고 단단하게 확립되었다. 마른 비만 이론은 국내 상황처럼 식생활 문화가 급변하는 인도의 산모와 신생아에 대한 연구에서 시작되었다. 결론은 마른 비만은 그 자체로도 영양 부족의 결과로 질병과 이어질 수 있지만, 어쩌다 급속히 체중이 증가하면서 발생하는 또다른 만성 질병이 문제가 된다. 실제로 연구가 시작된 1980~1990년대 마른 비만 아기가 현재 성인이 되었을 때는 대부분이 당뇨병 환자가 되었다는 사실은 성인에게도 고스란히 적용 가능하다.

마른 비만 체형의 특징은 보통 사람들에 비해 팔다리가 가늘고 전체적으로는 마른 몸매여서 체중만으로는 이상적이거나 오히려 저체중의 가능성이 높다. 게다가 일반적으로 배가 나온 체형이지만 허리가 잘록한 경우도 있다. 그러나 마른 비만은 저근육형(근감소성) 비만 또는 대사적 비만으로도 불리는 의미를 고려하면, 마른 비만 진단의 가장 확실한 방법은 체형이나 BMI 수치 계산보다도 생체 전기 저항 측정 BIA(Bio-electrical Impedance Analysis)을 이용한 근육량과 체질량 지수 계산이다. 즉, 신체가 보유하고 있는 근육량과 체지방의 비율이 가장 중요하다는 의미이다. 이는 신체 내 체지방 비율이 남자 25% 이상, 여자 30% 이상으로 정상 수치보다 높고 특히 복부에 내장 지방이 많은 경우이다. 마른 비만이 뚱뚱한 비만처럼 질병이 생길 위험도가 동일하다는 사실을 이해하기 위해서는 반드시 알아야 할 개념이 있다. 그것은 '상대적 근감소증(Relative sarcopenia)'과 '이소성 지방(Ectopic fat)'의 개념이다.

근감소증은 노화에 따른 뼈 손실과 함께 골 무기질이 감소하고 근육 기능이 떨어져 일상생활의 자립 능력과 삶의 질을 떨어뜨리는 원인으로 지목되어, 노인 증후군을 예방하기 위한 연구의 계기가 되었다. 하지만, 요즘은 젊은 사람들, 특히 체형 유지를 위한 다이어트를 반복하는 여성들과 대사 증후군이 있는 사람들에게도 적용하고자 '상대적 근감소증'을 제안한다. 아직 젊은 사람들에 대한 기준은 마련되어 있지 않아서 노인 근감소증 연구에 쓰는 계산법을 일부 차용하기는 하지만, 사실 노인 근감소증의 계산법도 정확히 정립되어 있지는 않다.

상대적 근감소증을 계산하는 기준은 BIA로 측정한 근육량과 체지방률이다. BIA 측정에서 근육량(kg)은 (수분%+단백질%)×체중(kg)으로 계산되며, 골격근량(kg)은 근육량(kg)×0.577로 계산된다. 이렇게 계산된 골격근량을 나이와 키에 대비한 표준 몸무게의 적정 근육량 대비해서 %로 나타내게 되며, 본인의 골격근량은 유사 체형의 표준 골격근량 대비 90~110%가 표준이고 그 이상이 되면 근육질의 몸이다. 다행히도 이렇게 복잡한 계산은 본인이 직접 하지 않아도 되고 인바디(InBody®) 기계에서 자동으로 계산되어 표시된다. 아래의 설명은 모두 인바디 측정값을 기준으로 간단한 계산에 의해 분류하는 방법이다. 진료실에서 사용해 보면 상대적 근감소증과 관련된 대사 증후군 및 인슐린 저항성 진단에 대해 90% 정도의 정확도가 있으니 기준으로 삼을 만하다.

간단하게 확인하는 첫 번째 방법은 골격근량(kg)/키(m²)로 계산한 SMI(Skeletal muscle index)이다. 사지근골격근량(Appendicular skeletal muscle mass, ASM)을 신장 제곱으로 나눈 값을 이용하기도 하고, 보행 속도, 악력, 유연성 등 근육의 질에 대해서도 측정하여 복잡하게 진단하지만 연구용으로 측정하는 방법일 뿐이며 일반화된 대중적인 방법은 아니다. 노인의 근감소증은 7.64kg/m² 이하를 기준으로 판정하지만, 중장년층의 경우에서 측정 당시에 8kg/m² 이하면 인슐린 저항성이나 대사 증후군이 동반되어 있을 가능성이 매우 높다. SMI는 근육에 쌓인 이소성 지방(Ectopic fat)에 의해 원래 근육량보다 더 많게 표시될 수 있기 때문에 오차가 생길 가능성이 매우 높다. 하지만, SMI를 사용하는 이유는 계산 방법이 간단할 뿐만 아니라 인슐린 저항성, 제2형 당뇨병, 고지혈증, 고혈압 등 대사 질환이 없다고 해도 척추 질환과 관련된 자율신경계 이상이 동반되어 있을 가능성을 확인할 수 있기 때문이다.

두 번째로 계산해야 할 부분은 몸무게(kg) 대비 신체 지방량(kg)으로 계산되는 체지방률이 30%보다 높을 때이다. 마른 비만은 남자 25%, 여자 30%의 체지방률 이상일 때로 정의되지만, 남성은 특성상 여성보다 근육의 질이 좋아서 대사 증후군으로 이어질 가능성이 낮기 때문에 체지방률의 허용 범위를 조금 더 상향하였다. 그러므로 남녀 모두 체지방률이

30%를 넘을 경우에, 체지방량을 몸무게 대비 적정량인 100%가 되게 환산한 비율만큼 골격근량을 환산한다. 이 때 골격근량이 필요량의 80%가 넘지 못하면 상대적 근감소증으로 진단할 수 있다.

마른 비만과 뚱뚱한 비만은 체형의 덩치에 비해 근육량이 부족하다는 신체적 약점에서는 똑같다. 근육의 양과 근력이 동시에 감소되면 기초 대사량으로 표현되는 미토콘드리아의 에너지 대사 과정에 장애가 발생한다. 운동량 감소, 단백질 섭취 부족, 남성 호르몬 테스토스테론과 성장 호르몬의 감소, 염증 유발 사이토카인의 증가 등이 원인이 될 수 있지만, 근육량보다 체지방량이 많다면 각종 만성 질환과 척추를 받치고 있는 근력 감소와 관련하여 자율신경 이상 증상이 생길 가능성이 매우 높아진다.

뿐만 아니라, 이소성 지방(Ectopic fat)의 발생 가능성이 아주 높아진다. 이소성 지방은 일반적으로 지방이 축적되는 피하 지방이나 내장 지방 외 다른 부위에 비정상적으로 쌓인 지방이다. 예를 들면, 간에 지방이 쌓이는 '지방간(Fatty liver)'이 대표적이다. 이소성 지방은 내장에 지방을 쌓다가 남은 지방산을 근육 사이(Intermuscular adipose tissue, IMAT), 심장 주변(Pericardial fat), 간 내부(Fatty liver), 콩팥(Renal fat), 췌장(Pancreas fat), 혈관 주변(Perivascular fat) 등에 쌓아 놓은 지방이다. 따라서 이소성 지방은 정상적으로 지방이 존재해야 하는 비이소성 지방인 피하 지방보다 체내 염증을 더 유발하고 심혈관 질환의 위험도를 높이며 대사 증후군 발생 가능성을 증가시키기 때문에 매우 나쁜 지방이라고 할 수 있다.

최근에 주목받고 있는 이소성 지방은 허벅지 근육 사이에 생긴 지방 조직(대퇴부 근육 간 지방 조직)이다. 복부 둘레를 측정하여 내장 지방량을 예측해 볼 수도 있지만, 비만 환자의 경우에는 허벅지 지방량과 복부 내장은 비례하는 경향이 있다. 2013년, 2,945명의 성인 남녀를 대상으로 한 미국 프래밍험심장연구(Framinham Heart Study)에서는 허벅지의 지방량과 대사 지표에 연관성이 있다고 하였다. 물론, 내장 지방이 대사 증후군을 유발하는 데 더 연관성이 있겠지만 내장 지방 이외의 이소성 지방도 인슐린 저항성과 관련이 있음을 증명하였다는 데 의의가 있다. 인슐린과 연관성이 있는 췌장의 이소성 지방은 대사 증후군과 특히 더 관련이 많다. 췌장에 이소성 지방이 많아지면 인슐린 호르몬을 생산·분비하는 베타 세포의 기능이 확연히 떨어지고, 췌장 지방이 상당히 감소되면 거의 동시에 베타 세포가 정상 기능을 회복했다는 연구도 있다. 어쨌거나, 지방 세포가 개수가 많아지고 크기가 커지면 몸 전체의 세포에서 인슐린에 대한 전반적인 기능 이상 즉, 인슐린 저항성을 만들고 악화시키는 경향이 있다. 뿐만 아니라, 인슐린 저항성으로 인해 인슐린 혈중 농도가 지속적으로 더 높아지게 된다면 지방 세포는 점점 더 커지고 많아진다.

그러나 지방 세포가 많다고 해서 반드시 건강상의 문제와 연결되지는 않는다. 결국은 일반적으로 만성 염증이 생성되는 장 상태에 추가된 지방 세포 주변에서 발생하는 만성 염증이 세포와 혈관에 산화 스트레스를 만들어 내면서 인슐린 저항성과 대사 증후군이 시작된다. 이 문제는 유방도 별개일 수 없다. 비만은 유방암 환자에게 치명적이기는 하지만 음식을 조절하여 장에서 생성되는 만성 염증만 줄이더라도 인슐린 저항성의 위험에서 벗어날 수 있다. 여기에 개개인의 상태에 맞게 운동량이나 자율신경계 조절, 혈액 순환 개선을 한다면 체지방을 조금은 쉽게 줄일 수 있고 근육량은 상대적으로 증가되는 효과가 생긴다.

Ⓡ eframing Thought(생각 관점 바꾸기)

◠ 신경-언어 프로그래밍(Neuro-linguistic programming, NLP) 요법

NLP는 1970년대 미국의 리차드 밴들러(Richard Wayne Bandler)와 존 그린더(John Thomas Grinder)에 의해 공동 개발되었다. 사실 공동 개발되었다기보다는 당대의 유명한 심리학자들의 상담 방식에서 일정하게 반복되는 질문과 답변 형식의 규칙을 정리해 기법화한 이론이다. 참고로 삼은 심리학 기법들은 프레데릭 펄즈(Friedrich Perls)의 게슈탈트 요법(Gestalt therapy), 버지니아 사티어(Virginia Satir)의 가족 치료(Family therapy), 밀턴 에릭슨(Milton H. Erikson)의 에릭슨 최면(Erickson hypnosis method)에 기반을 두고 있다. 밴들러는 수학을 잘하는 심리학과 학생이었고 그린더는 언어학 교수로, 생각과 행동 뒤에 숨겨진 언어 규칙을 발견하기에는 재능 구성이 잘 짜여진 조합이었다.

NLP는 20세기에 개발된 실용심리학의 한 분야로 인간 행동의 긍정적인 변화를 이끌어 내는 기법을 종합해 놓은 지식 체계이다. 하지만, NLP가 행동과 말하기 방법을 담고 있는 유용성을 중시하는 특징 때문에 거창한 심리학 이론이라기보다는 '목표 성취를 위한 소통 기법'으로 약간 가볍게 해석되기도 하지만, 경험한 바에 의하면 어떤 심리학 기법이나 심리 상담보다도 '마음을 가장 효율적이고 빠르게 바꿀 수 있는 방법'이라고 확신한다. NLP가 심리학 치료의 실용적인 부분에서 효과를 발휘하는 핵심적인 이론이 있다. 바로 심리적인 문제는 언어의 일반화, 삭제, 왜곡으로 인해 발생하는 부분이 가장 크다고 보는 이론이다. 이 이론을 바탕으로 하여 마음이 위축되고 틀어져 있는 심리 상태를 회복시키기 위해 각자가 가지고 있는 심적 자원을 계발시켜 치료 효과를 극대화하였고, 목표를 성취할 수 있도록 마음과 관점을 변화시키는 효과가 탁월하였다.

한국에서는 American Board for Hypnotherapy and NLP 계열의 최고 과정인 NLP 마스터 트레이너(NLP master trainer) 국제공인자격증을 가지고 있는 설기문 심리학 박사가 있다. 필자도 여기에서 약 5년간 교육받고 NLP 마스터 프랙티셔너(NLP master practitioner) 교육과정을 수료하였다. 이는 간·담·췌 외과전문의를 지내고 유방·갑상선암을 수술하면서 전혀 관심을 두지 않았던 마음에 대해 자세히 들여다볼 수 있는 계기가 되었다. 뿐만 아니라, 최면 치료, 시간선 치료, 영성 치료, 에너지 치료, 코칭 등 심리학 분야를 넘어 여러 학문을 통합하여 또 하나의 영역으로 구축한 설 박사님을 통해 마음에 대해 깊이 배울 수 있었던 시간은 자율신경기능의학의 진료와 환자 상담의 기반을 구축할 수 있는 계기가 되었기 때문에 무척 행운이었다.

NLP는 생각의 프레임(Frame)을 바꾸는 데 매우 효과적

NLP는 우리가 인식하고 있는 현실을 재해석하고 부정적인 인식을 긍정적으로 바꾸는 데 놀라운 효과가 있다. 왜냐하면, NLP 이론에는 효과적으로 마음의 변화를 적절하게 만들어 내는 방법들이 규칙화되어 있기 때문이다. 본인 주변의 모든 현상은 생각과 감정에 의해 달라진 상태로 자신만의 현실이라는 이름으로 펼쳐지고 있는데, 어떤 부분에서는 명상이나 참선보다 훨씬 빠르고 확실하게 마음을 변화시켜 객관적이면서 긍정적인 방식의 삶으로 보도록 만들어 준다. 불교에서의 '견성(見性)'에 비교한다면 아주 일부분일 수 있지만, 무심(無心)의 상태에 이르게 하는 트랜스(Trance)를 쉽게 경험할 수 있기도 하다. 뿐만 아니라, 시크릿(The secret)의 끌어당김 법칙, 몰입(Flow), 제3자 되기, 소통 기법, 영업 사원 교육, 대인 관계 형성 등의 심리 기법들은 대부분 NLP의 기법에서 차용된 부분이 많을 만큼 마음을 다루는 데 매우 강력하고 효과적이다.

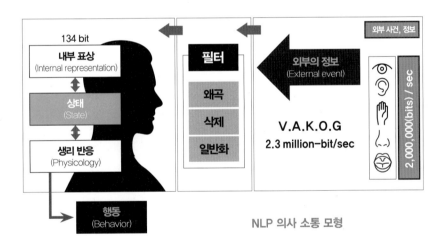

NLP 의사 소통 모형

만성 또는 난치성 질환들에게도 해당되지만, 특히 심리적인 부분이 상당히 개입되어 있는 유방암을 포함한 여성 질환의 경우에는 자신의 부정적이고 잘못된 신념 체계를 변화시킬 필요가 있다. 신념 체계를 내부 표상(Internal representation, IR)이라고 하는데, 외부에서 받아들인 정보를 3가지 변질(왜곡, 삭제·생략, 일반화) 과정을 거쳐 내부 정보로 받아들여진 결과이다. 그 결과로 외부 정보는 25만 영문자에 해당하는 200만 비트(Bit)가 내부 정보로 바뀔 때 17 영문자에 해당하는 134비트(7 ± 2)로 바뀌게 된다. 즉, 사람은 겨우 134 비트의 정보로 200만 비트나 되는 상황을 경험과 기억의 바탕에서 정서적으로 판단하여 생리적으로 표현하게 된다. 자세히 알지도 못하는 상황에 대해 판단과 반응을 한다면 얼마나 많은 오류가 생기겠는가? 태어나면서부터 죽을 때까지 이런 오류의 시간을 지내는 일상이 바로 '인생'이라고 부르는 '삶'이다. 이런 사실을 알면, 어쩌면 사건·사고가 끊이지 않고 일어나는 게 당연하고 평탄한 인생을 산다는 게 얼마나 힘든 일인지 이해가 될 수 있다.

실제 진료에 NLP 기법을 적용한 사례를 소개한다.

멀쩡히 잘 지내다가도 물만 마시면 체하고 속이 뒤집히는데, 특히 찬물이 증상을 더 심하게 일으켜 따뜻한 물을 아주 조금씩만 먹고, 찬물은 아예 못 먹던 30대 중반의 여성이 4년을 고생하다가 병원에 내원했다. 처음에는 음식을 잘못 먹어서 체한 줄 알고 소화제를 복용하자 효과가 좀 있는 듯 하다가 여전히 증상이 반복돼 내시경을 했는데 아무 문제가 없었다고 한다. 하지만, 증상이 계속 반복되니 내원 전 2년 정도는 2~3달에 한 번씩 내시경을 했지만, 여러 병원에서의 진단 결과는 한결같이 '아무 문제가 없다.'고 했다. 위장을 없애 버리고 싶을 정도로 괴로움을 실컷 당한 후에야 지인의 권유로 자율신경기능의학 진료를 찾게 되었다고 한다. 환자의 병력 청취는 자율신경기능의학에서 가장 중요한 부분이기 때문에 공을 많이 들이고 질문도 여러 가지로 많이 하게 된다. 자율신경기능의학 검사에서도 특별히 심각한 결과는 없었으므로 물과 관련된 사건에 대해 NLP 기법을 사용하였다. 가장 핵심적인 기법이 분리 기술(Disassociation technique), 정보 관점 바꾸기(Content re-framing)로 정보에 대한 객관화를 만들었다. 그러면서 바로 닻 내리기 기술(Anchoring technique)을 이용하여 자극에 대한 새로운 감정 연관성을 만든 후 종료했다. 그녀는 바로 정수기로 가서 찬물 한 컵을 받아서 벌컥벌컥 마시다 스스로 깜짝 놀라워했다. 아무런 다른 치료 전혀 없이 아주 짧은 시간의 상담만으로 사람이 바뀌었다고 생각할 수 있지만, 정확하게는 그렇지 않다. 실제는 허튼 마음이 사라지면서 증상이 없어졌고, 그에 따라 행동이 달라져서 바뀐 사람처럼 보일 뿐이다.

위 사례에서 보듯이, NLP는 생각의 프레임(Frame)을 바꾸는 데 매우 효과적이다. 프레임이란 말 그대로 무엇을 담아내거나 한계 지우는 일종의 '틀'을 의미한다. 인간이 성장하면서 생각의 처리 방식을 공식화해 어떤 상황, 대상, 또는 개념 등에 대해 형성되어 있는 '인식 또는 관점'이라고 할 수 있다. 이미 형성된 각자의 생각 프레임은 복잡한 일상에서 빠르게 정보 처리를 하는 장점도 있지만, 잘못 형성되어 있다면 '선입견(Preconception) 또는 고정 관념'과 같이 대상을 인식할 때 타당성이 결여된 평가나 판단의 원인이 되기도 한다. 결국 프레임은 NLP의 신념 체계 내부 표상과 같은 의미의 단어이다.

대부분의 환자들은 진단받는 순간 자신의 질병명에 스스로를 묶고 자체적인 프레임을 만든다. 의료 체계상 모든 환자를 각 나라의 실정에 맞게 제정된 분류법으로 나누게 된다. 우리나라는 세계보건기구에서 발표한 국제 질병 사인 분류 체계를 골격으로 한국 표준 질병 사인 분류(Korean standard classification of disease, KCD)를 제정하여 사용하고 있다. KCD는 보건 의료 현상을 분류하여 통계를 작성할 때 표준화된 기준을 적용하여 파악함으로써 일관성 및 비교성 있는 자료를 확보하기 위함이지만, 자신에게 붙여진 새로운 이름에 스스로 적응하고 순응하려는 현상을 만들어 내기도 한다. 사실, 외과 의사로 경력을 쌓을 때는 KCD 분류법이 매우 중요했다. 그 이유는 진단명 자체가 네비게이션의 목표점과 같이 생각되었고, 다른 길을 헤매면서 어리석게 시간을 낭비하면 안 되듯이 치료를 위해 낭비할 만한 시간적 여유가 없는 환자들이 대부분이었기 때문이다. 하지만, 새로운 관점으로 환자들을 만나 보면 각자의 질병명에 한정된 환자들은 단 한 명도 없다. 하나의 질병명으로 다 설명할 수 없는 이상한 증상을 다양하게 가지고 있고, 각 증상마다 질병명을 다 붙이기도 현실적으로 어렵기 때문이다.

유방암 환자가 생각하고 있는 고정 관념을 예로 들어 살펴볼 필요가 있다. '난 유방암 환자야. 항암 주사 치료와 방사선 치료가 힘들었지만 이제 끝났어. 치료는 끝났지만 재발할 수 있으니까 인터넷 검색이나 방송에서 유방암에 좋다고 하는 방법을 해 봐야겠어. 조심은 하고 있지만 재발하면 어떡하지? 두통이 생겼는데 유방암이 뇌에 재발한 걸까? 손목이 뻐근하고 손가락이 아픈데 유방 수술 후에 생기는 부종인가? 나는 유방암인데 이런 음식을 먹어도 될까? 유방암이 재발하면 아이들은 어떡하나?' 등등 본인의 신체와 주변 모든 현상을 유방암에 기준을 두고 생각하게 된다.

유방암 수술을 했다고 해도 다른 여성과 달리 가슴에 흉터가 있을 뿐, 암 덩어리는 제거됐고 매일 생기는 암세포의 개수는 다른 사람과 똑같은데 말이다. 다만, 유방암이 생길 수밖에 없었던 원인이 교정되지 않았을 뿐이다. 원인만 교정되면 자연스레 면역력이 향상되어 암이 생기는 신체적 약점을 현저히 줄일 수 있다. 이처럼 환자가 된 후에 가지게 되는 특수한 사고 체계의 관념을 바꿔야만 비로소 건강해질 수 있다.

NLP 기법을 잘 이용한다면 관점을 객관화시키고, 마음을 긍정적으로 바꾸는 데 효과적이다. 흔들리고 복잡해진 마음이 모든 일상을 힘들게 하는 시작이기 때문에 가능하다면 빨리 제 자리를 찾아 안정적인 마음이 되도록 해야 한다. 한편, 소를 잃었지만 외양간을 고치는 이유는 도망간 소를 다시 찾아와도 둘 곳이 필요하고, 또 새로운 소를 데리고 와도 둘 곳이 필요하기 때문이다. 소에 비유한 마음이 자리를 잡고 편안해지도록 그리고 한 번의 실수가 반복되지 않도록 세포와 몸의 기능 이상을 치료해야 한다. 즉, 마음 치료에는 몸이 먼저 또는 동시에 치료되어야 한다.

관계 개선하기 치료 요법

인간만이 아니라 존재하는 모든 개체는 서로 관계를 맺고 있다. 음이 있어 양이 존재하고, 아래가 있어 위가 존재하는 이치이다. 부드럽고 순조로운 관계에 불균형이 생긴다면 알아차릴 수 있는 변화가 발생하는데, 건강도 마찬가지이다. 신체의 어떤 부분이라도 있는 듯 없는 듯할 때 건강한 상태이고, 내 몸이 느껴진다면 그게 바로 '아프다'로 정의할 수 있다. 가만히 있을 때 머리가 느껴지면 두통, 배가 느껴지면 복통, 마음이 느껴진다면 애통이라고 한다. 이렇게 무언가와의 관계에서 불균형이 심하게 생겨 나타난 신체적 반응을 '스트레스'라고 한다. 질병은 세포와 세포 간, 장기와 장기 간, 내 몸과 주변 환경과의 관계에 불균형이 생겼을 때 발생한다. 사람들은 몸속의 작은 변화까지는 쉽게 알아차리지 못하지만 외부와의 관계가 급변할 때는 비로소 느끼게 된다. 이런 이유 때문에 스트레스는 주로 외부에서 온다고 생각하지만, 갑작스런 사고가 아니라면 실제 스트레스는 내부에서 먼저 만들어지고 감당하기 어려울 정도로 많아졌을 때 외부와의 관계에서도 평온이 위협받고 깨져 또 다른 불균형을 초래한 결과로 '2차 스트레스'를 만들어 낸다. 그것이 바로 고뇌의 실체이며, 스스로 만들어 낸 괴로움에 본인이 짓눌리게 되는 상태가 바로 우리가 느끼는 '스트레스'의 본질이다.

내부 관계 스트레스는 자율신경기능의학의 도움을 받으면 되지만, 외부 관계 스트레스는 오로지 본인의 노력과 인식의 변화만이 절대적으로 필요하다. NLP 기법이 도와줄 수 없는 외부 상황을 어쩔 수 없이 받아들여야 한다면, 당장 신체 내부에서 벌어지고 있는 관계 불균형의 변화를 바꿔야만 한다. 내부 관계 불균형이라도 줄이면 어쩔 수 없이 생기는 외부 관계 불균형에 대해 버틸 수 있는 맷집이 커질 수 있기 때문이다. 즉, 자율신경기능의학 치료로 내부 관계 불균형의 상태를 줄인다면 양쪽 불균형 모두 줄이는 효과가 있다.

관계 개선에 필요한 소통

외부 관계의 대부분은 언어를 통해서 이루어지는데, 언어는 주고받는다. '받고 주는' 형식이 아니라 '주고받는' 형식이다. 만약 당신이 언어로 외부 관계의 위협을 받는다면 우선은 잘못 주었기 때문이라는 의미이다. 물론 상대방이 이상하게 받아서 주거나 일방적으로 잘못 주는 경우도 있다. 그럴 때는 관계의 개선을 위해 우선 여러 번 노력해 보고 안 되면 과감히 인간관계를 끊을 필요도 있다. 더 노력을 해 보겠다면, 전화 통화나 글보다 가능한 마주 보고 말로 대화하며 소통하기를 추천한다.

UCLA대학의 심리학과 교수인 앨버트 메라비언(Albert Mehrabian)은 소통 방식에 대해 사람들이 의미를 담는 언어적 표현은 고작 대화의 7%밖에 되지 않는다고 했다. 문법에 맞는 어휘를 사용하여 전달하고자 하는 문장을 '발화적(Verbal) 언어'라고 하는데 소통 요소로써는 전체의 고작 7% 밖에 차지하지 않는다. 나머지는 '비발화적(Non-verbal) 언어'로 말하는 자세나 용모 또는 손동작과 같이 시각적 요소가 55%이며, 목소리의 음색 또는 말투 등 '몸짓 언어'라고 하는 청각적 요소가 38%라고 한다. 결국, '무엇(What)을 말하는가'보다 '어떻게(How) 말하고 있는가'가 훨씬 더 중요하다. 이를 정리한 이론을 메라비언 법칙(Mehrabian's law)이라고 한다.

유방이나 자궁, 난소의 기관은 심리학적으로 남편과의 관계가 순조롭지 않아서 질병으로 이어지는 경우가 많다. 하지만, 우리는 남녀의 관계를 어떻게 만들고 유지해야 하는지에 대한 교육을 받은 적도 없고 방법도 잘 알지 못한다. 남녀 관계의 바이블이라는 존 그레이(John Gray)의 책 제목 '화성에서 온 남자, 금성에서 온 여자'만 봐도 너무나 극명한 차이가 있는 남녀 사이에서는 무엇보다 관계를 위한 소통이 중요한데도 불구하고 말이다.

주변의 어떤 남성보다도 깊은 관계를 갖게 되는 남성이 바로 '남편'이다. '남의 편이라 남편'이라는 말도 있지만, 유방암을 포함한 여성 질환을 앓고 있는 많은 여성들의 정서적 문제는 남편에서부터 시작된 경우가 많다. 물론, 남편과의 관계가 유방이나 여성 질환의 원인으로써 오로지 절대적이라는 의미가 아니라 여러 원인 중 하나에 불과하다는 의견에는 동의한다. 하지만, 이렇게 언급을 하는 이유는 여성 질환으로 인해서 건강에 문제가 있는 경우, 특히 유방에 질환이 있는 경우에는 남편의 도움이 병을 이겨 내는 데 도움이 되기 때문이다.

다른 부위도 비슷하겠지만 특히 유방, 자궁, 난소는 여성으로써의 상실감을 잃을 때 생기는 경우가 많다. 여성의 상실감을 직업적인 일을 통한 사회적 성취감으로 극복할 수도 있겠지만, 그보다는 남편의 도움을 받을 때 훨씬 효과가 좋다. 남편이 도와줄 수 있는 방법은 간단한데, 유방을 부드럽게 만져 주는 피부 접촉을 많이 하면 된다. 여성 본인이 유방을 직접 만지는 방법보다는 이성이 가슴을 만져 줄 때 심리적인 안정감을 많이 느끼고, 따뜻한 손 때문에 혈액 순환과 림프 순환에 많은 도움이 된다. 그런데 이처럼 남편과의 스킨십이 도움 된다고 해도 서로 소통이 부족하다면 이마저도 쉽지 않다. 이럴 때 비발화적 언어의 소통 방식은 필수적이다. 즉, 부부간 관계 개선을 위한 소통에도 몸짓 언어가 더 중요하다는 사실을 여성과 남성 모두 꼭 기억해야 한다. 특히 유방 절제를 해서 모양이 찌그러졌거나 유방이 없어지고 가슴에 큼지막한 흉터만 남아 있는 경우에는 환자 스스로가 남편을 포함하여 다른 사람과의 피부 접촉을 피하곤 하는데, 그런 회피 방식은 오히려 본인에게 손해이므로 더 적극적인 비발화적 언어 소통이 필요하다. 이런 소통에는 부부가 함께 마음 깊이 배려하는 노력이 필요하다.

여성이 남성과 의사소통을 할 때 '여성은 모든 생명체의 시초'라는 사실을 알아야 한다. 남성과 여성은 서로의 부족한 부분을 채워 주는 존재라고 하지만, 사실 진화론적으로는 여성이 항상 우위이다. 더 강인한 남성이 연약한 여성을 먼저 이해하고 적극적으로 채워 줘야 할 듯 싶지만 사실 그렇지 않다는 의미이다. 왜냐하면 어떤 동물이든지 엄마의 품속에서 가장 기초적인 관계 형성을 경험하고, 엄마의 입에서 나오는 언어를 통해 소통의 도구를 확보하고, 나아가 자유롭게 움직이게 되면서 사물 또는 다른 인간과의 새로운 관계에 도전하는 모험의 항해를 시작하기 때문이다.

여성은 자신이 만들어 낸 생명을 당장 보살펴야 하는 눈앞의 주변 현실을 더 챙기는 반면에 남성은 여성의 보살핌을 바탕으로 세상에 도전해서 획득할 미래의 성취에 목표를 추구한다. 이러한 남자와 여자의 특성을 감안하여 부부는 평소에 비발화적 언어를 최대한 동원하여 서로 사랑하고 보살피면서 소원해지지 않도록 각별히 노력해야 한다. 나만큼 상대방도 늘 위로가 필요하며 사랑이 부족하면 외로움이 쌓여 안정감을 잃게 되기 때문이다.

누구든지 몸이 아프고 건강을 잃었다는 사실 하나만으로도 위로받기를 원하게 되지만, 여성은 특히 더 많은 위로를 필요로 한다. 상대방이 알아서 위로해 주고 사랑을 확인시켜 준다면 질병을 이겨 내는 일이 더할 나위 없이 쉬워지겠지만, 그렇지 않다면 소통 방식을 달리해서라도 제대로 위로받으며 안정감을 찾아 병을 이겨 내도록 해야 한다. 다만, 위로와 안정감을 주고받아야 할 대상 사이에 벌어져 있는 소통 불능과 뒤틀린 관계의 시작이 혹시 본인에서부터 시작된 건 아닌지도 각자 생각해 봐야 한다. 세상의 많은 사건들의 시작이 자기 자신에서부터 비롯된 경우가 흔하기 때문이다. 그리하여 필요하다면 상대에게 화해를 시도해 뒤틀림을 푸는 노력부터 해야 한다.

그리고 소통은 어떻게 해야 한다고 했는가? 시각적 55%, 청각적 38%, 그리고 의미적 7%의 방식이 필요하다고 했다. 그리고 상대방이 원하는 내용을 '주고받아야' 한다.

◡ 심신의학의 허와 실

세포는 생명체의 기본 단위이면서 하나의 독립된 생명체이다. 분별하는 마음은 모두 세포가 일으키는 생리적인 현상일 뿐이다. 이 생리적인 현상이 신경을 통해서 중추 신경계인 뇌와 척수 신경으로 전달되면서 심리적인 현상인 다차원의 마음이 생겨난다. 온 덩어리인 생명체가 세포의 진화를 거치며 만들어진 온몸의 감각(눈, 귀, 코, 혀, 촉각)으로 외부와 접촉되면 이미 각인된 기억이나 경험과 비교하여 생각(意)을 만들어 낸다. 이렇게 생성된 모든 정보(육근, 안이비설신의(眼耳鼻舌身意))들을 단기 또는 장기로 세포에 저장시키면서 각기 다차원의 마음을 만드는 재료로 사용하고 있다. 그래서 마음은 결국 몸의 작용이다.

신경과학자들은 만약 뇌가 없다면 마음도 없다고 한결같이 주장한다. 마음은 몸을 통해 들어온 정보를 받아서 스스로 입력해 놓은 기억 정보와 비교·통합하여 또다시 밖으로 표현한다. 만약에 밖으로 표현된 심리 현상이 부정적이거나 나쁜 반응으로 일어나면 몸은 경직되고 고통스러워진다. 결국 괴로운 마음의 시작은 몸에 기억시켜 놓은 최초의 기억 정보들 때문이다. 최초의 정보를 입력시킨 자는 세포 자신이다. 자신의 몸에 저장시켜 놓은 정보들은 외부 정보에 대해 자동으로 반응을 일으켜서 몸과 마음을 이완시키기도 하고 경직시키기도 하면서 마음을 행복하게도 하고 아프게도 한다.

이러한 마음 발생의 원리를 바로 안다면 몸속에 기억시켜 놓은 세포 기억을 작동시킬 모든 외부 정보를 통제할 필요가 있다. 그런데, 통제를 어떻게 할 수 있을까? 의식적으로 외부 정보나 세포를 통제할 수 있을까? 아니다. 저절로 그리고 자연스럽게, 되는 듯이 아닌 듯이 부지불식(不知不識)간에 되어야 한다. 그럼, 누가 그렇게 완벽한 일을 할 수 있을까? 바로 '자율신경'이다. 척추뼈가 감싸고 있는 자율신경은 신체 구석구석에서 벌어지는 각종 현상에 대한 상황 파악, 그리고 알맞은 조치를 통해 적절한 반응을 하도록 정보를 주고받는다. 물론, 혈액을 통해 정보가 전달되어 신체가 적절한 반응을 하도록 만드는 호르몬도 신경과 비슷한 기능을 하지만, 호르몬은 일부분만 담당할 뿐이다. 이렇게 정보를 주고받으면서 생길 오류를 최소화하고 세포의 기억이 온전히 작동하도록 세포 자체와 세포의 주변 상황을 깨끗하게 만드는 방법이 자율신경기능의학의 'ANS(Anti-neural stress) 치료법'이다.

이런 이유로 몸보다는 마음을 더 우선시하는 심신의학(Mind-body medicine)의 한계를 찾아볼 수 있다. 심신의학은 마음(정신적, 정서적)의 변화 과정이 신체(생리적 기능)에 영향을 미칠 수 있다는 전제에 기초하고 있다. 결국 마음의 문제가 신체의 문제를 만들어 낸다고 정리된다. 우위를 나눌 수 없는 몸과 마음의 상호 관계가 악순환의 고리에서 돌면 몸과 마음 모두 아프게 되는 결과가 되겠지만, 그 시작이 마음에서부터라고 주장한다. 그래서 치료 방법도 명상이나 좌선 같은 특정 심신 요법 자체에 관심을 두고 있고, 심리적·영적으로 건강해질 때 신체 건강을 얻을 수 있다고 한다. 물론, 그 외에도 행동 치료(Behavioral therapy), 생체 되먹임(Biofeedback, 바이오피드백) 훈련 치료, 인지 치료(Cognitive therapy), 심상 유도 요법(Guided imagery), 최면(Hypnosis), 이완 요법(Relaxation therapy) 등이 있다.

모든 문제가 마음에서부터 시작된다는 의견에는 동의하지만 이는 반쪽짜리이다. 그 이유는 마음은 항상 생명이 담긴 실체가 있는 곳에 머무르기 때문이다. 생명이 담긴 실체가 없다면 마음은 있을 수 없다. 신체의 문제를 면밀히 찾아내지 않고 마음만 잡는다면, 마치 깨진 그릇에 물을 담아 보려 해도 허사가 되듯이 그 마음은 다시 흔들리게 된다.

그래서 여러 방법들이 나오고 있고, 그중 하나는 세포와 몸에 저장할 때 '무심으로 저장하라.'고 주장한다. 무심은 생각과 감정 없이 고요한 영적 상태를 의미한다. 무심에 들고 무심을 유지하면서 몸과 마음을 변화시키고 이완시켜야 몸과 마음이 편안하고 안정되며 고요할 수 있다. 무심은 좋다 나쁘다, 있다 없다라는 분별하는 마음을 초월(Transcend)해서 항상 고요하고 평화로운 상태인 중도를 이루어 낼 수 있는 마음이다. 그런데, 분별 망상하는 마음을 무심의 상태로 만들 수 있는 사람이 흔할까?

무색, 무취, 무미인 마음을 어찌어찌 조절하여 세포나 신체를 바꾸는 방법이 불가능하지는 않지만 일반적으로 통하는 방법은 아니다. 본래 면목을 보고 자성(自性)을 깨닫고자 할 때에도 세포가 온전히 제 기능을 할 수 있도록, 그리고 신체의 물리적, 화학적 반응이 유연하게 돌아갈 수 있도록 만들려는 노력이 우선이다. 마음의 안정을 위한 노력을 올바르게 하려면 자신의 몸 상태를 잘 알아야 하며, 그 기본 점검이 자율신경기능의학의 'ANS 검사'이다. 여성은 남성보다 마음의 흔들림에 더 쉽게 영향을 받기 때문에 마음과 관련되어 질병이 발생할 가능성이 더욱 높아진다. 유방은 가슴에 있고 마음이 아프면 동시에 저릿해지는 가슴이라서, 어쩌면 유방 질환에 대한 마음과 자율신경기능의학 치료를 '가슴 치료'라고 불러도 어울릴 듯하다.

Taking-out Toxin (독소 배출하기)

독소 배출하기

신체 독소라고 하면 농약이나 살충제 등 심각한 독극물을 생각할 수도 있겠지만, 일반적으로 다루어지는 신체 독소는 일상에서 흔하고 쉽게 사용되는 화학 물질들과 혀가 기억하고 있는 당분을 의미한다. 독소 배출을 간단히 '해독(Detox, 디톡스)'이라고 한다. 해독은 몸이 잘 기능하는 데 필요한 여러 조건들을 한 번에 그리고 대대적으로 교정할 수 있는 아주 강력한 방법이지만 어렵지 않다. 일상생활 속에서 여러 독소들이 신체 내로 유입되고, 화학 물질들은 강한 독성을 가지지만 대부분은 음식을 통해서 유입된다. 해독을 위한 가장 좋은 방법은 외부에서 들어오는 독소를 차단하면 가장 현명하겠지만, 독소 노출 자체를 막을 방법은 없다. 차선책으로 신체 내로 들어오는 독소를 최소화하되, 이미 몸속으로 들어와 버린 독소를 잘 배출할 수 있는 방법이 최선이다. 독소는 음식을 통해서 가장 많이 들어오고 생성되지만, 배출 또한 음식의 영양소를 이용해야 한다. 그래서 무작정 굶는 금식으로는 해독이 잘 될 수도 없을 뿐만 아니라 어느 정도 되었다고 해도 단기간의 효과일 뿐이기 때문에 장기간 꾸준히 매일 해독할 수 있는 습관을 형성해야 한다. 빵이나 설탕처럼 독성이 있고 몸을 피곤하게 만드는 특정 식품이 자석처럼 끌리는 악순환의 고리에 있다면, 반드시 해독해서 체내 환경을 완전히 바꾸어 그런 음식에 대해 '미칠 듯이 먹고 싶다.'는 생각을 참고 지내는 노력이 아니라 자연스럽게 사라지도록 해야 한다. 나쁜 식습관을 뿌리 뽑아 없애고 몸을 '대청소'하기 위해서는 정신력만으로 버티지 말고, '이래서 1인분으로 정해졌구나!' 또는 '이렇게 달고, 매운 음식을 먹고 있었구나!' 등 색다른 경험을 통해 새로운 태도를 가져야 한다. 그리하여 혀끝의 맛감각 수용체가 원래의 자연 상태로 돌아와서 더 건강하고 천연 상태에 가까운 양질의 음식을 저절로 원하도록 개선되어야 한다. 여러 가지 방법의 해독 요법을 소개하겠지만, 독소를 처리하는 과정에서 무엇보다 중요한 핵심은 간과 장의 혈액 순환을 잘 유지하고 개선하는데 필수적인 자율신경을 건강한 상태로 회복시켜야 한다는 사실이다.

실천할 수 있는 원칙을 지켜라

독소를 배출해서 건강을 유지하기 위한 '올바른' 방법이나 '특별한' 방법은 없다. 다만, '해롭게' 하는 방법을 피하기만 해도 독소가 잘 제거되어 건강을 유지하거나 회복하기 한결 쉬워진다. 예를 들어, 거꾸로 식사법, 물 따로 밥 따로, 음양탕, 샐러드 위주의 채식, 설탕·밀가루 없이 사는 법 등이 건강한 식사법으로 알려져 있다. 하지만, 이런 특별한 방법을 한 치의 오차 없이 평생 지킬 수 있는 사람은 별로 없다. 몇 가지 원칙을 가지고 꾸준히 지킬 수 있는 좀 더 자유로운 식단으로 잘 실천하기를 바란다. 독소 배출의 원칙은 '장 건강 회복하기'가 핵심이다. 독소 배출은 간이 하는 일이지만, 간 건강은 장 상태가 직접적으로 영향을 끼치기 때문이다. 장 상태를 고려하지 않고 독소와 결합을 하는 영양소 또는 독소 손상을 줄이는 항산화 영양소 등이 들어 있는 영양제나 음식을 우선순위에 두면 안 된다는 의미이다. 이렇게 얘기하면 어느 누군가는 '무슨 소리야! 난 식이 요법을 철저히 해서 건강해졌다고!'라며 반대 의견을 제시할 수도 있다. 하지만, 그건 그만의 방법이다. 마치 서울대 수석 입학한 사람의 공부법을 철저히 따라 해도 서울대에 들어간다는 보장이 없는 것과 같다.

① 소화 효소를 아껴 쓴다.

A_ 신체의 효소는 모두 단백질 덩어리이다. 소화 효소든 대사 효소든 모두 아미노산 조각을 조합하여 만들어진 단백질이다. 신체 조건에 따라 필요한 효소의 양이 다르고, 끼니마다 필요한 소화 효소의 양이 다르고, 체력에 따라 필요한 대사 효소의 양이 다르고, 소화 효소나 대사 효소를 충분히 만들 수 있을 정도의 음식 섭취와 단백질의 소화력이 모두 다르다. 하루 얼마만큼의 단백질을 먹어야 한다는 규칙은 무의미하다. 만약, 명백히 느끼는 건강상의 문제가 없다고 해도 몸이든 머리든 명쾌한 상태가 아니라면 대사 효소가 모자란 상태가 확실하다. 딱딱한 음식을 덜 먹고 충분히 씹기도 소화시키기도 어려운 생채소를 줄이고 맵고 자극적인 음식을 먹지 않으면, 소화 효소에 쓰이는 과도한 단백질이 간의 해독 과정과 대사 효소를 만들어 내는 기전으로 재분배된다.

B_ 독소로 손상된 세포를 회복시킬 수 있는 가장 안전한 방법은 자가 포식 작용을 극대화시키는 '금식'이지만, 장기간 유지할 수 없다는 최악의 단점이 있다. 물론 짧은 금식 기간을 반복 진행해서 해독 효과를 올릴 수도 있겠지만, 해독 과정에는 비타민, 항산화제, 아미노산 등

여러 영양소들이 많이 필요하다. 즉, 충분한 영양소 섭취가 금식보다 더 중요하다. 그리고 해독에 가장 필요한 아미노산 보충은 소화 과정이 거의 필요 없는 유동식이 더 효율적이며, 저가 영양제는 피해라.

② 소화 기관의 과부하를 줄인다.

A_ 식사를 마치고 3~6시간 정도 지나면 음식이 대부분 대장으로 넘어가게 되고, 약 8시간 정도 지나면 신체는 해독 준비를 하게 된다. 일반적으로 신체의 독소가 깨끗이 청소되려면 약 4시간 정도 필요하다. 하지만, 늦은 밤까지 업무를 하거나 놀면서 간식이나 야식을 먹는 현대인들은 소화 기관이 음식을 처리할 기본적인 시간(8시간의 금식 상태)을 보장해 주지 않는다. 낮에는 신체 활동을 하므로 8시간보다 짧은 시간 내에 또 다른 음식을 섭취해야 할 수도 있지만, 신체 활동이 별로 없다면 충분한 시간을 소화 기관에 할당해 주어야 한다. 낮 동안에 8시간의 금식을 지키지 못했더라도 또 기회가 있는데, 그 시간이 바로 취침 시간이다. 하지만, 8시간을 충분히 취침하는 사람도 드물다. 차라리 저녁을 일찍 먹고 8시간 금식하는 방법이 더 낫다. 조금 더 해독을 철저히 해 보겠다고 결심했다면 12시간 금식을 하면 된다. 만약, 평일 8~12시간 금식 시간을 꾸준히 지키기 어렵다면 주말에 24시간 단식을 매월 2~4회 정도 꾸준히 하는 차선책도 괜찮다.

B_ 단식 전·후의 식사는 가능한 스무디, 수프, 셰이크, 착즙 주스 등과 같은 유동식이 좋다. 낮에는 씹어 먹는 고형식이 좋은데, 국이나 탕이 곁들여지는 음식이면 좋지만 아니어도 상관은 없다. 다만, 소금 간을 충분히 해서 먹어야 한다. 유동식은 주로 무염식일 가능성이 있으

므로 고형 일반식을 할 때 충분한 양의 소금을 먹도록 한다. 유동식이나 마시는 물에 소금을 조금씩 타서 보충하는 방법도 있겠지만, 소금은 소화에 도움이 되고 음식 맛을 돋우기 때문에 가능한 음식과 함께 섭취하도록 한다. 유동식을 권유하는 이유는 소화 효소의 소모를 줄이고 위·장관의 부담을 줄이기 위해서이지만, 소화가 쉽지 않은 영양소라고 해도 가능한 단백질이 포함되도록 구성해야 한다. 소화에 부담을 주지 않는 단백질을 선택하고 싶다면, 단백질을 가수 분해하여 펩타이드화 또는 아미노산화시킨 파우더(Powder, 분말)를 사용하면 된다. 단백질이 분해된 아미노산은 간 해독의 핵심 영양소이기 때문이고, 해독 과정에서는 많은 양의 아미노산이 필수적이다.

C_ 단백질의 보충으로는 식물성인 콩과 동물성인 고기를 쉽게 떠올리게 된다. 만약에 저녁 시간에 많은 양의 씹어야 하는 단백질을 섭취한다면, 다음 날 유동식을 먹기 전까지 최소 8시간의 공백을 확보할 수 있는 시간까지만 먹기를 바란다. 그리고 양념 고기보다는 생고기를 권하며, 고기의 종류나 양을 가릴 필요는 없지만 생채소는 함께 먹지 않는 편이 낫다. 또한 식물성이든 동물성이든 고형식 단백질을 한 번에 많이 먹지 말아야 하는데, 오히려 소화에 부담을 주기 때문이다. 유동식 메뉴 준비로 더 고민하기 싫다면 그냥 분말형 단백질을 이용한 셰이크를 섭취하면 된다. 단, 분말형 단백질 보충제는 분리 유청 단백의 가수 분해 형태가 가장 좋은데, 단백질을 펩타이드 또는 아미노산 형태로 가공시켰기 때문에 단백질의 소화·흡수 과정에서 생기는 부작용을 최소화해 준다. 가수 분해 분리 유청 단백을 유동식에 최소 0.5g/kg씩은 섞어서 섭취하고, 해독량과 활동량이 많으면 더 많이 복용한다.

몸무게는 10kg 단위씩 계산하면 편리한데 예를 들면, 56kg의 경우에는 '50kg대'에 맞춰서 0.5g×50kg으로 계산해서 25g을 기준으로 하되 필요에 따라 가감하면 된다.

D_ 장 기능에 도움을 주는 식이 섬유가 필요하기는 하지만, 정상적인 섭취와 배설의 시간 차를 고려한다면 굳이 소화하기 어려운 고기 단백질과 함께 섭취해야 할 이유는 없다. 실제 장에 필요한 식이 섬유는 가능한 푹 익힌 나물이 좋다. 채소 건더기가 있는 국이나 탕을 간장이나 소금으로 간을 잘 맞춰서 충분히 섭취하면 가장 좋고 편리하게 식이 섬유 보충이 가능하다. 그러므로 굳이 샐러드나 쌈 채소와 같은 생채소를 더 섭취할 필요는 없고 나물 반찬이나 국 건더기 정도만으로도 충분하다. 만약, 장 점막 복구를 좀 더 빠르고 확실하게 하려면 복합 탄수화물을 추가하면 되고, 헤미셀룰로스가 풍부한 미강(쌀눈+현미 속껍질)을 평소에 꾸준히 섭취하면 장 발효에 도움이 되고 유익균을 늘리는 데 효과적이다.

③ 장 환경을 개선하여 간 건강을 지킨다.

A_ 장이 쉴수록 장내 세균 균형과 장 점막 회복을 쉽고 빠르게 할 수 있다. 장 상태가 회복되는 만큼 혈액 속의 산성도를 낮출 수 있고 세포의 항산화 능력도 증폭시킬 수도 있다. 장내 세균이 균형 잡히고 안정된 환경으로 만들어지면 자연스럽게 소식을 하게 되면서 자극적이거나 첨가물이 추가된 음식을 먹고 싶은 생각이 저절로 줄어들어 평균적으로 깨끗한 장 상태를 유지할 수 있게 된다.

B_ 만약, 장 누수가 있다면 필요한 영양분 흡수율은 낮아지고, 쓸데

없는 유해 물질들이 바로 혈관으로 들어오는 투과율은 높아지게 된다. 장 세포를 통과하지 않고 손상된 장 세포 사이의 틈새로 들어오는 물질들은 아무리 좋은 성분이라고 해도 신체에는 유해하게 작용한다. 예를 들어, 장 누수가 심한 사람의 경우라면 아무리 좋은 산삼을 먹는다고 해도 효과보다는 손해가 더 클 수 있다는 의미이다.

C_ 장에서 흡수되는 모든 성분, 즉 영양분을 포함한 유해 물질 등은 장 혈관을 통해서 100% 간을 지나가야 한다. 건강한 장이라면 세포에 필요한 영양소가 충분히 흡수되어 간 해독을 위한 재료로 공급되겠지만, 장 상태가 나쁘다면 유해 물질의 유입이 오히려 더 많아져서 간의 해독 작용에 부담을 더욱 증가시키게 된다. 장 상태가 나쁜 경우에는 단백질 소화 능력이 떨어져 간이 해독해야 할 유독 물질은 더 많아지는 동시에 간 해독을 위한 아미노산 공급률이 떨어지게 된다. 간에 공급되는 아미노산이 부족해지면 간 해독의 두 단계 중에서 두 번째 단계의 해독 과정이 부실해지면서 1단계와 2단계 사이의 중간 독소(Reactive intermediates) 생성이 높아진다. 중간 독소는 간 해독 과정을 통과하기 전 독소보다 훨씬 더 독성이 강하다. 만약, 장 상태가 나쁘면 혈관 내에 강한 독소가 더 많아지게 될 뿐만 아니라 오히려 독소를 더욱 생성시키는 위급 상황으로 이어지게 된다. 그래서 장이 나쁠수록 나쁜 음식을 더 철저히 피해야 하고 해독에 꼭 필요한 성분을 충분히 공급해야만 해독 처리가 효과적이고 순조롭게 진행된다.

④ 처리된 독소의 재유입을 막는다.

A_ 혈액 내 모든 독소를 간에서 깔끔하게 처리하여 소변, 땀, 대변

으로 버려질 수 있도록 완벽하게 준비했다고 해도, 장이 나쁘다면 무용지물이 될 수 있다. 특히, 해독 처리된 대부분의 독소들은 담즙에 붙어 장으로 버려지게 되는데, 장 점막이 얇고 장내 세균 불균형 또는 SIBO가 있는 경우에는 담즙에 붙은 독소가 대장으로 넘어가기 전 소장에서 쉽게 분리되어 다시 혈액으로 재흡수될 가능성이 높다. 이렇게 버려지는 독성 물질에는 중금속도 포함된다.

B_ 장의 소화 기능을 쉬게 해 준다는 의미는 나쁜 음식이나 소화가 덜 된 음식과 장 점막의 접촉을 줄여 준다는 깊은 뜻이 있다. 이 시간에는 망가진 점막이 수월하게 복구될 수 있어 단시간 내에 장 점막을 두껍게 만들고 장 세포 손상을 복구할 수 있게 된다. 장 점막이 복구되어 두꺼워진다면 간에서 해독 처리된 독소가 장으로 버려졌을 때 재유입될 가능성을 낮출 수 있다. 뿐만 아니라 같이 섭취하는 적절한 영양소 보충으로 간 해독 기능을 더욱 향상시킬 수 있다. 즉, 적절한 기간의 금식과 유동식의 섭취는 장과 간의 건강을 동시에 빠르게 회복시킬 수 있는 확실하고 효과적인 방법이다.

최소 1번의 유동식을 매일 섭취하는 방법은 평소에도 꾸준히 실천할 수 있는 식이 요법으로 소식을 유지할 수 있는 가장 쉬운 방법이기도 하다. 간 해독을 위해서는 유동식에 충분한 양의 아미노산을 추가하고, 장 점막 회복을 위해서는 복합 탄수화물과 미강이 추가된다면 더할 나위 없이 훌륭한 건강식이 된다. 유동식을 매일 2회 이상 섭취하고 금식 시간을 최소 8시간 이상씩 유지하는 집중 해독 식단의 관리는 일상생활을 하면서 계속 지키기는 쉽지 않다.

그래서 최소 3주 정도의 기간 동안 지킬 식단 계획을 세워 실행할 필요가 있다. 평소 식단에서 갑자기 바뀌기 때문에 3일까지가 가장 힘들지만, 그 후로는 간단해진 식단이 오히려 더 편해지는 느낌이 든다. 탄수화물 대사에서 지질(Ketone, 케톤) 대사로 바뀌는 3일이 지나고 혈중 케톤 수치가 안정적으로 유지되는 7일~10일쯤 되면 얼굴 피부가 화사해지고, 체중이 조절되고, 통증이 줄어들고 수면의 질이 나아지고 몸 여기저기의 염증들이 줄어드는 등의 극적인 긍정적 효과들이 나타나기 시작한다. 혈중 케톤 수치를 1.0 이상으로 높게 유지하려면 유동식을 2끼 이상으로 유지하고 중간에 섭취하는 일반식에서 탄수화물을 계속 줄여 나가면 된다. 만약, 집중 해독 식단을 하면서 신체적으로 이상 반응이 생기면 탄수화물을 조금 늘려 보고, 음식이나 국 또는 유동식에 소금을 더 추가하고 물의 양을 더 늘리면 대부분의 이상 반응은 해결할 수 있다. 만약, 제대로 철저히 하고 있음에도 건강상의 문제가 해결되지 않는다면 반드시 전 척추 엑스레이 검사를 해서 자율신경계 이상 여부를 파악해야 한다.

오일 풀링(Oil pulling)

오일 풀링은 불포화 지방산이 풍부한 인도 전통 의학인 '아유르베다(Auyrveda)'에서 소개된 민간요법이다. 오랜 옛날에는 '해 보니까 좋더라.'는 정도였겠지만, 후에 밝혀진 바로는 구강의 세균이나 오염 물질을 제거하여 위생 상태를 개선하는 효과가 있다고 한다. 오랜 옛날에 비해서 구강의 위생 상태를 개선하고 유지하는 다른 좋은 방법들도 많은데 굳이 오일 풀링을 권하는 이유는 아주 안전한 방법이면서 혼자서 쉽게 할 수 있을 뿐만 아니라 효과 측면에서도 나쁘지 않기 때문이다. 특히 환경 호르몬의 영향을 많이 받는 유방·자궁·난소의 질환이 있는 경우에는 권장할 만한 방법이며, 항암 치료나 방사선 치료 등의 처치를 할 때 외부 자극이나 상처 발생을 조심해야 할 경우에도 적합한 방법이기도 하다.

오일 풀링은 불포화 지방산이 풍부한 식물성 오일을 사용하도록 권장하지만, 불포화 지방산뿐만 아니라 포화 지방산도 풍부한 냉압착 추출 방식의 엑스트라버진(Extra-virgin) 코코넛오일을 반드시 사용하기를 권장한다. 코코넛오일은 20℃ 이하에서는 고체 형태이지만 25℃ 이상에서는 액체화되기 때문에 상온에서 보관하며 사용하는 편이 더 낫다. 냉장 보관하면서 조금씩 사용해도 아무 문제는 없다. 특히, 액체와 고체로 형태가 자주 바뀐다고 해도 산폐가 거의 되지 않고 성분이 거의 변하지 않기 때문에 안전하다. 구강 청결에만 사용하지 않고, 피부나 모발에 직접 사용해도 여러 긍정적인 효과가 있으므로 식물성 오일보다는 코코넛오일을 사용하는 편이 더 낫다고 생각한다. 또한 전신에 오일을 바르고 발한 요법을 병행하면 오일 풀링보다 훨씬 더 효과적이다. 하지만, 중금속 제거까지는 불가능하다.

오일 풀링 방법으로는, 밥숟가락(Table spoon) 하나 정도의 양을 입에 넣고 5~10분간 혀를 이리저리 굴리며 입 안을 닦아 내면서 양치(Gargle, 가글)한 후에 뱉으면 된다. 세면대에 뱉을 때나 씻어 낼 때 찬물을 쓰면 배관이 막힐 수 있으므로 반드시 따뜻한 물을 같이 흘려보내야 배수구가 막히지 않는다. 대부분의 구강 찌꺼기는 뱉어 낸 오일과 함께 버려지지만 남아 있는 오일에 찌꺼기가 남아 있으므로 오일 풀링 후 물을 이용해서 추가로 3~4회 입 안을 씻어 내면 된다. 환경 호르몬 제거 효과가 오일 발한 요법보다 부족할 수 있지만, 꾸준한 실천으로 만회할 수 있다.

물을 마셔야 산다

에너지를 만드는 과정과 마찬가지로 독소를 처리하는 과정도 화학 반응이 있어야 한다. 화학 반응의 가장 기본은 물에서 이루어진다. 물론, 단순히 물만 있으면 화학 반응이 저절로 일어나지 않으며 적절한 압력과 온도가 있어야 하는데, 인체는 단백질 효소 덕분에 화학 반응 과정이 수월하게 순차적으로 진행된다. 이런 이유로 '물은 생명의 근원'이라고 한다. 건강한 성인은 몸무게의 65~70% 정도의 물을 가지고 있어야 한다. 하지만, 현대인들은 대부분 만성 탈수이다. 탈수는 '물이 부족하다.'는 의미인데, 4% 정도 부족하면 심한 갈증을 느끼게 되면서 신체 쇠약 증상이 나타난다. 이 상태에서 물이 보충되지 않아 6% 이상 부족하면 증상이 악화되고 신체 수분이 20% 이상 사라지면 사망으로 이어지게 된다. 즉, 50~55% 정도의 수분량이 되면 노인이 되고 에너지를 만들어 내는 과정과 해독 과정 모두 부실하게 되면서 세포의 재생 능력이 떨어져 사망하게 된다. 이렇게 증상이 바로바로 나타나는 급성 탈수일 때는 수분을 보충하려고 노력할 수 있겠지만, 탈수가 아주 조금씩 진행되고 회복되지 못한 채 오랜 시간이 지나 '만성 탈수'가 되면 5~10% 정도 수분이 부족해도 증상을 느끼지 못하는 경우가 허다하다. 수분이 부족한데도 불구하고 목이 마르지 않는 만성 탈수 상황에서는 신체 기능이 떨어져 만성 피로, 소화 불량 등이 어떤 치료로도 해결되지 않으며, 두통이나 어지럼증, 집중력 저하, 비만, 피부염, 피부 주름, 천식이나 알레르기, 마른 기침, 근육 경련 등으로도 나타난다.

물을 마시는 양과 시간, 물 온도 등 수분을 보충하는 방법은 이미 많이 알려져 있고, 이뇨 작용을 하는 커피, 차, 술 또는 수분 배출을 증가시키는 사우나, 과격한 운동 등을 조심해야 만성 탈수를 교정할 수 있다. 하지만 이런 방법들보다 훨씬 더 중요한 사실을 알아야 한다. 첫 번째는 너무 싱겁게 먹으면 안 된다. 체내에 소금기가 없으면 물을 아무리 많이 마셔도 물을 보유할 수 있는 능력이 줄어들고 탈수가 악화된다. 그러므로, 물을 잘 마시기 전에 소금을 더 잘 먹어야 한다. 그리고, 물을 많이 마시는 노력보다 더 먼저 간식을 끊어야 한다. 설탕, 밀가루, 과일, 음료수가 탈수를 유발하는 기전은 복잡하게 연결되지만, 간단히 줄여서 설명하자면 체내 수분을 그냥 말려 버리는 효과가 있다. 그러므로 싱겁게 먹으면서 간식을 많이 먹으면 무조건 만성 탈수가 되고 혈액 순환 장애가 생기게 된다. 만성 탈수와 혈액 순환 장애는 대부분 동시에 생기게 되는데, 장기화와 가속화에 비례하여 간의 해독 능력은 감소한다.

땀을 흘려야 산다

땀은 체온이 어느 수준 이상 올라가지 않도록 열을 발산시키는 기능이 가장 기본이지만 부가적으로 체내 노폐물뿐만 아니라 중금속과 독소를 배출하는 해독 기능도 한다. 물론, 독소는 대변을 통해서 가장 많이 배출되지만 특히 환경 호르몬 중 BPA(비스페놀-A) 또는 PVC(폴리염화비닐) 성분들은 땀을 통해서 더 잘 배출된다고 한다. 때문에, 환경 호르몬을 배출시킬 목적으로 땀을 낼 때는 아로마 에센셜 오일(Aroma essential oil)을 사용하면 더 효과적이다. 땀을 흘리는 방법은 사우나, 온열 요법, 핫요가, 운동 등 여러 가지가 있다. 이 중에서 운동을 하기 어려운 신체 상태이거나 거동이 어려운 노인이 아니라면 근육을 자극할 수 있는 운동으로 땀을 흘리면 이점이 더 많다.

땀이 나는 정도면 체온이 올라간 상태로서 체온 상승에 따른 여러 신체적 장점이 있다. 하지만, 몇 가지 발한 증상은 오히려 건강이 나쁜 상태로 해석해야 할 경우도 있다. 날씨가 덥기는 하지만 신체 활동이 없는데도 땀이 나거나 자는 동안 자신도 모르게 식은땀이 나는 경우, 또는 맵거나 뜨거운 음식을 먹을 때 이마나 얼굴 또는 두피에서 땀이 줄줄 흐르는 증상이 있다면 자율신경계 이상을 동반한 탈수로 혈액 순환 장애가 있음을 의심해야 한다. 반대로, 체온이 오르는데도 땀이 전혀 나지 않는 경우에는 심각한 만성 질환이 있거나 향후 생길 가능성이 있으므로 발한의 형태나 여부에 따라 건강 상태를 파악하는 데 도움이 된다.

어떤 방법으로든 흘리게 된 땀은 98%가 수분이고 2%가 전해질과 노폐물이다. 땀의 성분이 같다고 해서 신체적 반응까지 똑같지는 않다. 운동으로 땀을 흘리면 골격근의 혈류가 증가하며 회복 호르몬의 역할을 하는 성장 호르몬 분비를 촉진시켜 근육의 합성 및 성장과 신체 회복을 빠르게 할 수 있다. 동시에 스트레스 호르몬인 코르티솔을 낮추고 부교감 신경을 높인다. 또한 어떤 발한이든지 행복 호르몬인 세로토닌 분비를 증가시키고 혈압, 혈당, 혈액 산성도 균형을 원활하게 조절해 준다. 뿐만 아니라, 피부 상재균의 균형을 회복시켜 피부의 병원균 제거에 도움이 된다. 아토피의 경우에는 땀을 내면 자극이 되어 나쁘다는 의견도 있지만, 오히려 땀을 자주 흘려 포도상구균을 없애는 덤시딘(Dermcidin) 분비를 회복시키고 피부 보습의 생리적 효과를 향상시키는 방법이 더 필요하다.

운동으로 땀을 낼 때는 많이 흘리기보다 심장이 두근거리고 숨이 약간 차면서 땀이 자작자작 나는 정도면 충분하다. 가장 좋은 운동은 무게를 추가하지 않고 좌·우 균형을 맞출 수 있는 운동이면 뭐든지 괜찮은데,

보폭과 팔 흔들기를 120% 정도 하는 약간 큰 걸음이나 20분간 큰절하기 운동을 가장 추천한다. 운동으로 땀을 낸 후에는 노폐물이나 독소를 머금고 있는 땀을 피부에서 빨리 씻어 내는 샤워가 중요한데, 샤워의 물줄기는 너무 가늘지 않고 피부가 따끔거릴 정도로 세지 않은 부드러운 물줄기로 해야 한다. 기껏 피부 기능을 회복시키려고 수고한 노력이 마지막 잘못된 마무리로 노폐물과 세균이 더 피부 깊숙이 박힐 수 있기 때문에 피부가 좋든 나쁘든 샤워 물줄기에 세심한 주의가 필요하다.

혈관을 청소해라

혈관 내벽은 여러 가지 요인으로 노폐물 찌꺼기가 쌓이게 된다. 가장 잘 알려진 고지혈증과 관련된 동맥 경화뿐만 아니라 중금속, 칼슘, 활성 산소 등으로 혈관에 플라크(Plaque)가 쌓이면서 혈관이 좁아지게 된다. 혈관 청소 요법 또는 혈액 정화 요법 등으로 알려진 '킬레이션 요법 (Chelation therapy)'은 체내에 축적된 중금속을 제거하는 방법으로 역사가 오래된 치료법이다. 그리스 'Chelos'에서 유래된 단어로 '집게로 잡는다 (Pincer-like action)' 또는 '게나 가재의 집게발(Claw)'을 의미하는데, 체내 금속이나 미네랄을 집게발로 잡듯이 결합하여 몸 밖으로 제거하는 기전이다. 즉, 합성 아미노산이 3가 철(Fe^{3+}), 수은(Hg), 구리(Cu), 알루미늄 (Al), 니켈(Ni), 납(Pb), 코발트(Co), 아연(Zn), 2가 철(Fe^{2+}), 카드뮴(Cd), 망간(Mn), 마그네슘(Mg), 칼슘(Ca) 등과 같은 양전자를 띤 물질을 집게발로 낚아채듯이 결합하여 비수용성인 금속을 물에 녹는 수용성으로 전환시킨 후 신장(콩팥)을 거쳐 소변으로 배출되도록 한다. 그 외 우라늄(U, Uranium)이나 플루토늄(Pu, Plutonium)과 같은 방사능 원소 제거에도 효과가 있다.

킬레이션 치료에 흔히 쓰이는 제제들은 다양하게 있지만 흔히 DMSA(Dimercaptosuccinaic acid), DMPS(2,3-Dimercaptopropanesulfonic acid), ALA(Alpha lipoic acid), EDTA(Ethylene diamine tetraacetic acid) 등이 사용되며 그 외에도 몇 가지가 더 있다. EDTA는 두 종류가 있는데, 고칼슘혈증(Hypercalcemia)과 심실부정맥 치료에 쓰이는 Disodium EDTA(이디킬레이트)가 있고 납중독 및 여러 중금속 제거에 사용되는 Calcium Disodium EDTA(칼릴레이트)가 있다. 모두 FDA 승인을 받은 안전한 약물이지만 효과적인 측면에서는 여러 논란이 많다. EDTA 킬레이션이 사용되는 적응증은 급성 수은 중독과 같은 체내 중금속 제거에 가장 흔하게 쓰이지만, 활성 산소 생성 억제 항산화, 심장·뇌 혈관 질환과 동맥 경화 개선, 혈소판 응집의 일시적 저하, 골밀도 개선, 필수 원소들의 체내 불균형 축적에 의한 독성의 재조정 작용, 겸상적혈구 빈혈(Sickle-cell anemia) 또는 지중해빈혈(Thalassemia)과 같은 유전성 빈혈 질환 개선 등에 쓰인다. 특히 중금속은 빠르고 강력하게 세포를 손상시켜 암세포 발생에도 기여하기 때문에 중금속 제거로 암을 예방하는 효과도 기대해 볼 수 있다. 킬레이션은 일반적으로 정맥 주사를 이용하지만, 근육 주사나 복용하는 방법도 있다.

노벨상 수상자인 알프레드 베르너(Alfred Werner)가 19세기 말에 처음 소개했고, 1935년 독일 화학자 프레디난드 뮌츠(Fredinand Mün)가 중금속 독성 치료를 위해 처음으로 EDTA를 합성하여 특허를 따냈다. 그 후 2차 세계 대전을 치르며 영국 옥스퍼드 대학에서 비소 화학 무기에 대한 해독제로 EDTA에 주목하였지만, 사용은 미국에서 환자 치료를 목적으로 처음 적용되었다. 1948년 미국에서 배터리 공장과 미 해군 선박 페인트공의 납 중독 치료 및 소아의 납 중독 치료에 사용되면서 활성화되었는데, 고칼슘 혈증의 심장 부정맥과 동맥 경화증 치료에까지 적응증을 넓혔고 급기야 1983년 미국에서는 킬레이션 전문의 제도까지 마련되기도 했다. 대부분은 안전하게 사용되고 있지만, 1940년대 미국 하수도 배관공들이 배관에 침착된 칼슘을 제거하기 위하여 사용되었을 만큼 효과가 강력하기 때문에 무분별한 사용은 피해야 한다. 역사도 깊고 여러 질병에 사용 가능하며 특히 예방적인 목적으로도 사용되고 있지만, 독성 금속 제거와 함께 체내 미네랄 손실이 생기면서 여러 부작용이 있을 수 있다. 부작용으로는 미네랄 손실에 따른 증상들이며 예를 들어, 탈수 증상, 혈액 내 칼슘 감소, 콩팥 손상, 간 기능 저하, 알레르기 반응 등이 있다. 이런 이유로 킬레이션은 가능한 최소 용량으로 짧은 기간에 끝내고 치료 중에 발생 가능한 부작용을 줄이는 방법을 잘 알고 있는 의료진을 통해 치료받기를 권한다. 또한 독성 금속이 일으키는 세포 손상을 최소화하기 위해서는 가능한 빠른 시간 내에 체내에서 제거해야 하므로 부작용을 최소화할 수 있다면 경구 복용제를 사용하기보다는 정맥 주사 요법을 이용하는 편이 낫다.

요오드를 처방함

요오드를 태우면 보라색 연기가 나는 특성에 착안하여 그리스어로 보라색을 뜻하는 'iodos'에서 'iodine(요오드)'이라는 이름을 붙였다. 의약품으로는 1821년 프랑스 약전에 처음 기술되었고, 1864년에 14가지 약제가 요오드를 포함하여 만들어지기 시작했다. 19세기 초에는 요오드화칼륨이 약리학적 기전은 정확하게 모르지만 특정 질병에서는 전례 없이 대단한 효능을 가지고 있는 '보편적 치료 약제'로 소개됐다. 납이나 수은으로 인한 중금속 중독, 갑상선 비대, 천식, 난소 물혹, 자궁근종, 유방통, 비뇨기 질환, 전립선 비대, 우울증, 위염, 폐질환 등에 사용했다.

원소주기율표상으로 요오드(I)는 불소(F), 염소(Cl), 브롬(Br)과 같은 17족에 위치하는 '할로겐(Halogen)족'이다. 할로겐은 반응성이 좋아 일상에서 많이 사용하는 원소이지만, 할로겐족 원소끼리는 서로 경쟁적으로 밀쳐내며 다른 원소와 결합된다. 수돗물 소독이나 치약 등에 쓰이는 불소, 세탁 세제나 수영장과 수돗물의 살균·소독제로 쓰이는 염소, 각종 플라스틱 제품의 난연제로 쓰이는 브롬을 세포에서 제거하기 위해 요오드를 사용할 수 있다는 의미이다. 특히 브롬은 TV, 컴퓨터, 전자 제품, 자동차 시트, 소파, 카펫 등의 화재 방지를 위한 첨가 물질로 사용되며 서서히 대기에 녹아 나가기 때문에 환경 오염의 주범으로 지목될 정도로 많이 사용되고 있다. 요오드는 브롬이나 불소뿐만 아니라 방사능 노출로 인한 세포 손상을 막을 수 있는 효과도 있다. 이런 이유로 후쿠시마 원전 사고 이후 미국은 일본에게 요오드화칼륨을 1500만 정 공급해 줬고, 3년 후에는 미국보건사회복지부도 1400만 정을 구입하기도 했다.

요오드는 갑상선 호르몬의 필수 재료이다. 요오드가 4개 붙으면 T4, 3개가 붙으면 T3 갑상선 호르몬이 된다. 요오드가 포함된 영양제나 해조류와 같은 음식을 먹으면 위와 소장에서 빠르게 흡수되어 세포로 전달된다. 이렇게 요오드와 갑상선은 매우 밀접한 관련이 있지만, 실제 요오드가 필요한 세포는 유방, 전립선, 자궁, 난소, 고환, 피부, 침샘, 위장,

뇌, 백혈구, 적혈구 등 매우 많다. 요오드를 복용하면 월프-차이코프 효과(The Wolff-Chaikoff effect)로 갑상선 자극 호르몬(TSH) 수치가 올라갈 수 있다. WC 효과는 고농도의 요오드에 노출되면 갑상선 세포의 나트륨-요오드 공동 수송체(Sodium-iodide symporter, NIS)를 통해 요오드 유입량이 늘어나지만 갑상선 호르몬 생산량을 줄여서 갑상선을 보호하기 위한 생리적 현상이다. 갑상선 세포가 NIS 크기와 개수를 감소시키면서 세포 내로 과량 요오드 유입량을 막는 동시에 갑상선 호르몬 생성을 줄이는 과정을 설명한다. 이 기전은 갑상선 항진 약이 없던 시절에 갑상선 호르몬 생성을 줄이기 위해 고농도 요오드를 사용하는 이론을 뒷받침하는 이론이지 갑상선 기능 저하 환자에게 요오드를 사용하여 TSH 수치가 증가할 가능성에 대한 설명이 아니다. 이를 마치 갑상선 기능 저하에 고용량 요오드를 사용하면서 생기는 중간 과정처럼 설명하는 전문가도 있지만, TSH 수치가 급격히 증가되는 정도로 요오드를 과량 섭취할 필요와 이유는 전혀 없다.

요오드에 관한 흔한 오해도 있다. 갑상선 암을 치료한 후에 방사능 요오드 치료를 하기 전에는 요오드 제한 식이를 해야 한다. 요즘은 갑상선 암 환자가 많이 늘어나면서 요오드 제한 식이에 대한 정보도 쉽게 접할 수 있는데, 이런 정보가 와전되어 갑상선에 문제가 있으면 요오드가 많이 포함된 해조류 즉, 김, 미역, 다시마 등의 섭취를 하면 안 된다고 알려지면서 스스로 제한하는 경우가 많고 주변에 조언까지 하는 경우도 많다. 하지만, 이는 정말 많은 양을 섭취하는 경우를 제외하고는 전혀 맞지 않다. 예를 들면, 다이어트 목적으로 종일 다시마를 씹으면서 몇 주간 식사를 대체하는 경우에나 있을 수도 있고 또는 아닐 수도 있는 정도이다.

즉, 먹는 음식으로는 갑상선이나 다른 세포에 생긴 문제를 단시간에 해결할 수 있을 만한 양의 요오드를 섭취하기는 거의 불가능하다. 그러므로, 갑상선 저하 또는 항진과 같은 갑상선 기능 이상이나 갑상선 암 때문에 해조류를 제한할 이유는 전혀 없다. 갑상선에 문제가 있는 경우에는 유방·자궁·난소에 문제가 동반된 경우가 흔한데, 특히 유방의 섬유낭성 질환을 위한 요오드 영양제를 섭취할 수도 있다. 하지만, 고용량보다는 하루 3mg 이하만 섭취하기를 권장한다.

요오드 결핍이 인체에서 여러 증상을 일으킨다고는 하지만, 해당하는 모든 문제가 요오드 결핍만의 원인이라고 할 수 없기 때문에 요오드 보충만으로 모든 증상이 완벽하게 없어질 수도 없다. 요오드가 각종 질병에 효과가 있는 이유는 세포에 수분을 넣어 주는 기능이 기본이기 때문에 탈수일 경우에는 요오드 보충의 효과가 떨어지게 된다. 그러므로 요오드를 보충하기 전에 수분 보충과 식이 조절이 가장 중요하며 전반적인 혈액 순환과 무리한 저염식 중단이 더 중요하다. 왜냐하면 수분 보충과 혈액 순환이 잘 되면 대부분의 경우에서 요오드가 필요 없기 때문이다.

환경 호르몬을 피하는 불가능에 도전하기

환경 호르몬은 제노에스트로겐(Xeno-estrogen)으로 에스트로겐과 매우 유사하게 작용하기 때문에 가능한 체내에 남겨 두지 않아야 한다. 가장 좋은 방법은 처음부터 체내 유입을 막으면 좋겠지만, 현대를 살아가면서 환경 호르몬을 완전 차단하기란 불가능하다. 그 이유는 환경 호르몬을 피하는 방법을 살펴보면 쉽게 이해할 수 있다. 가장 많은 권고 사항이 '플라스틱을 사용하지 마라!'이다. 특히 음식을 담은 플라스틱 용기를 열로 가열하지 않도록 권하는데, 예를 들면, 음식을 데우기 위해 플라스틱 용기에 담긴 채로 전자레인지 가열에 사용한다든지, 뜨거운 물을 사용해야 하는 컵라면이나 일회용 종이컵 등을 쓰지 않도록 하는 방법이다. 이 정도면 조심할 수 있을 뿐만 아니라 무겁지만 유리 용기를 사용하는 불편감을 감수할 수도 있다. 하지만, 플라스틱 용기 자체를 사용하지 않도록 일상생활을 바꾸려는 노력은 아주 극소수의 노력파를 제외하고는 거의 불가능하다. 뿐만 아니라, 액체나 분말에 포함된 미세 플라스틱을 어떻게 해야 완벽하게 피할 수 있고, 공기 중에 떠돌아다니는 환경 호르몬은 어떻게 유입을 막을 수 있을까? 불가능하다. 또한 주로 미용과 관련된 일상 용품들 즉, 샴푸, 화장품, 염료, 향수 등을 하나도 사용하지 않고 살 수 있는 사람이 과연 얼마나 될까? 유기농 채소와 풀만 먹고 자란 소고기, 깨끗한 사육 환경에서 자란 가축 등만 먹고 살 수 있을까? 사료 먹인 한우도 비싸서 잘 못 먹는데 과연 식재료에 그토록 많은 비용을 스스럼없이 지불할 수 있는 사람이 과연 몇이나 될까? 물론, 죽음과 사투를 해야 하는 경우에는 가능할 수도 있다. 하지만, 좀 더 현실적이어야 한다. 환경 호르몬 피하기란 처음부터 불가능한 주변 환경에 둘러싸여 있으므로 체내로 유입되는 환경 호르몬의 양은 줄일 수 있지만 완전히 차단하는 방법은 전혀 없다.

그럼, 먹고 마시고 숨 쉬면서 몸속으로 들어오는 환경 호르몬을 그대로 고스란히 받아들여 병을 앓을 수밖에 없단 말인가? 아니다. 단도직입적으로 절대 그렇지 않으며, 환경 호르몬이 몸속으로 들어와도 환자가 되지 않는 방편이 있다. 환경 호르몬의 체내 유입량을 최소화하는 노력은 병환의 상태가 심할수록 더 필요하지만, 그보다 중요한 노력은 들어온 환경 호르몬을 잘 배출하는 데 쏟아야 한다. 즉, 환경 호르몬을 처리하고 배출하는 장 기능을 회복시켜 쓰레기가 다시 재유입되지 않도록 더 노력하라는 의미이다. 가장 효과적인 환경 호르몬의 처리와 배출 방법은 장과 폐 점막을 두껍게 유지하는 식·생활 습관이다. 점막은 95%가 물이고 5%는 복합 탄수화물과 단백질이 얽혀 있는 당단백(Proteoglycan)이 주요 구성 성분이다.

초유(Colostrum)를 처방함

초유는 출산 후 1~3일 동안 분비되는 모유를 의미한다. 출산 전 태아일 때는 자궁 안에 있는 태반을 통해 산모의 면역 항체를 전달받지만, 출생 이후에는 초유를 통해서 다량의 수동 면역을 받게 된다. 출산 후 3일이 지난 모유에서는 면역 물질을 구성하는 단백질보다는 지방이 점차 더 큰 비율을 차지하게 된다. 단백질은 면역 글로불린(Immunoglobulin, Ig), 락토페린(Lactoferrin) 등 유해균에 항균 작용을 하는 면역 물질들이다. 초유의 면역 물질들은 신생아가 스스로 항체를 안정적으로 만들어 내는 출산 후 6개월 정도까지 보호해 주는 역할을 한다. 모체로부터 받은 항체는 점차 줄어들어 생후 4~6개월 정도 시점에는 거의 없어져 신생아 항체 역가도 최저 수준에 이르게 되는데, 이 때가 감염증에 가장 취약해지는 시기이며 여러 면역의 문제가 드러나는 시기이기도 하다.

초유 영양제는 인간 모유가 아니라 출산 직후의 암소에서 얻은 우유에서 추출한 성분을 의미한다. 굳이 젖소의 우유를 인간 면역 대체재로 쓰는 이유는 인간 초유에 비해 면역 글로불린의 양이 많기 때문이다. 면역 글로불린 중 sIgA는 3~20배 정도 많고 IgG는 약 300배 정도 더 많다. 또한 성장 인자(IGF)는 5~20배 더 많고, 생리 활성 물질에 해당하는 뮤신은 2배 정도, 락토페린 성분은 4배 정도 더 많다. 이렇게 많은 양의 영양 성분, 면역 항체와 성장 인자 등의 단백질 성분들이 태반을 통해 송아지에게 전달되지 못해 출생 후에 초유를 먹지 못하면 송아지의 95% 이상이 감염증으로 죽을 가능성이 높아 대부분 나라마다 출산 후 1~3일 생산되는 소 초유의 외부 유출을 법적으로 금지하고 있다. 결국 초유 제품은 4일~1개월 사이의 젖소 우유에서 주요 성분을 추출하여 만들어진다. 물론, 초유 제품에서 원하는 면역 향상 효과는 출생 시점과 가까울수록 좋고 가격도 비싸며, 출생 시점과 멀어질수록 제품의 질이 떨어지고 가격도 싸다. 다른 영양제나 식재료도 마찬가지이지만 싸고 좋은 제품은 없고, 특히 초유는 제품력이 좋을수록 비쌀 수밖에 없다.

초유의 효과를 입증하는 임상 논문들은 수도 없이 많다. 항산화 효과, 노화 예방, 염증성 질병 억제, 운동 능력 향상, 약물 부작용 완화, 수술 후 내독소 생성 억제 및 합병증 억제, 알레르기(천식, 비염)의 개선 등 일일이 다 나열하기 어려울 정도로 초유의 효과는 여러 가지이다. 이런 초유의 효과는 무엇보다도 '장 면역의 일등 공신'으로 작용하기 때문에 생긴 추가적인 효과들이다. 즉, 초유는 장 누수 증후군이나 소염 진통제로 인한 위장관 손상의 치유에 탁월하며 장의 치밀 결합(Tight junction)을 튼튼하게 복구하여 점막 세포의 빠른 회복이 가능하게 한다.

초유는 원료를 제공하는 젖소를 목초로 사육하여 자연의 천연 효소와 천연 영양을 섭취해 면역 및 성장 인자 등을 생산하는 우유 원산지를 반드시 확인하여야 한다. 원산지를 아무리 까다로운 조건으로 고른다고 해도 사육 환경이 가장 적절한 지역은 호주와 뉴질랜드이다. 그리고, 면역을 강화시키기 위한 제품이기 때문에 면역 글로불린이 40~50% 이상을 차지하며 분말(고형분)로서 단백질이 35~50% 이상 함유한 제품이 좋으며, 세포 성장에 관여되는 성장 인자 IGF/TGF가 고함량일 때 고품질 제품이라고 할 수 있다. 영양 성분의 보존을 최대한 유지하기 위해 저온 분무 건조(Spray-drying) 또는 동결 건조(Freeze-drying) 방법이 고온 건조 방식보다 훨씬 더 가격이 비싸다.

초유 제품을 처방하면 여러 의문 사항을 물어오는데, 그중에서는 오해에서 비롯되는 궁금증도 있다. 아무리 좋은 제품이라고 해도 우유가 본인에게는 맞지 않고 만성 지연성 음식물 알레르기 검사에서 유제품이 원인 식재료라고 밝혀졌다며 초유 복용을 꺼리는 경우가 있다. 물론, 초유는 우유에 들어 있는 단백질을 주요 성분으로 하지만 고품질 제품일수록 알레르기를 유발하는 단백질 성분은 제거하고 면역 향상과 세포 성장에 유효 성분만 추출하여 만들어지기 때문에 안심하고 섭취해도 된다. 또한 초유 제품은 면역력을 향상시키기 위해 섭취하는 제품이지만, 성장 인자가 들어 있어 암 환자들 입장에서는 면역력이 떨어져 있어도 복용하기가 꺼려질 수도 있다. 물론 상황이 어떠한지 판단을 해 보고 섭취 여부를 결정해야겠지만, 자율신경기능의학 치료를 시작하는 대부분의 암 환자들에게는 초기에 초유를 섭취하도록 하고 있다. 왜냐하면, 초유의 성장 인자가 암세포를 키우는 악영향보다는 장 세포를 복구하여 체내 만성 염증을 줄여 암세포 생성 환경을 개선시키는 긍정적 영향이 훨씬 더 중요하기 때문이다. 하지만, 장기간 계속 복용하도록 하지는 않고 장 치료를 시작하고 3개월 정도 초유를 처방한다. 결론적으로, 장 상태가 나쁘다면 묻지도 따지지도 말고 치료 초기에는 초유를 복용하는 편이 훨씬 더 많은 이득이 있다.

환경 에스트로겐(유사 에스트로겐) 피하기

환경 에스트로겐이 체내에서 생성되는 에스트로겐의 유사 역할을 하기 때문에 에스트로겐 우세증을 가져온다는 가능성은 질병의 원인을 밝히는 챕터에서 이미 설명한 바 있다. 그런데 사실 이 시대는 환경 호르몬과의 전쟁이라 해도 과언이 아니다. 도처에 가득한, 인체에 해를 입히는, 앞으로 어떠한 해를 더 미칠지 예측조차 할 수 없는 환경 호르몬들이 우리의 건강과 사회의 건강을 위협하고 있다.

환경 호르몬 유발 제품	환경 호르몬의 위협으로부터 피하는 방법
• 상업적으로 자란 고기(쇠고기, 닭고기, 돼지고기) • 통조림 식품 • 플라스틱 – 식품 포장 • 플라스틱 – 마시는 병 • 스티로폼 컵 • 개인 위생 용품 • 화장품 • 피임약과 살정제 • 세제 • 모든 인공 향(공기 청정제, 향수 등) • 살충제 및 제초제 • 도료, 래커 및 용제	• 확인할 수 있는 유기농 제품을 골라서 먹어야 한다. • 확인할 수 있는 유기농 화장품과 치약, 비누, 세제를 사용해야 한다. • 우리 삶에서 플라스틱 제품을 최대한 멀리한다. • 깨끗한 물을 위해 정수 필터를 설치해야 한다. • 화학적으로 만든 인공 향을 멀리해야 한다. • X레이를 멀리해야 한다. • 전자레인지에 플라스틱 뚜껑이나 랩을 사용하지 않는다. • 계면 활성제를 피하고 살충제, 제초제, 살균 제품을 멀리해야 한다. • 유독 가스를 방출하는 물건을 멀리해야 한다. • 프린터, 컴퓨터 모니터 등의 전자기력 방출 제품에서 멀리 떨어진다.

ESTROGENs	E1(Estrone)	E2(Estradiol)	E3(Estriol)	대사산물		
				수산기	메틸기	기타
환경 호르몬 유해성을 낮출 수 있는 식재료 (식물성 에스트로겐)	리그난 (마타이레시놀, 피노레지놀, 세코이솔라리레시놀) esp. 아마씨, 호밀, 밀, 해조류	이소플라본 (예: 제니스테인, 다이드제인, 에콜, 푸에라린, 쿠메스트롤, 글리시테인 비오카닌) esp. 대두, 콩, 완두, 클로버, 알팔파, 칡	플라보노이드류 (루틴, 나린제닌, 루테올린, 레스베라트롤, 쿼르세틴) esp. 감귤류, 포도류			
환경 호르몬	프탈레이트 & 페놀(가소제), 방향족 탄화수소, 일부 계면활성제와 같은 비유기 염소 화학 제품	비닐클로라이드, 다이옥신, PCBs, 퍼클로르에틸렌(PERC) 같은 유기 염소 화학제품(호르몬 교란 물질)	갱년기 호르몬 보충제, 피임약, 타목시펜, 시메티딘(위산 저하제) 같은 약물	인간이 소비하는 동물성 제품의 농업 호르몬		

◯ 스테로이드 과용은 금물

스테로이드는 치료 목적이 아니다

피부 질환이나 통증 주사 등에 치료 목적으로 사용하는 스테로이드 호르몬 성분은 부신 피질에서 생성되는 '당질 코르티코이드'이다. 당질코르티코이드는 만병 통치약이라고 불릴 만큼 여러 질병에서 좋은 효과를 나타내지만, 고용량이나 장기간 사용하면 부신이 과도하게 활동하는 쿠싱증후군(Cushing syndrome)이 유발되거나 부신이 기능을 제대로 못하는 애

디슨병(Addison's disease)이 드물게 유발된다.

현재 주로 사용되고 있는 합성 스테로이드제는 부신 피질에서 만들어지는 17-OH 콜티코이드를 화학적으로 합성한 성분의 일종이다. 코르티솔의 부작용 중에 부종을 일으키는 무기질 코르티코이드 작용을 제거한 유도체가 개발되어 사용되고 있기는 하지만, 합성 제제들은 혈장 반감기나 항염증 작용의 정도에 따라 부작용 증세도 차이가 난다. 일반적으로는 용량이나 투여 횟수가 증가할수록 항염증 작용이 높아지고 효과도 빨라지지만 부작용 또한 증가한다. 합성 제제들은 아래와 같다.

- 단기 작용형(Short acting): 코르티솔, 코티손
- 중기 작용형(Intermediate acting): 프레드니솔론, 메틸프로드니솔론
- 장기 작용형(Long acting): 덱사메타손, 베타메타손

자가 면역 질환이나 알레르기 증상 등을 포함해서 원인을 잘 알 수 없는 통증이나 염증성 질환에 스테로이드 처방이 흔하다. 그런데 단기간 사용으로 질병이 회복될 가능성이 없는 류마티스나 교원병(Collagen disease) 등과 같은 자가 면역 질환이나 만성 두드러기 같은 만성 알레르기 질환은 비교적 장기간 스테로이드 용량을 조절하며 사용하다가 면역 억제제까지 사용하게 되는 경우가 허다하다. 스테로이드 치료는 원인 요법이 아니라 증상을 우선 가라앉히려는 대증 요법으로 질병이나 증상의 자연 경과를 변화시키지 못한다는 한계가 뚜렷하다. 따라서 스테로이드 제제를 끊으면 재발하는 경우가 많아 장기간 사용할 수밖에 없고, 장기간 사용에 따른 스테로이드 부작용은 피할 방법이 없다. 결국은 스테로이드

보다 안전하다는 면역 억제제를 사용하게 되는데, 면역을 낮춰 버리면, 증상은 잠잠해질지라도 정상 세포의 면역 저하로 인한 후폭풍이 어느 방향으로 진행될지는 아무도 모른다.

그렇다고 해서 스테로이드 약과 연고를 독약처럼 취급할 필요는 없다. 건강의 장기적인 추세 전환을 위한 혈액 순환 개선, 자율신경 안정, 식이요법 등의 노력을 시작했다면, 고비를 넘기기 위해 단기간의 스테로이드 약물의 적절한 사용은 매우 유용하다. 증상을 없애기 위한 대증 요법으로 사용한다면 반드시 '단기간 사용'을 명심해야 한다.

유방 질환에 스테로이드는 고비만 넘길 정도로 사용

유방 질환 중에서도 교원병과 매우 유사한 병리 조직 형태를 띠는 질병이 있다. 육아종성 유선염(Granulomatous mastitis, GM)으로, 유선 조직의 소엽 결합 조직에 염증이 생기는 자가 면역 질환의 일종으로 추정한다.

유방에 생기는 양성 질환이지만 만성 염증성 질환이라서 쉽게 치료되지 않으면서 통증이 심해 오랫동안 괴로운 시간을 보내야 한다. 젊은 가임기 여성에게서 비교적 흔한데 염증이 계속 반복되면 수술을 반복하게 돼 유방암 흉터보다도 훨씬 끔찍한 모양의 유방이 되는 악질 질환이다.

스테로이드는 이런 최악의 상황까지 가지 않도록 해 주는 명약이기는 하지만, 근본 치료는 할 수 없기 때문에 장기간 스테로이드에 노출되어 부작용이 생기거나 유방은 그나마 호전이 되었지만 풍선 효과로 다른 문제가 발생하곤 한다. 이런 이유로 스테로이드는 적절하게 사용해서 고비만 넘기고, 그와 동시에 근본적인 원인을 찾아 교정하려는 노력을 해야 한다. 그 근본 원인은 대개 장에 있다. 대부분의 자가 면역 질환들이 그러하듯 육아종성 유선염도 장 문제에서부터 시작되었을 뿐만 아니라 염증의 진행 상태는 장 문제의 호전과 악화 상태에 따라 달라진다. 병을 깨끗하게 고치기 어려운 난치병이나 불치병일수록 문제의 핵심이 장에 숨어 있는 경우가 많았다는 경험을 되돌아보면 역시 '기-승-전-장!'이다. 그리고, 장 점막 회복으로 장 상태를 호전시키기 위해서는 탈수 교정과 자율신경 긴장성 이완이 필수이다.

스테로이드는 상상 이상으로 다양한 질환에서 처방되어 사용된다. 약간이라도 애매모호한 염증, 면역계 이상, 통증 등등에는 거의 스테로이드 처방이 필수인 듯이 쓰여지기 때문이다. 스테로이드는 포장이 잘 된 물건과 같아서 선뜻 좋아 보이지만, 독소 중에는 최악에 해당한다.

비타민C 고농도 정맥 주사 치료 요법

비타민은 필수 미량 영양소(Essential micronutrient)이며, 신체에서 만들어내지 못하기 때문에 반드시 음식물을 통해서 섭취해야 하는 분자와 이온의 구성 물질이다. 만일 음식이나 영양제로 섭취하지 못하면 체내 화학반응의 핵심인 효소의 기능을 촉진하지 못하기 때문에 질병으로 고통스러워지거나 심한 경우에는 병에 걸려서 죽는다. 비타민은 세포의 생존에 필요한 분자들 중에서 크기가 가장 큰 축에 든다. 비타민 외에 필수 미량 영양소로는 무기질(미네랄)이 있다.

비타민C는 8개 이상의 효소를 지원하는데, 그중 3개는 콜라겐 합성에 필요하다. 콜라겐을 합성하는 효소들은 아미노산을 조합하여 단백질로 구조화되어 만들어지지만 비타민C가 없으면 콜라겐을 만들지 못한다. 세포 외부 환경(Extracellular matrix, 세포외 기질)을 만드는 데 필수적인 콜라겐이 형성되지 않으면 장기와 조직의 형태와 구조를 유지하지 못하게 된다. 따라서 비타민C가 없으면 세포외 기질이 약해지고, 조직이 형태를 유지하지 못하며, 뼈가 푸석푸석해지고, 각종 구멍에서 피가 난다. 말 그대로 몸이 모래 가루처럼 부서지게 된다.

지구상의 거의 모든 동물들은 간에서 비타민C를 만들어 낼 수 있다. 단 예외적으로 기니피그, 과일박쥐(Rousettus), 인간을 포함한 영장류는 만들어 내지 못하고 반드시 음식으로 섭취해야 한다. 진화의 과정에서 비타민C 합성에 필요한 유전자 중 하나가 돌연변이로 망가져서 제 기능을 하지 못하기 때문이다. 망가진 유전자의 이름은 '굴로(L-gulonolactone oxidase, GULO)'이며, 비타민C 합성의 핵심 단계를 담당하는 효소를 암호화한다. 진화 과정을 지나오면서 영장류는 먹이를 통해서 비타민C를 충분히 섭취했기 때문에 GULO 유전자가 퇴화되면서 돌연변이로 진행했다는 가설이 가장 유력하다. 대신에 비타민C 흡수 능력은 보완적으로 향상되었다. 그렇다면 동물은 어째서 GULO 유전자가 지금까지 남아 있을까? 이는 동물이지만 GULO 유전자가 돌연변이가 되어 망가진 '과일박쥐'에서 실마리를 찾을 수 있다. 과일박쥐는 애완용으로 기를 만큼 온순하며 비교적 큰 박쥐에 속한다. 상식으로 알고 있는 박쥐류들과 달리 초음파를 이용한 반향 정위 능력은 없고 시력과 청력을 이용하고 주로 과일을 먹이로 한다. 영국 해군이 괴혈병으로 죽어 가다가 레몬을 먹고 다시 살아난 사건으로 비타민C가 처음 발견된 것을 보면, 비타민C 공급원의 해답은 과일에 있다. 어쩌면, 과일을 끊지 못하는 사람들은 대개 탈수와 아미노산 결핍이 있는데, 어쩌면 비타민C도 체내에 부족하여 본능적으로 과일 섭취가 많아졌는지도 모르겠다. 하지만, 비타민C가 많다고 알려진 오렌지나 레몬보다 청고추가 3~5배 정도 더 많이 들어 있다는 사실을 알고 나면, 우리가 영양에 대해서 얼마나 무지한지 깨닫게 된다.

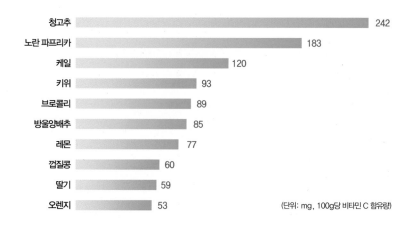

음식에 들어 있는 비타민C 용량

어떻게 보면 대단한 거 같기도 하고 다른 영양제에 비해 비교적 흔히 들던 영양소라서 별거 아니게 느껴질 수도 있다. 만약, 아직도 비타민C가 그저 그런 영양제 중의 하나라고 생각하면 오산이다. 체내에서 벌어지는 기본적인 비타민C 작동 원리 위에 한 차원 높은 비타민C 약리 작용이 어우러지면 항암제로서의 역할까지도 가능하기 때문이다. 비타민C가 이렇게 다양한 기능을 하는 데는 전자 하나를 쉽게 내어 줄 수 있는 특징이 있어서 가능하다. 잘 알려진 항산화제로서의 기능과 익숙하지 않은 대사 효소를 돕는 보조 인자로서의 기능은 '온순한 형태의 환원형 비타민C'인 아스코르빈산(Ascorbic acid) 또는 아스코베이트(Ascorbate)가 역할을 한다. 반면 산화형으로 전환된 비타민C는 탈수소아스코르빈산(Dehydroascorbic acid, DHA) 또는 탈수소아스코베이트(Dehydroascorbate)로 불리며 강력한 파괴력을 가져 항암 효과를 나타내게 된다.

평소에 비타민C 복용을 하면 예방 의학적 측면이 강해져 정상적인 세포가 암세포로 변하는 환경을 막을 수 있고 다른 항산화제와 병용하면 상승 효과를 유도할 수 있다. 하지만, 항암 효과를 위해서는 복용량을 아무리 늘린다고 해도 불가능하다. 즉, 암세포 파괴의 목적을 위해서는 먹는 비타민C로는 불가능하며 반드시 고농도의 비타민C를 정맥 혈관으로 주사 투여를 해야 한다. 고농도로 정맥에 투여된 비타민C는 혈액 내에서 산화되기도 하고 특히 암 조직의 주위에서 다량으로 산화되어 암세포 속으로 들어간다. 비타민C의 농도가 높아지면 높아질수록 부수적으로 만들어져 나오는 산화 비타민C의 농도가 암세포 내에서 자연스럽게 높아지면서 강력한 암세포 살상력을 발휘하게 된다.

고농도의 비타민C가 표적 항암제처럼 암세포만 찾아 공격할 수 있는 원리는 자연의 순리를 응용하기 때문에 가능하다. 암세포는 정상 세포에 비해 성장 속도가 매우 빠르다. 성장 속도가 빠르다는 의미는 지속적인 세포 분열을 빠른 주기로 계속할 수 있다는 의미이며, 성장 속도에 맞춰 암세포 하나가 두 개가 되기 위해서는 세포를 구성할 재료를 대량 유입해야만 가능하다. 분열과 동시에 대사 속도를 높여야 하기 때문에 당장 에너지로 전환시킬 수 있는 충분한 양의 포도당을 세포 내로 끌어와야 한다. 출입문 하나로 들여오는 포도당 양보다는 더 많은 양이 필요하기 때문에 문을 여러 개 만들어서 통로를 늘려 포도당 흡수 속도를 높인다. 이 결과로 암세포는 정상 세포에 비해 포도당 전달체라는 문을 많이 보유하고 있다. 이 입구를 통하여 산화 비타민C 즉, 표적 항암제 비타민C가 암세포 안으로 들어가게 된다. 비타민C와 포도당은 화학적 분자 구조상 서로 매우 비슷하기 때문에 쉽게 들어갈 수 있다. 암세포 속에서 일정 농도 이상으로 산화 비타민C가 축적되면 암세포 스스로 자살하게 만들거나 암세포의 세포막을 공격하고 세포 내 소기관들을 손상시켜 암세포를 괴사시킨다. 암세포 내에 과산화수소가 넘쳐나고 유해 산소와 자유기가 뿜어져 나와 암세포는 더 이상 버티지 못하고 죽게 된다. 비타민C를 정맥 투여하면 경구 복용으로 만들 수 없는 수준의 비타민C 혈중 농도를 유지할 수 있고 암세포를 살상할 만큼 충분한 양의 산화 비타민C가 표적 항암제의 형태로 암 조직 주위에 생겨나게 된다. 하지만, 정상 세포에서는 포도당 전달체가 정상적인 수준의 개수로 유지되고 있고 세포내 항산화 기전이 유지되고 있기 때문에 정상 조직 주위에서의 표적 항암제로 전환률도 낮다. 이렇게 정상 세포는 표적 항암제의 타격에서 비켜가게 되고, 암세포는 직접적으로 공격을 받아 사멸하게 된다.

요즘 국내 암 환자들 중에서는 대부분이 고농도 비타민C 주사를 알고 있다. 하병근 박사를 필두로 국내에서 고농도 비타민C 주사를 암 치료에 적용한지도 어언 10여 년이 되어 가고 있고, 그 사이에 비타민C 정맥 주사의 치료법을 확립시킨 '리오단 클리닉(Riodan clinic)'을 다녀온 한국 의사들도 몇 분 계신다.

SMART 상식 **G6PD 효소와 결석**

비타민C의 표적 항암제 역할이 안전한 상태에서 진행되려면 반드시 신장 기능 검사와 G6PD(Glucose-6-phospate dehydrogenase, 포도당-6-인산 탈수소 효소) 효소 검사가 선행되어야 한다. G6PD는 적혈구 내에서 산화된 글루타치온을 환원 상태로 재생시키는 NADPH를 만들어 내는 효소이다. 때문에 G6PD가 결핍되면 적혈구가 산화 손상에 무방비 상태가 되고 이때 항생제나 화학 물질이 적혈구 내로 같이 들어와 산화 손상을 가속화시키면 적혈구는 견디지 못하고 터져 버린다. 즉, 글루타치온을 생성하지 못하는 암세포에서와 똑같은 기전으로 적혈구 내에 환원형 글루타치온이 부족해지면서 비타민C가 산화 형태로 유지되고, 결국 적혈구가 용혈이 되면서 출혈이 생겨 치명적인 상태가 될 수 있다. 복용하는 용량으로는 생기지 않고, 고농도의 비타민C를 빠른 속도로 혈관을 통해 투여 하면 혈액 속에는 일반적인 혈액 농도의 수십 배로 높아지기 때문에 생기는 현상 이다. 그리고 만약, 많은 양의 혈중 비타민C가 빨리 배출되지 않고 혈액 속에 오래 머무르게 되면 신장 결석을 유발하는 옥살산의 생성률을 올리기 때문에, 신장 결석이나 요로 결석이 있거나 치료 받았던 경험이 있다면 주의해야 한다.

암 환자의 경험이 없는 의사도, 그리고 전공과목이 아닌 암을 치료하는 의사(예: 정형외과 전문의가 난소암을 진료)들도 모두 고농도 비타민C 정맥 주사를 사용하면서부터 폭넓게 적용되고 있다. 이 정도쯤 되니 의사도 환자도 비타민C에 대한 기대가 크다. 하지만, 비타민C는 만병통치약이 아니다. 고농도 비타민C 정맥 주사를 맞기만 하면 암 치료 성적이 크게 향상되리라 오해하지만, 암 환자에게는 비타민C 용량도 적절히 결정해야 한다. 또한 정맥 주사로 주입하기 위해 혼합하는 기본 수액의 선택조차도 개개인의 상태에 따라 신중히 고려되어야 하는데, 막상 진료 현장에서는 정해져 있는 기준 그대로 적용을 해 버린다. 천편일률적인 치료 방침이 현대 의학의 한계라고 하면서 똑같은 방식으로 치료를 하는 답답한 상황이 벌어지는 현실이 안타깝다.

비타민C 혈중 농도가 1~10mM에서 암세포는 사멸되지만 정상 세포는 최소 20mM 초과할 때에 손상을 받게 된다. 복용하는 비타민C로는 도저히 다다를 수 없는 혈중 농도이다. 과일이나 레몬을 먹으면 0.1mM을 넘기 어렵고, 비타민C 분말을 1,000~3,000mg을 복용할 때는 겨우 0.15~0.2mM 정도 혈중 농도가 되기 때문이다. 그러므로 반드시 정맥을 통하여 빠른 속도로 투여해야만 한다. 이 때 사용되는 비타민C 주사용액의 원료와 제조 방식이 중요하며 또한 주입 방법과 속도가 매우 중요하다. 리오단 클리닉에서 사용되며 환원력이 강한 25g짜리 주사용액을 사용하는 클리닉이 국내에는 거의 없다. 비타민C 정맥 주사에 대한 개념을 하병근 박사가 정리해서 제조·생산 업체에 주문할 때만 해도 비타민C를 복용이 아니라 정맥 주사로 할 수 있다는 개념도 없었고, 암 이외에 비타민C가 필요한 여러 건강상 문제에 폭넓게 적용하여 판매량을 늘리기 위해 0.5g짜리 제품의 용량을 겨우 높여서 10g짜리 주사용액으로만 만들었기 때문이다. 환원력이 강한 리오단 방식의 25g과 일반적으로 사용되는 대중적인 10g짜리 비타민C를 정맥 주사로 이용해 보면 혈중 농도 400mg/dL까지 올라가는 속도도 확연히 차이가 나고, 유지 시간에서도 차이가 많다. 뿐만 아니라 같은 용량을 기본 수액에 섞을 때에도 감염의 위험이 확연히 줄어들게 된다. 요즘과 같이 코로나 시대에 매우 중요한 영양소인 비타민C는 바이러스의 치사율도 높일 수 있어 효과적인데, 이왕이면 치료 효과가 더 강력하고 감염의 위험성이 낮은 비타민C 정맥 주사를 이용하길 권한다. 본원에서도 10g에서 25g짜리 비타민C 주사액으로 교체를 한 후로 환자들의 만족도와 치료의 결과가 더 향상되고 있다.

이렇듯 비타민C는 우리가 원하는 질병의 예방 효과와 치료 효과를 동시에 가지고 있다. 이쯤 되면 많은 사람들이 비타민C를 주사까지는 아니어도 복용은 해야겠다고 결심할 수 있는데, 한 가지 주의할 부분이 있다. 알약 형태의 비타민C는 건강한 사람이라도 장기 복용은 하지 않아야 하고 암 환자나 만성 질환을 가진 환자의 경우에는 절대로 복용하지 않아야 한다. 모든 알약 제형은 분말을 굳혀 모양을 만들기 위한 고형제가 들어간다. 보통 1알에 10% 정도 고형제가 들어가게 되는데 제약 회사들마다 얼마만큼의 양을 넣었는지는 천차만별이기 때문에 알 수가 없다. 한 알에 들어 있는 고형제는 인체에 해가 없다고 하더라도 만약 많은 양을 복용하는 비타민C 메가도즈(Mega-dose) 용법을 하거나 장기간 복용할 때에는 인체에 누적되는 효과 때문에 안전성을 보장할 수 없다. 여러 가지 고형제가 있지만 스테아린산 마그네슘이 가장 문제이다. 스테아린산은 인체 내로 흡수되는 포화 지방산인데 분말을 알약으로 만드는 틀에서 매끈하게 분리가 되도록 하려고 첨가하게 된다. 스테아린산 마그네슘은 인체에 아무런 도움을 주지 않을 뿐만 아니라 인체와 비타민C 사이에 바이오필름(Biofilm)이라는 막을 형성해 비타민C의 온전한 흡수율을 떨어뜨린다. 그러므로, 비타민C를 복용할 때는 용량이 적든 많든 상관없이 가능한 분말 형태로 섭취하는 편이 낫다.

  이런 모든 조건이 맞춰진다고 해도 마지막 남은 문제가 있다. 비타민C 주사 용량을 적정량 정맥 주사해도 손가락 끝에서 채취한 혈액으로 측정한 혈중 농도가 원하는 만큼 되지 않는 경우가 있는데, 이때는 용량을 더 높여서 주사하는 방법밖에는 없다. 뿐만 아니라, 비타민C 주사를 맞을 때는 종양 표지 인자 수치가 떨어지는데 주사를 끊으면 다시 치솟는 경우가 많다. 둘 다 무슨 의미일까? 암세포 발생의 가장 기본적인 환경은 혈액 순환 장애에 의한 저산소 환경이다. 저산소 환경은 혈액 순환 장애와 호흡량의 감소가 가장 큰 원인이다. 결국, 비타민C를 경구가 아니라 정맥 주사를 해도, 또 정맥 주사 용량을 많이 한다고 해도 혈액 순환을 개선시킬 수 있을까? 즉, 저산소 환경을 개선하기는 쉽지 않다는 의미이다. 결국 비타민C 주사에 더하여 혈액 순환을 관장하는 자율신경 상태를 개선시키기 위한 'NTR 구조 치료(프롤로 주사+도수)'가 필요한 이유이다. 자율신경이 안정화되어 혈관 조절 능력이 개선되면, 비타민C는 구석구석 세포까지 충분한 양이 쉽게 도달할 수 있고 저산소 환경이 개선된다.

기타 영양 치료

유방에 도움되는 기타 영양제

음식으로도 충분하기 때문에 굳이 영양제를 이용하여 영양을 섭취할 필요는 없다는 전문가도 있지만, 실제 환자들은 영양 섭취의 방법 즉, 식습관의 변화와 영양제 보충으로 세포 대사가 급격히 호전되는 결과를 보인다. 영양제 무용론을 주장하는 전문가들은 '과학적 또는 학술적 근거가 없다.'는 것을 가장 강조하지만, 영양 측면에서는 근거가 부족할 수밖에 없다. 그 이유는 질병을 이겨 내고 건강 상태를 호전시키는 효과 있는 영양제의 종류가 개개인마다 너무나 다르기 때문이다. '과학적 또는 학술적'이라는 의미는 구체적으로 표준화되어 있는 일률적인 방식을 의미하는데, 영양 요소는 획일화될 수 없는 단점이 있다. 그렇다고 영양제가 효과가 없다고 할 수 없기 때문에, 부족하거나 더 필요한 영양 요소의 보충은 질병을 이겨 내기 위해 반드시 필요하다. 그러나 영양제가 만병통치라는 의미는 아닌데도 불구하고, 온라인 검색을 해 보면 영양제들이 마치 모든 병을 치료해 줄 수 있다고 주장하는 의견도 매우 많다.

아래 내용은 수많은 정보 중에서 어떻게 옥석을 가려야 하는지 설명한다. 잘 쓰면 독소를 배출하는 약이 되지만 막 쓰면 독이 되는 영양제 중에서 유방과 관련된 영양제의 성분을 골랐다.

이소플라본(Isoflavone)

여성 갱년기와 관련되어 가장 알려진 영양소이다. 하지만, 유방뿐만 아니라 자궁과 난소의 여성 질환이 있는 모든 환자에게 적용이 가능하다. 특히 갱년기 이전 에스트로겐 우세증과 폐경 후 비만 여성에서 여성 질환이 있을 경우에는 필수적인 영양 요소 중 하나로 꼽힌다. 이소플라본은 콩의 성분 중 하나인데, 콩은 '밭에서 나는 소고기'라고 알려질 만큼 식물성 단백질 공급원 역할을 하면서 여성호르몬 에스트로겐의 부작용을 줄여 준다. 하지만, 해가 된다는 주장을 하는 어떤 전문가들도 있다. 다른 영양제들과 마찬가지로 상황에 따라 이득이 될 수도 해가 될 수도 있을 뿐이지 이소플라본 자체가 나쁘기만 하다거나 또는 좋기만 하다는 의미는 아니다.

이소플라본은 동물성 에스트로겐에 비해 약효가 아주 약한 식물성 에스트로겐이다. 때문에, 가장 약효가 강한 환경 호르몬과 같은 제노에스트로겐(Xenoestrogen)이나 동물성 에스트로겐의 노출에 의해 에스트로겐 우세증이나 유방·자궁·난소·갑상선의 건강상 문제가 발생했을 경우에, 약한 에스트로겐에 해당하는 콩의 이소플라본은 환경 호르몬 노출이나 에스트로겐 우세증 등의 상황에서 세포에 작용하는 강한 에스트로겐을 차단하는 효과가 있다. 반대로, 적당량의 에스트로겐 노출이 있는 여성이나 에스트로겐 노출이 최소화되어야 하는 폐경기 이후의 여성들에게 너무 많은 이소플라본 섭취는 에스트로겐 노출의 기회를 확장시키는 결과로 이어져 건강상의 문제를 만들 수 있다. 따라서 이소플라본이 여성에게 좋다 나쁘다를 판단하기 전에, 자신의 에스트로겐 호르몬 또는 약물이나 환경 호르몬과 같은 외부 호르몬이 체내에 축적된 정도를 먼저 파악해야 한다. 그 후에 필요한 경우에만 이소플라본을 적용하면 된다.

이소플라본을 추가 섭취해야 할 정도로 에스트로겐 호르몬의 문제가 있다면 영양제로 섭취하기 전에 우선은 장부터 먼저 치료해야 한다. 결국, 에스트로겐의 문제는 장에서 유발되는 만성 염증이 기초가 되어 시작되기 때문이다. 장 문제를 해결하지 않고 영양제부터 찾는다면, 마치 낭비벽은 고치지 않고 월급을 더 받으려고 야근을 하며 몸을 혹사시키는 상황에 비유할 수 있다.

요오드

요오드는 갑상선에 가장 중요하고 핵심적인 미네랄이지만, 생화학적으로 다양한 역할을 한다. 즉, 갑상선 호르몬의 원료로 사용되기 때문에 갑상선에 가장 높은 농도로 요오드가 축적되어 있지만, 신체 여러 곳의 장기에도 요오드는 필수적이다. 침샘, 뇌, 뇌척수액, 위 점막, 유방, 난소, 안구 등에 요오드가 필요하며 정상적인 성장과 발달에 꼭 필요한 미네랄이다.

요오드가 유방에 유용하다는 주장은 1966년 러시아 과학자들이 요오드가 유방의 섬유 낭성 질환들의 증상 완화에 효과적이라는 연구 결과에서 비롯됐다. 그 후 1993년 캐나다 연구에서 유방 섬유 낭성 질환 환자 70%에서 증상의 호전을 보여, 시애틀(Seattle)에서 696명의 환자를 대상으로 3~5mg I2요오드(Iodine)를 투여한 2중 맹검 환자 대조군 연구에서 통계적으로 매우 의미 있는 결과가 파악되었다. 요오드를 사용했을 때 유방압통, 결절, 섬유화, 팽만, 물혹 개수 등이 대조군에 비해 감소하였다는 내용이다.

서양에서 유방암 발생률이 증가하는 원인은 육류 과다 섭취와 해조류 섭취량이 적어서, 특히 요오드 부족이 또 다른 원인으로 설명되고 있는데, 동양도 마찬가지로 서양 식습관화 되면서 유방암이 증가하는 추세로 볼 수 있다. 그나마 동양에서는 콩 종류의 음식을 많이 섭취하기 때문에 유방암의 증가율이 서양에 비해 더 적다는 주장도 있다.

여러 측면에서 살펴보더라도, 요오드가 납, 알루미늄, 수은과 같은 중금속 해독 효과와 불소, 브롬화물과 같은 할로겐족 유해물질 배출에도 효과가 있고 암 세포 자멸사를 유도하기 때문에 건강상에서는 충분한 이득이 있다. 하지만 특정한 한 가지 물질이나 영양소 또는 식이 요법에 초점을 맞추면 전체적인 균형을 맞추기 어렵기 때문에 더 심각한 오류가 발생할 여지가 많다. 뿐만 아니라, 요오드는 미네랄 그 자체로 효과가 있지만, 가장 중요한 특성은 세포 내로 수분 축적을 유도한다. 따라서 현대인들에게 많은 만성 탈수가 있다면 요오드의 기능과 효과는 반감할 수밖에 없다. 역시 특이한 영양제보다는 건강을 유지하는 기본적인 요소인 자율신경과 장의 균형이 우선적으로 잘 맞추어져야 한다.

비타민D

비타민D 결핍은 전 세계적으로 흔히 발생하고 있으며, 최근 국민건강영양조사 결과 한국인 93%가 해당한다. 등푸른 생선 지방과 간유, 계란, 동물 간 등에 비타민D가 많이 들어 있지만, 자연 식품 자체로 보충하기에는 20% 정도에 불과하다. 그러나 다행히 햇빛이 피부에 노출되면 보충할 수 있다. 비타민D 결핍을 예방하기 위해서는 일주일에 적어도 2번 이상, 오전 10시부터 오후 3시 사이에 팔, 다리에 5~30분 정도 실외에서 햇빛을 쬐어야 한다. 창문이나 자외선 차단제는 비타민D 합성에 필요한 자외선B(UVB)를 차단하기 때문에 도움이 되지 않는다.

이렇게 노력을 해도 혈중 비타민D 농도가 부족한 경우가 대부분이고, 특히 중증 환자일수록 비타민D 소모량이 늘어나기 때문에 적정 용량의 비타민D 보충제가 필요할 수 있다. 비타민D 보충제는 비타민A, E, K처럼 지용성이므로 지방과 함께 복용하면 흡수에 좋고 주로 간에 저장된다. 비타민 D2(에르고칼시페롤)와 D3(콜레칼시페롤)는 간과 신장에서 활성 비타민D 또는 칼시트리올이라는 활성 형태로 변화되어야 한다.

칼시트리올은 뼈 형성과 성장 및 복구에 필요하며 신장성 골 형성 장애, 부갑상선 기능 저하증(주로 갑상선 수술 후 발생), 건선 등을 치료하는 데 사용할 수 있다. 비타민D 결핍은 뼈가 휘는 구루병, 행복 호르몬으로 알려진 세로토닌 합성을 지연시켜 우울감 유발과 관련이 있다. 또한 암 환자들에게서 비타민D 과잉 결핍이 관찰되며, 백혈병, 유방암, 전립선암, 대장암 등 암 예방 효과는 입증되지 않았을 뿐만 아니라, 우울증, 심혈관 질환, 낙상 등에 의한 골절 예방 효과도 없다는 연구 결과도 다수 있다.

하지만 최근으로 올수록 비타민D가 단핵구(Monocyte)와 T세포 같은 면역 세포를 조절하고 암세포의 신생 혈관 생성을 억제하여 대장암, 혈액암(백혈병, 임파선암) 억제에 유용하다는 연구 결과들이 발표되고 있다. 그리고 유방암과 전립선암뿐만 아니라 성호르몬과 관련된 암에서는 발생 위험을 낮추고 예후를 좋게 하지만, 암 사망률을 낮추는 효과까지는 분명하지 않다고 한다.

왜 이렇게까지 연구 결과가 천차만별일까? 그것은 비타민D 보충제가 사람마다 민감도로 표현되는 분자적 반응이 차이가 있기 때문이다. 하지만, 이 결과도 부분적인 설명밖에 되지 않는다. 가장 큰 이유는 비타민D가 직접적으로 암세포에 작용한다기보다 만성 염증 감소를 위한 칼슘 확보, 면역 기능 향상, 호르몬 안정, 미토콘드리아 기능 보존을 통한 근육 기능 유지 등과 같이 세포 면역을 위한 기반 조건을 형성하는데 이용되기 때문이다.

이런 이유로 비타민D는 반드시 적정 수준의 혈중 농도를 유지해야 한다. 최하 30ng/mL 이상으로 유지하되 암 환자를 포함하여 만성 질환자는 50~80ng/mL를 유지하도록 권장한다. 하지만, 90ng/mL 이상으로 유지될 경우에는 간 손상이 생길 가능성이 높아지기 때문에 100ng/mL 이상 오르지 않도록 반드시 혈액 검사를 해서 보충 여부와 비타민D 보충제 용량을 결정해야 한다. 안전한 비타민D 보충제 용량은 매일 2,000~2,500IU 정도 복용하면 적당하다. 혈중 농도가 10ng/mL 이하이면 건강상 어떤 문제든 생길 가능성이 있고, 5ng/ml 이하일 때는 암세포가 생기거나 만성 질환이 악화될 가능성도 높아진다. 따라서 수치를 빠르게 올릴 필요가 있을 때에는 고용량에 해당하는 200,000IU 비타민D 주사를 이용해야 하는데 국내 허가 사항으로는 근육 주사로만 가능하도록 되어 있다. 외국에서는 주사약이지만 구강 섭취도 가능하도록 되어 있는데, 똑같은 주사제를 완제품으로 수입해도 근육 주사로밖에 할 수 없는 의료법상 불합리함이 있다.

국내 의료법의 제한 사항을 불합리하다고 하는 이유는 비타민D가 지용성이라 근육에 자꾸 주사하면 근육 손상으로 이어지기 때문이다. 근육 주사의 문제는 수년~십수 년이 지난 후에 생기고, 한 번 생긴 근육 문제는 전신 근육통과 관련되기 때문에 매우 주의해야 한다. 이런 이유로 외국에서 구강 섭취 가능으로 허가 받은 비타민D 주사제라면 근육 주사보다는 구강 섭취로 보충하는 편이 더 안전하다. 구강 섭취를 하면 근육 주사보다 혈중 농도가 별로 오르지 않는다는 연구 논문도 있고, 실제 임상에서 적용해 보면 근육보다는 장을 통한 흡수가 낮아서일수도 있고 만성 염증이나 심한 대사 질환의 경우 비타민D 소모량이 높은 이유로 상대적으로 조금만 올라간 듯이 측정될 뿐이다. 비타민D 혈중 농도가 심한 결핍에 해당하는 12ng/mL 이하라면 가능한 빨리 혈중 농도를 올려야 건강상 이득이다.

DIM(3,3'-Diindolymethane, 딤)

녹황색 채소가 건강 유지뿐만 아니라 각종 암 예방과 재발 억제에 유효하다는 논문은 수도 없이 많다. 녹황색 채소 중에서 브로콜리, 콜리플라워, 그리고 양배추 등과 같은 십자화과 식물은 특히 유방·자궁·난소의 질환에 도움을 많이 준다. 십자화과 채소와 관련된 I3C(Indole-3-carbinol, 인돌-3-카비놀)와 유황 성분이 특히 암 예방 효과와 관련이 있다.

십자화과 식물에 많이 들어 있는 I3C 2개가 붙어서 DIM 성분이 만들어지게 된다. DIM은 에스트로겐 대사물 중 2-OHE를 더 많이 생성하도록 유도하는 영양 성분이다. 성호르몬은 세포핵의 DNA에 직접 작용하는 특징이 있는데, 에스트로겐 대사물이 4-OHE 또는 16-OHE로 많이

I3C

위산

인돌이니움 이온
중간 대사물

사이클릭
트리머
Ctr

DIM

DIM(3,3'-Diindolymethane, 딤)

전환되면 그만큼 세포의 DNA 손상을 유발할 수 있기 때문에 DIM은 유방 질환의 예방과 재발을 막아 줄 수 있는 영양 성분이다.

I3C가 화학적으로 결합되어 실제 효과가 있는 DIM으로 전환이 되려면 반드시 위산이 충분히 있어야 가능하다. 만약, 위산 저하가 있다면 십자화과 채소를 많이 먹어 봐야 유방 질환 예방이나 치료 그리고 유방암 환자의 생존율 향상에 별 소용이 없거나 효과가 현저히 떨어진다.

그럼에도 불구하고 십자화과 채소가 각종 암 재발을 억제하는 효과는 무엇 때문일까? 첫 번째로, 암 환자라고 해도 위산 생산이 전무하지는 않기 때문에 위산이 조금만 있다면 효과도 어느 정도는 있기 때문이다. 두 번째는, 섭취한 십자화과 채소가 식이 섬유로써 장에서 역할을 하기 때문이다.

위산 저하 교정을 위해 식초를 먹으면서 도움을 받을 수 있겠지만, 헬리코박터균 제균뿐만 아니라 소장과 대장의 점막 기능 회복을 통해 위산 분비가 잘 되도록 해야 한다. 역시, DIM으로 여성 질환에 도움 받으려는 시도도 장 치료가 우선되어야 한다.

달맞이꽃 종자유(evening primrose oil)

여자가 그 날이 되면 조심해야 한다는 옛말이 있다. 지금처럼 의학이 발전하지 않았던 옛날에는 경험적 민간요법을 사용하였는데, 식물 추출 기름을 먹으면 생리 통증이 감소되고 오르락내리락 하는 기분이 나아졌다고 한다. 그 기름이 달맞이꽃 종자유인데 여드름 같은 피부 염증도 완화가 되고 유방통도 줄어서 여러 가지 효과가 있었다. 달맞이꽃 종자유는 오메가6 불포화 지방산이며, 오메가3 불포화 지방산과는 서로 경쟁적인 세포 대사 작용을 한다. 불포화 지방산은 체내 염증을 조절하는 성분으로 변환이 되는데, 프로스타글란딘(Prostaglandin, PG), 류코트리엔(Leukotrien, LT), 트롬복산(Thromboxan, TX), 프로스타사이클린(Prostacyclin, PGI) 등이 있는데 그중 PG가 가장 대표적이다. 오메가3는 대부분이 항염증 작용을 하는 PG3 계열로 전환되는 반면에 오메가6의 80%는 항염증 작용을 하는 PG1계열로 전환되고 20%는 오히려 염증을 유발시키는 PG2 계열로 전환된다.

요즘은 달맞이꽃 종자유에서 추출한 감마리놀렌산의 항염증 효과를 더 보강한 보충제가 있는데, 생리통이나 유방통 등을 완화하는 효과도 있고 가려움증을 덜어 항히스타민제나 스테로이드제 등의 의약품 투여량도 줄여 주고 아토피 증상의 개선 효과도 있다. 뿐만 아니라 당뇨신경

병증, 레이노 증후군, 혈당 강하, 혈중 콜레스테롤 감소, 류머티즘 관절염, 갱년기 증후군, 생리 전 증후군 등 다양한 질환의 예방과 치료에도 사용된다. 그래서 17세기 영국에서는 왕이 사용하는 만병통치약으로 불리기도 했었다.

적용 범위가 넓을 뿐만 아니라, 천연 물질이면서도 전문 의약품 또는 일반 의약품으로 사용되는 정도의 약효를 인정받은 덕분에 같은 효과의 다른 의약품 투여량을 줄여 줄 수도 있다. 또한 달맞이꽃 종자유, 블랙커런트씨유, 보라지유 등에서 추출한 감마리놀레익산은 천연 약물이기 때문에 인공 합성 화학 약물의 부작용을 줄일 수 있는 장점도 있다.

감마리놀레익산은 식물성 불포화 지방산인 오메가6 지방산 일종으로, 오메가3와 마찬가지로 체내에서 생성되지 않기 때문에 식품으로 꼭 섭취를 해야 하는 필수 지방산이다. 오메가6는 체내 염증을 일으킬 가능성이 있기 때문에 심혈관계 질환 발생과 관련하여 오메가3와 함께 섭취하여 위험성을 낮출 수 있는 비율에 대한 연구가 많다. 연구 결과를 보면 오메가6:오메가3의 적정 섭취 비율이 1:1~4:1 정도를 유지해야 심혈관계 질환과 암의 위험성을 줄일 수 있다고 한다. 이 결과를 식품 섭취뿐만 아니라 영양제 복용 시에도 유지하도록 강조하고 있다. 때문에, 달맞이꽃 종자유를 복용할 때는 오메가3를 같이 복용하면 오메가6가 염증을 일으키는 문제를 막으면서 원하는 효과를 얻는 데 효율적이다.

하지만, 칼로리 이론과 마찬가지로 입에 넣는 비율 그대로 소화·흡수되어 혈중 농도도 똑같은 비율을 유지할 수 있을까? 이는 오메가6와 오메가3에만 해당하는 의문이 아니라 모든 영양제와 식단에서도 마찬가지이다. 눈앞에 차려진 밥상과 한 주먹 가득한 영양제가 고스란히 내가 원하는 곳에 쓰이리라는 생각은 착각이다. 결국은 기본이 되는 혈액 순환과 자율신경계가 안정적이지 않으면 만병통치약으로 통하는 달맞이꽃 종자유도 효과가 떨어지는 한계가 생긴다.

그리고 효과를 보기 위해 오메가3와 오메가6를 혼용해서 복용한다면 출혈 장애를 주의해야 한다. 멍이 잘 든다면 용량을 줄일 필요가 있고, 생리 때 또는 임신 말기에는 끊을 필요도 있다. 혈액 희석을 위한 아스피린이나 해열·진통을 위한 이부프로펜과 함께 복용하게 되면 출혈 위험도 높일 수 있다. 효과를 빨리 보기 위해 과용을 하거나 장기적 복용을 할 때는 더욱 주의해야 한다. 특히 달맞이꽃 종자유는 조현병 치료를 위한 페노티아진 복용을 하고 있거나 간질·발작 장애가 있는 상태라면 발작 가능성을 더 높이기 때문에 주의해야 한다. 특히, 수술을 앞두고 있다면 최소 1주일 전부터는 복용을 반드시 중단해야 하고 수술 부위의 봉합사(실밥)를 제거한 후 다시 복용하면 된다.

프로게스테론(Progesterone, 황체호르몬) 크림

에스트로겐 우세증은 에스트로겐 수치가 높아지면서 생기기보다 대부분은 프로게스테론 수치가 너무 낮아지기 때문에 생긴다. 에스트로겐 우세증으로 생기는 여러 증상들 중에서 생리 불순, 생리 전 증후군 등 유방이나 자궁에 문제가 있는 여성과 폐경기 증상이 있는 여성은 호르몬 대체요법으로 프로게스테론 크림을 사용할 수 있다. 피부에 바르는 프로게스테론 크림은 야생 참마(Wild yam)에서 추출한 디오스게닌의 분자 구조를 화학적으로 변형시켜 만든 100% 천연이다. 복용하는 프로게스테론과는 달리 소화·흡수 또는 간 대사 작용에 의해 손실되지 않으며, 피부에서 혈관으로 직접 스며들기 때문에 손실률이 최소화되고 흡수율이 높아 적은 양으로도 호르몬 보충 효과가 있고 적정량을 사용한다면 부작용도 거의 없다.

하지만, 제품에 따라서는 효과가 없을 수도 있다. 성분에 디오스게닌 또는 야생얌 함유 크림이라고 된 제품은 효능·효과 측면에서 프로게스테론 호르몬과는 전혀 다르기 때문에 사용하지 말아야 한다. 제대로 만들어진 프로게스테론 크림이라고 해도 진공 펌핑 용기에 담겨 있는 제품을 사용해야 하는데, 한 번에 20mg씩 일정한 용량으로 매일 바를 수 있기 때문이다. 크림을 숟가락으로 떠서 사용하는 항아리 형태나 짜서 사용하는 튜브 형태의 제품은 일정 용량을 사용하기 어렵고 진공 보관이 아니라서 크림의 프로게스테론 성분이 산화되기 쉽기 때문에 가능한 선택하지 말아야 한다.

프로게스테론 호르몬은 배란일부터 생리 시작 날까지만 적용하기 때문에, 생리 주기가 규칙적이면 사용하기가 편하다. 여러 가지 방법을 제시하는데, 일반적으로는 생리 예상일을 미리 정해서 계산된 2주 전부터 바르기 시작한다. 하지만, 생리 주기가 일정하지 못한 경우에 더 필요한데, 생리가 불규칙할 경우 배란일을 찾기가 어려워 크림 바르는 첫 날을 정하지 못해 곤란해지는 문제가 있다. 생리 주기가 짧으면서 불규칙하면 적용하지 말고 생리 주기가 불규칙하지만 비교적 길다면 적용해 볼만하다. 주기가 긴 생리 불순의 경우에는 일반적으로 안내된 방법보다는 생리가 시작한 날부터 시작해서 2주가 지나서 바르기 시작하면 된다. 바른 지 3주 내에 생리를 하면 그때 크림을 중단하고, 3주가 지났는데도 생리를 하지 않는다면 1주 정도 쉬었다가 1번 더 추가 펌핑해서 용량을 늘려 다시 바르기 시작한다.

프로게스테론 크림도 다른 영양제들과 마찬가지로 장 건강을 먼저 회복해야 한다. 장 치료만으로도 생리 주기를 어느 정도는 일정하게 바꿀 수 있기 때문이다. 그 후에도 프로게스테론 크림을 적용해야 할 상황이라면 비교적 일정한 생리 주기에서는 좀 더 쉽게 적용할 수 있다. 동물의 체내에서 만들어지는 대부분의 호르몬과 마찬가지이지만 특히 스테로이드 계열의 호르몬은 반드시 간을 통해서 대사 처리되어 장으로 버려져야 한다. 때문에 간 건강이 호르몬 불균형의 안정을 쉽게 유도할 수 있고 호르몬 이상의 피해를 최소화 할 수 있는 필수 조건이다. 간을 건강하게 만들기 위해서는 반드시 장이 좋아져야 한다. 간은 장 건강 상태에 따라 직접적으로 영향을 받기 때문이다.

특정 음식만으로 특수 영양소 보충은 무리

요리해서 먹는 식재료에는 여러 성분들이 있고, 특히 특정 질병과 관련된 성분들이 있는 식재료를 음식으로 먹으면 건강을 회복하고 유지하는 데 도움이 된다는 얘기나 방송을 듣고 실천을 해 보는 사례가 많다. 그러나 식재료에 들어 있는 유효 성분들은 대부분 아주 극소량을 함유하고 있기 때문에, 실제로는 음식만으로 특정 효과를 위한 특수 영양소를 보충하기에는 무리한 부분이 많다.

'프랑스인의 역설(French paradox)'로 예를 들어 보자. 포도주 한 잔은 심장 건강에 도움이 된다고 알려져 있는데, 이는 포도주의 500여 가지 성분 중 폴리페놀이라는 성분과 관련이 되기 때문이다. 와인 1L당 폴리페놀 함량이 레드와인에는 1~3g, 화이트와인은 0.2g 정도이다. 폴리페놀 중에서도 특히 레스베라트롤 성분이 심장병에 유효한데, 하루 1g 레스베라트롤을 섭취하려면 레드와인 2~300병을 마셔야 한다. 단적인 예이지만, 음식의 성분은 너무 과장된 면이 많기 때문에 특별한 목적으로 음식을 섭취하지 말고, 다만 최소 2~3년 후의 건강 향상을 위한 투자 정도로 생각하면 적당하리라 판단된다. 술 이야기가 나왔으니 한 마디 더 하자면, 유방암 환자는 한 잔의 알코올도 피해야 한다고 전문가들은 강조한다. 술을 즐기는 경우에는 금주가 어렵기도 할 터이다. 만약, 장 상태가 괜찮고 자율신경계가 안정되어 있다면, 어떤 종류의 술이든 1~2잔 정도로 자유로움과 편안함을 느끼며 즐거운 시간을 보낼 수 있다면 질병을 이겨내는 데 오히려 더 도움이 될 듯하다.

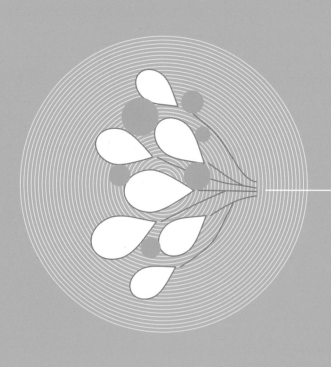

8장

자율신경기능의학 치료 사례

이제까지 치료받은 유방암 환자들의 치료 사례들에는 해피 엔딩 (Happy ending)이 많지만, 특별히 교훈 삼을 만한 사례들을 모아 보았다. 몇 번이나 반복적으로 강조했던 '기본 지키기'가 얼마나 중요한지에 대한 마지막 강조이다. 그리고, 유방암을 대하는 환자 태도의 유형들이기도 하다. 유방암이 걱정되거나 이미 유방암과 관련이 되었다면, 이 사례들이 도움되기를 바란다.

사례1 이○선(여, 53세)

자율신경기능의학 치료 병행으로 항암 치료 부작용이 거의 없어졌고 암 덩어리가 사라졌어요

매년 11월이면 항상 검진을 해 왔는데, 이번에는 유방에 멍울이 잡히고 오른쪽 유두에 함몰 증상이 있었어요. 유방·갑상선을 잘 본다는 2차 병원에서 검진 결과 유방암 진단을 받았어요. 오른쪽 겨드랑이 임파선에 전이가 됐다고 해요.

지인의 소개로 내원한 환자였는데, 자세한 상담 후 유방암 발생 원인을 찾는 데 필요한 기능의학적 검사와 척추 자율신경의 중요성을 설명하였으나 근본 원인에 대한 관심은 없었다. 대신에 2차 병원의 담당 주치의에게 제대로 설명을 못 들은 부분이나 궁금했지만 물어보지 못한 부분의 추가적인 설명만 원했고, 대학병원의 진료와 수술 날짜만 손꼽아 기다릴 뿐이었다. 2차 병원도 유방·갑상선으로 유명했지만, '혹시 오진이 아닐까?'라는 의심을 갖고 더 큰 병원에서 검사를 다시 받아 보고 수술하기를 원하였으며, 진료 의뢰서가 필요해서 겸사겸사 내원했을 뿐이었다.

환자는 6개월 만에 다시 내원했다. 그동안의 치료 결과를 물어봤더니, 대학병원에서 추가로 시행한 검사에서 척추 뼈 전이가 새롭게 발견돼 유방암 4기로 진단되어 수술을 할 수 없는 상태였고, 완화(Palliative) 목적의 항암 치료 중이라고 했다. 말기 암 환자이다 보니 신약 시험 대상이기도 해서 단일클론 항체로 '표적' 항암제의 일종인 퍼제타(Perjeta, Pertuzumab,

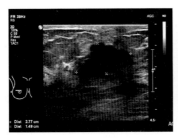

유방 초음파

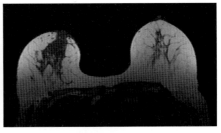

유방 MRI

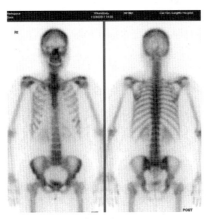

뼈 스캔

영상검사결과

등록번호 : 0002100382	환자성명 : 이○선	주민번호 : 630313-2******	진료과 : 유방센터

환자성명	이○선	환자번호	0002100382	성별/나이	여자 / 53
검사명	Bone Scan(Whole Body)-HDP			판독의	박소연
처방일자	2017-11-29	촬영일시	2017-11-30 14:41	판독일시	2017-12-01 09:41

판 독 소 견

[Finding]
Whole body bone scintigraphy was acquired at 4 hr after injection of Tc-99m HDP (25mCi).
Clinical info: Right breast cancer, for staging w/u

Tc-99m HDP WBBS revealed :

Subtly increased uptakes in left 6th, 7th anterior ribs.
- R/O Benign posttraumatic change.
  DDx. bone metastasis, less likely.
- rec> PET/CT correlation, if clinically needed

Otherwise, no significant abnormal uptake to suggest skeletal metastasis.
===== [Conclusion] =====
R/O Benign posttraumatic change in left 6th, 7th anterior ribs.
  DDx. bone metastasis, less likely.
- rec> PET/CT correlation, if clinically needed

퍼투주맙)까지 사용을 했는데, HER2양성인 유방암 환자에게 트라스트주
맙(허셉틴)과 병용하여 사용했다고 한다. 하지만 결과는 만족스럽지 못한
상태였고, 7차례 항암 치료를 하는 동안 유방암 크기는 조금 줄어들다 정
지된 상태였다. 그러나 항암 치료 부작용은 점점 더 심해져서 손발이 저
리고, 조금만 움직여도 숨이 차고, 손바닥과 발바닥이 갈라지고 감각이
무뎌지면서 저리기까지 해서 젓가락질하기도 어렵다고 했다. 거기에다
손발톱 색깔은 죽어 가듯이 검게 변해 가고 입맛이 없으니 먹는 건 더욱
부실해지는 등 일상생활이 어려워지고 있는 상태였다.

"부작용 정도에 비해 항암 주사 치료의 효과가 없다 보니 대학병원에서
는 이제 치료를 그만하자고 했고, 항암 부작용 때문에 생긴 문제들은 요
양을 하면서 관리하라고 했어요. 항암 부작용을 참으면서 열심히 치료를
받았는데도 3~6개월 정도 밖에 살지 못할 거라네요." 라며 울먹거렸다.

"이제 와서 생각해 보니, 원장님께서 처음 말씀하셨던 설명들이 다 이
해가 돼요. 그때는 항암 주사 치료를 받고 수술로 암 덩어리를 없애 버리
면 모든 문제가 쉽게 해결될 텐데, 뭐하러 힘들게 식단 조절이나 혈액 순
환 치료를 하라고 하는지 그 의미를 몰랐어요. 이제라도 자율신경기능의
학 치료를 다시 시작해 보고 싶어요."

그리하여 설탕, 밀가루, 과일, 음료수를 철저히 끊는 식단을 시작했고,
가장 좋아했던 국수는 1년간 전혀 입에 대지도 않았고, 자율신경 치료도
병행했다. 그러자 검게 변했던 손가락과 발가락, 모양이 변해 가던 손톱
과 발톱이 정상으로 회복되었다. 무뎠던 발바닥 감각이 돌아오면서 등산
을 시작하게 되었고 동네 야산 정도는 하루 2~3번씩도 오르락내리락할
만큼 체력이 좋아졌다. 자율신경기능의학 치료를 시작한 지 두어 달 지

등록번호: 856
주민등록번호: ******-******* 여/53세
환자명: 이ㅇ선

영상검사 특수촬영 – 핵의학

영상검사 특수촬영-핵의학

검사명	Whole body Bone scan
검사방법	
검사일자	2018.11.22 11:14
판독일자	2018.11.24 21:43

촬영실   Bone scan(암병원)

Description

Technique:
Tc-99m HDP was given to the patient intravenously. Anterior and posterior whole body and spot views were obtained 3 hours later.

Findings and impressions:
No newly developed abnormal uptake is seen.
The known metastatic lesions involving the C7 and T2 are not well delineated.

판독의/전문의

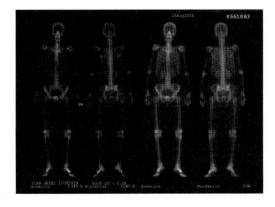

뼈 스캔

등록번호: 856
주민등록번호: ******-******* 여/54세
환자명: 이ㅇ선

영상검사 특수촬영 – 핵의학

영상검사 특수촬영-핵의학

검사명	Whole body Bone scan
검사방법	
검사일자	2019.02.14 19:29
판독일자	2019.02.21 07:51

촬영실   Bone scan(암병원)

Description

Technique:
Tc-99m HDP was given to the patient intravenously. Anterior and posterior whole body and spot views were obtained 3 hours later.

Findings and impressions:
No newly developed abnormal uptake is seen.
The known metastatic lesions involving the C7 and T2 are not well delineated.

판독의/전문의

나서 다시 대학병원을 찾아갔더니 신기하고 의아해 하면서 다시 항암 치료를 시작하자고 했고, 허셉틴 치료를 3주마다 하게 되었다. 하지만, 예전만큼 항암 치료 부작용은 없었고 오히려 체력이 점점 더 나아지면서 손녀를 보는 시간이 가장 행복한 시간이라고 할 정도가 되었다. 이렇게 자율신경기능의학 치료를 1년 정도 병행한 결과, 수술도 하지 못하고 항암 치료에도 반응하지 않던 유방암 덩어리가 척추에 전이된 흔적과 함께 사라져 유방 초음파와 뼈 스캔(Bone scan)에서도 보이지 않는 상태까지 되었다. 하지만, 다시 재발할 위험을 억제하려는 목적으로 대학병원에서는 허셉틴 주사 치료를 계속 이어 가자고 했다.

많은 기능이 회복되었지만, 항암 치료 부작용으로 시작된 탈모가 완전히 회복되지 않아 고급 단백질을 권유하였지만, 경제 사정이 여의치 않아서 일반적인 식단에서 단백질 보충을 시도하고 있다.

교훈

유방암을 진단받은 순간부터 자율신경기능의학 치료를 같이 하면 표준 항암 치료의 부작용을 줄일 수 있고 항암 치료의 결과가 더 좋아진다. 어쩌면, 수술을 할수 없어 포기하는 심정이 되면서 자율신경기능의학 치료에 적극적이었던 시도가 '세옹지마'처럼 오히려 도움이 됐을 수도 있다.

현대의학은 벌어진 결과를 해결하기 위해 최선을 다하고, 기능의학은 질병의 원인을 찾아 해결하기 위해 최선을 다한다. 두 종류의 의학을 상황에 따라 균형 있게 이용할 수 있다면, 현재의 난관을 극복하는 가장 최선이라고 할 수 있다.

자율신경기능의학 치료로 유방암과 관련된 미세 석회가 없어졌어요

어렸을 때부터 체격이 왜소했지만 체력은 자신 있었고 쉽게 지치지도 않았어요. 하는 일이 민원 업무 처리라서 평소에 스트레스가 많았는데, 어느 순간부터 피로하고 잠이 오지 않아 수면제를 가끔씩 복용하고 있어요. 2년 전에 3cm 갑상선 결절이 있어서 고주파 치료를 했고, 지금은 1.5cm 정도 남아 있다고 해요. 갑상선 고주파 수술한 다음 날 전신에 얼음 주머니를 해야 할 만큼 열이 올랐고 그 후에 기침을 3개월 정도 했어요. 기침이 끊이지 않아서 대학병원에 갔는데 천식이라고 했고 흡입기를 1년 정도 사용했어요. 지금도 목 삼킴이 굉장히 힘들고 목소리를 크게 하는 버릇이 생기면서 성대 결절이 1번 생겨서 치료를 했고, 가래가 많아져서 헛기침을 자꾸 하게 되는데 후두 내시경에서는 별 문제가 없다고 했어요. 오른쪽 어깨에 석회가 있어서 아프기도 하고 소화도 잘 안돼 검진을 했는데 양쪽 유방에 있던 여러 개 결절들은 그대로 있고, 오른쪽 유방에 미세 석회가 이번에 새로 발견됐어요. 유방 확대 촬영 결과 유방암이 의심된다고 큰 병원에 가 보라고 했는데, 혹시 다른 방법이 있을까 해서 내원했어요.

유방암을 진단받기 전에 이미 갑상선에 결절이 있었고 난소와 자궁 상태도 역시나 좋지 않았다고 한다. 난소 낭종, 자궁 근종, 자궁 내막증, 생리 과다 등의 문제가 있어 여러 종류의 피임약을 사용했지만 악성 생리통은 조절되지 않았고 질 상태도 나빠서 결국 미레나를 넣고 모든 통증이 한 번에 좋아졌었다고 했다. 이 후 자궁의 증상이 거의 없어서 미레나를 4년 만에 제거하자 생리통이 다시 시작되었고, 생리 주기는 미레나를 제거한 후 6개월이 지나자 예전처럼 불규칙해지고 한 번씩 건너뛰기도 했다. 호르몬 검사 결과 에스트로겐 혈중 농도는 괜찮았지만 40대 초반에 폐경 진단을 받고 말았다.

불면증, 불안, 공황장애, 폐쇄 공포증 등은 미레나를 하고 있을 때도 여전히 있었지만, 자궁의 증상이 좋아지면서 견딜 만한 정도가 되어 신경정신과에서 약물 치료보다는 상담 치료를 하면서 경과 관찰 중이라고 했다. 이 증상도 미레나를 빼면서 다시 더 심해진 상태인데, 유방암 진단까지 받게 되니 더 심란해졌다고 했다.

유방암 환자의 내원 치료가 일반적으로 최소 주 2회 정도인데 반해 연고지가 지방이라 1~2주 간격으로 치료했는데, 서울에 한 번 오면 친구 집에서 지내면서 이틀 연속 치료를 했다. 체격이 왜소해서 고농도 비타

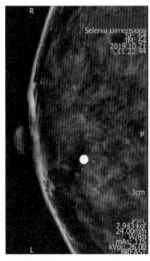
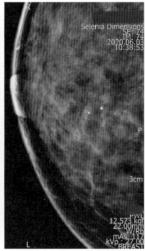
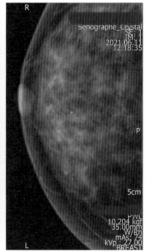

민C 정맥 주사는 20~40g 정도 용량으로 유지하였고, 자율신경기능의학 치료를 시작했다. 시부모님과 함께 살기 때문에 식이 요법은 완벽하게 할 수 없지만 급·만성 음식물 알레르기 검사의 결과에 따라 본인 스스로 최대한 조심하겠다고 했다.

대학병원에서 처음에는 유방암과 관련된 미세 석회가 확실하다고 수술을 권유 받았지만 유방 전 절제를 해야 한다는 소견에 망설이다 유방 수술을 미루게 되었다고 했다. 자율신경기능의학 치료 6개월 후 다시 검사한 유방 확대 촬영에서 미세 석회가 사라져 정기적인 유방 검사는 연고지에서 하라는 권유를 받았다고 기뻐했다. 유방암 치료로 서울을 왔다 갔다 하면서 휴직과 병가를 사용했는데, 병가 처리에 대한 직장 문제가 생기면서 치료가 뜸해졌고 퇴사까지 이어지게 되어 스트레스가 많아졌다. 불면증과 소화불량이 다시 생기기 시작했지만, 예전보다는 스트레스를 잘 이겨 내며 잘 지내고 있다.

교훈

유방암 초기 병기이지만 수술의 범위가 예상 외로 넓고 클 경우에는 6개월~1년 정도 철저한 자율신경기능의학 치료를 먼저 해 볼 필요가 있다. 위 사례와 똑같이 호전되지는 못한다고 해도 수술 후 회복과 항암 치료 부작용을 줄일 수도 있고, 무엇보다 중요한 세포 기능을 호전시킬 수 있다.

수많은 크고 작은 스트레스와 긴장감이 결국에는 큰 질병을 만들어 내는 시작이 된다. 심신의 스트레스가 많을수록 질병의 치료 속도도 느려지게 되고, 재발의 가능성은 높아진다. 유방의 문제라고 해서 유방만 치료해서는 효과가 없고, 반드시 전신의 문제를 일으키는 원인을 찾아서 유방 치료와 동시에 같이 정상화시켜야 한다.

현○미(여, 41세)
버려야 할 습관을 고치지 못하면 치료 효과가 현저히 떨어져요

작년 10월 초에 양쪽 유방암으로 유두만 남겨 놓고 유방을 전부 제거하는 수술을 했어요. 항암 치료를 5번 했는데 몸이 너무 힘들고 먹고 싶지 않고 음식 삼키기도 힘들어요. 항암 치료가 아직 3번 더 남았고, 이어서 방사선 치료도 할 예정인데 견딜 수 있을지 너무 걱정돼요. 게다가 애들이 이제 입시를 치러야 하는데 몸이 이러니 부담을 줘서 너무 미안하고, 걱정이 많아 잠도 잘 못 자요.

본인은 잔병 없이 지내 왔고 병원에 간 기억은 손꼽을 수 있을 만큼 건강했었다고 했다. 남편 때문에 속상한 일이 있어도 다른 집 얘기에 비하면 대단한 문제도 아니어서 그냥 넘기면서 살아왔고, 다행히 애들이 착하고 성실해서 위안을 받으면서 평범하게 살아왔다고 했다. 평소에는 음식을 가리지 않고 잘 먹고, 소화도 별 탈 없었으며 먹는 음식에 따라서 변 상태가 좋지 않을 때가 가끔 있었지만 변비나 설사 때문에 고생한 기억조차 없다고 했다.

하지만, 장내 세균 및 곰팡이균 대사물을 측정한 유기산 대사 균형 검사에서는 여러 유해균이 발견되었으며, 특히 곰팡이 대사물이 측정 기준치를 훨씬 넘는 정도로 소변에서 검출되었다. 이 정도면 장 증상이 있을 법한데 본인의 소견으로는 괜찮은 상태라고 했다.

호르몬 수용체 양성 유방암은 에스트로겐의 영향을 많이 받기 때문에,

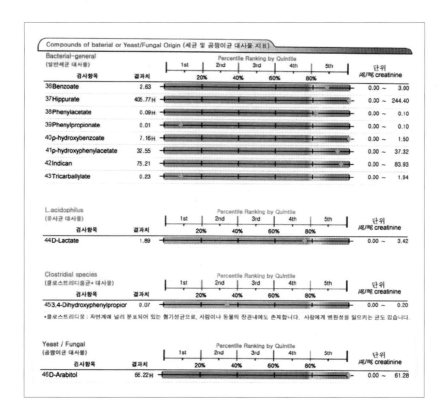

유방암 세포에 에스트로겐이 작용하지 못하도록 화학적 폐경 상태를 만들기 위해 항암 치료와 항 호르몬 치료를 하게 된다. 하지만, 검사 결과지처럼 에스트로겐 대사물이 최대치로 체내에 있는 경우는 유방암의 재발과 전이를 완벽하게 막아낼 수 없는 빈틈이 생기게 된다. 환자에게 장내 유해균이 있으니 무엇보다도 식이 요법을 스스로 철저히 해야 한다고 설명을 충분히 했지만, 약과 영양제를 먹으면서 관리하는 편리한 방법에만 관심을 두었다.

장내 환경이 나쁘면 항상 혈액 만성 염증 수치가 올라가게 된다. 혈액 만성 염증과 장내 세균총 불균형은 에스트로겐 대사를 나쁜 방향으로 유도하게 된다. 에스트로겐 호르몬은 2-OHE가 가장 안전하고, 16-OHE는 나쁘게 작용한다. 4-OHE는 매우 위험한 대사물이지만 메틸레이션이 되면 안전하게 바뀐다.

현○미 씨는 고농도 비타민C 정맥 주사를 80g 주 2회씩 6개월간 계속 맞으면서 남았던 항암제 부작용과 방사선 부작용을 최소화하며 잘 이겨

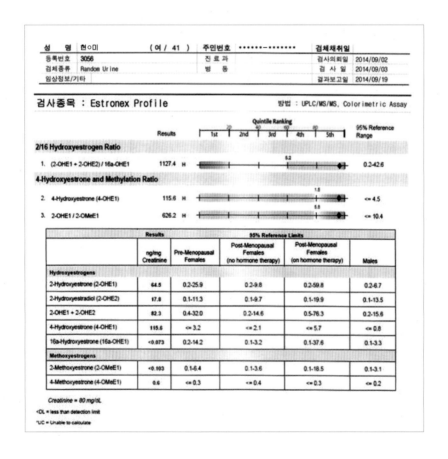

냈다. 항 호르몬제인 타목시펜도 열심히 복용하면서 살짝 나타나던 갱년기 증상도 쉽게 극복을 했지만, 타목시펜이 유발하는 부작용인 갱년기 증상이 약하니 항암제와 방사선의 세포 손상 위험성도 대수롭지 않게 생각되었다.

아이들을 돌보면서 운동과 다른 여러 치료들을 하느라 바쁜 일정이었음에도 불구하고 고농도 비타민C 정맥 주사는 빠지지 않았다. 그런데 본인이 노력해야 하는 식이 요법은 가족들 식사 준비와 맞물리면서 힘들어했고, 과일도 아이들 성장에 꼭 필요하므로 같이 먹어 주는 게 맞다고 주장했다. 그렇지만, 설탕·밀가루는 철저히 조심하겠다고 약속했고, 그 후 먹고 싶었는데 잘 참았다고 본인의 노력을 자랑하기도 했다. 그러나 처음의 결심과는 다르게 그나마 지키겠다고 했던 사항마저 아이들과 함께 밀가루로 간식을 만들어 먹는 등 식습관이 유방암 진단 전처럼 돌아가고 말았다. 결국 수술을 받은 지 6개월 만에 시행한 정기 검사에서 유방암 재발이 발견되었다.

교훈

일부 환자들은 꼭 필요한 치료지만 아프고 힘들 듯한 치료는 피하고, 쉽고 간단해 보이는 치료만 하려고 한다. 더군다나 단번에 효과가 나타나기를 기대한다. 인생에서 꼭 필요하고 중요할수록 얻기도 어렵고 유지하기도 쉽지 않은데, 유독 질병에 대해서는 약만 먹으면 건강해질 수 있다고 착각한다.
아무리 효과가 좋은 치료 방법이 있더라도 본인의 생각에 따라 치료를 골라서 하고 본인이 노력해야 할 부분을 소홀히 하면, 결국 문제는 반복된다.

사례4 우○선(여, 56세)
케톤 식이 요법으로 암 크기가 줄어들었는데, 식이 요법을 중단하자 재발했어요

종합검진 결과 치밀 유방이지만 대수롭지 않다고 했고, 그 외에는 별 문제가 없다고 했어요. 그런데 얼마 후 왼쪽 유방에 딱딱하게 만져지는 멍울이 있어서 유방 초음파를 했어요. 혹이 발견되었고, 조직 검사 결과 유방암을 진단받았어요. 대학병원에서는 수술과 방사선 치료를 권유 받았지만 수술은 나중에 하고 싶어서 자가 치료를 했어요. 원래 육식을 좋아하지 않아서 7~8년 전부터는 거의 먹지 않았고 대신에 좋아하는 생선으로 단백질을 보충했어요. 운동도 꾸준히 했고, 체온을 올리기 위한 반신욕도 매일 했어요. 봉독 요법도 주 2회 정도 지속적으로 하면서 멍울 부위에 적외선 온열 치료도 해 왔어요. 서울이 집인데도 양평에 땅을 사서 집과 창고를 짓고, 창고에는 약초를 이용한 식초도 담아 두고 먹는 등 남들이 효과를 봤다는 방법들을 실천하며 치료에 몰두했지요. 영양제 추천도 많이 받아 비타민C 3g씩 하루 3번 '먹고 야채 주스와 해독 주스는 매일 1~2번씩 꼭 챙겨 먹었어요. 이렇듯 열심히 관리했지만, 8개월 만인 지난 달 검사했더니 발견 당시 2.08cm였던 유방암이 2.81cm로 커져 버리고 말았어요.

우○선 씨는 대체의학의 도움을 받아 보려고 검색하다가 '기능의학', '고농도 비타민C 주사' 치료 방법을 알게 되어 내원하였다. 인사동에서 고전 전통 문화제를 취급하는 사업가라서 그런지 분위기는 차분하고 호탕한 성격이었고 전체적인 건강 상태도 좋아 보였다. 혈액 검사상으로도 심각한 문제는 없었고, 유방암과 관련된 종양 표지인자 CA15-3 10.85,

CEA 2.18로 정상이었다. 하지만, NK 세포 활성도는 10.14(정상 500 이상)로 너무 낮은 상태였다. 나머지 기능의학 검사들을 더 했다면 다른 문제들이 더 발견되었겠지만, 환자와 같은 경우 조금이라도 신체 상태가 좋을 때 암 덩어리를 빨리 없애는 치료가 더 우선적으로 필요했기 때문에, 추가적인 기능의학 검사보다는 수술을 해 보라고 설득하였다. 그러나 환자는 자신의 의지를 전혀 꺾지 않은 채 수술을 거부했고, 모두 맡길 테니 도와달라는 얘기에 도리어 설득 당해서 어깨에 무거운 부담감을 한 가득 얹고 치료를 시작하게 되었다.

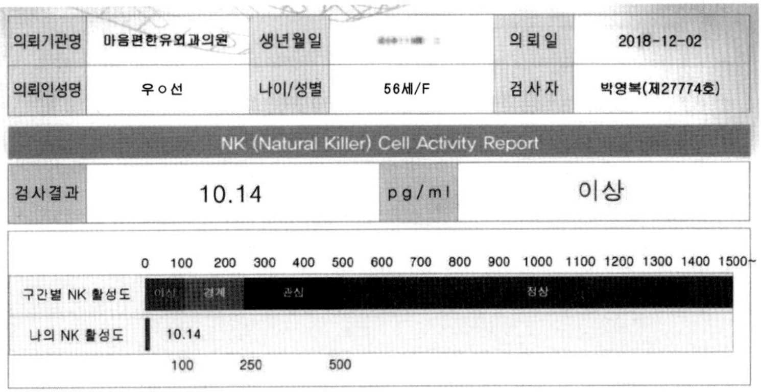

의뢰기관명	마음편한유외과의원	생년월일	[illegible]	의뢰일	2018-12-02
의뢰인성명	우ㅇ선	나이/성별	56세/F	검사자	박영복(제27774호)

NK (Natural Killer) Cell Activity Report

검사결과	10.14	pg/ml	이상

0 100 200 300 400 500 600 700 800 900 1000 1100 1200 1300 1400 1500~
구간별 NK 활성도
이상
경계
관심
정상
나의 NK 활성도
10.14
100 250 500

식단은 비교적 나쁘지 않아 그대로 두고, 고농도 비타민C 정맥 주사를 시작했고, 비타민C를 저용량부터 서서히 80g까지 올린 후 주 2회씩 빠지지 않고 꾸준히 치료했다. 약 6개월간의 꾸준한 고농도 비타민C 정맥 주사 치료 중에도 암 덩어리는 조금씩 자라서 결국 비타민C 정맥 주사의 용량을 100g까지 증량하였다. 그러나 이런 시도와 노력에도 불구하고 유방암 종양은 결국 5.08cm로 자라게 되었다.

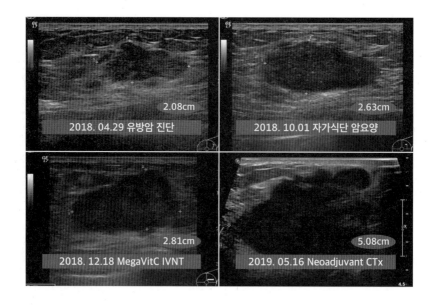

2.08cm
2018. 04.29 유방암 진단

2.63cm
2018. 10.01 자가식단 암요양

2.81cm
2018. 12.18 MegaVitC IVNT

5.08cm
2019. 05.16 Neoadjuvant CTx

크기가 3cm 이상이면 대학병원에서는 수술보다 항암 주사 치료부터 할 테니 대학병원 진료를 받으라고 다시 설득하였다. 그리하여 4번의 항암 주사 치료를 받던 중에 유방 내측 임파선 전이가 새롭게 발견되었고, 암 크기는 오히려 더 커져서 허셉틴 표적 항암 치료제를 추가로 더 하기로 했다. 항암 주사 치료를 하는 중에도 고농도 비타민C 정맥 주사는 꾸준히 맞았기 때문에 항암 부작용은 적었지만, 기대한 만큼의 항암 주사 치료 효과가 나타나지 않아서 실망은 더욱 커지고 있었다. 표적 항암 치료를 다시 시작하기까지 남은 한 달 동안 철저한 케톤 대사 식이 요법을 권했지만, 사업을 하면서 고객들을 만나야 하는 업무 특성상 철저한 식단을 지키기 어려워서 단백질 쉐이크를 이용한 케톤 대사 식이(Semi-ketone metabolic diet)를 시도하였다. 단백질은 펩타이드화시킨 가수 분해

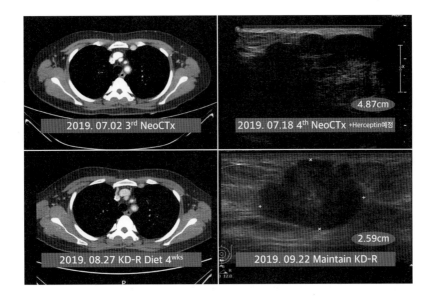

분리 유청 단백(Whey protein isolate hydrolysate, WPIH)을 이용했고, 점막의 당단백 복구를 같이 하기 위해 8종 필수 탄수화물을 포함한 식단을 4주 하였다. 그러자 항암 치료에도 반응하지 않던 암 덩어리가 2.59cm로 줄었고 유방 내측 임파선도 크기가 줄었다. 식이 요법의 효과를 기대하긴 했지만 4주 식단의 결과는 기대 이상으로 대단했다. 그렇게 6개월 정도 식이 요법을 잘 지킬 때까지 비교적 순조로웠다.

그러나, 언제 끝날지도 모르는 항암 치료에 지치기도 하고 사업도 바빠지면서 고객들과 일반 식사를 같이 하게 되고 고농도 비타민C 정맥 주사 일정도 빠지게 되면서 결국 암은 다시 자라게 되었다. 그러면서 유방 전절제 수술도 하고 항암 주사 치료도 다시 시작했지만 체력은 예전처럼 돌아오지 않았고 요양 병원에 입원과 퇴원을 반복하면서 다양한 비타민과 항산화제를 이용한 정맥 주사 치료와 면역 주사 요법을 했다. 그러나 조금 가파른 길이나 계단을 오를 때 숨이 차는 증상이 생기더니 결국 유방암 진단 받은 지 5년 만에 간과 폐에 전이가 발견되었다. 항암 주사 치료를 다시 시작하려고 했으나 삼중 음성으로 바뀐 재발성 유방암으로 허셉틴 치료는 하지 못하게 되었다. 중간에 식이 요법을 제대로 지키지 않고 주사 치료도 빠져 재발되었던 점이 내내 아쉬운 사례였다.

교훈

암 종류를 막론하고 식이 요법은 반드시 필요하다. 하지만, 아무리 좋은 식이 요법이라도 꾸준히 지키지 않으면 무용지물이다. 그리고 식이 요법도 남이 좋다는 이것저것을 따라 하지 말고 검사를 제대로 한 후에 자신에 맞는 식이 요법을 찾아 제대로 해야 한다.

그리고, 제약이 너무 많아서 지키기 어렵고 지속하기 위한 노력이 너무 많이 필요하다면 식단이나 치료를 시작하기 전에 충분한 고민을 해 봐야 한다. 처음에는 의욕이 넘쳐서 시작할 수도 있지만, 식단 중에 새로운 스트레스를 받을 수도 있고 다른 방법을 찾아 헤매다가 적절한 치료 시기를 놓칠 수도 있다.

유방암의 예후 단계

T	N	M	G	HER-2*	ER	PR	Prognostic Stage Group
Tis	N0	M0	1–3	Any	Any	Any	Stage 0
T1	N0	M0	1	Positive	Any	Any	Stage IA
T1	N0	M0	1–2	Negative	Positive	Positive	Stage IA
T1	N0	M0	2	Positive	Positive	Positive	Stage IA
T1	N0	M0	3	Positive	Positive	Any	Stage IA
T0–1	N1mi	M0	1	Positive	Any	Any	Stage IA
T0–1	N1mi	M0	1–2	Negative	Positive	Positive	Stage IA
T0–1	N1mi	M0	2	Positive	Positive	Positive	Stage IA
T0–1	N1mi	M0	3	Positive	Positive	Any	Stage IA
MultiGene Panel** – Oncotype Dx®Recurrence Score Less Than 11							
T1–2	N0	M0	1–3	Negative	Positive	Any	Stage IA
T1	N0	M0	1	Negative	Positive	Negative	Stage IB
T1	N0	M0	1	Negative	Negative	Positive	Stage IB
T1	N0	M0	2	Positive	Positive	Negative	Stage IB
T1	N0	M0	2	Positive	Negative	Any	Stage IB
T1	N0	M0	2	Negative	Negative	Positive	Stage IB
T1	N0	M0	3	Positive	Negative	Any	Stage IB
T1	N0	M0	3	Negative	Positive	Positive	Stage IB
T0–1	N1mi	M0	1	Negative	Positive	Negative	Stage IB
T0–1	N1mi	M0	1	Negative	Negative	Positive	Stage IB
T0–1	N1mi	M0	2	Positive	Positive	Negative	Stage IB
T0–1	N1mi	M0	2	Positive	Negative	Any	Stage IB
T0–1	N1mi	M0	2	Negative	Negative	Positive	Stage IB
T0–1	N1mi	M0	3	Positive	Negative	Any	Stage IB
T0–1	N1mi	M0	3	Negative	Positive	Positive	Stage IB
T2	N0	M0	1–3	Positive	Positive	Positive	Stage IB
T2	N0	M0	1–2	Negative	Positive	Positive	Stage IB

T	N	M	G	HER-2*	ER	PR	Prognostic Stage Group
T1	N1	M0	1–3	Positive	Positive	Positive	Stage IB
T1	N1	M0	1–2	Negative	Positive	Positive	Stage IB
T2	N1	M0	1	Negative	Positive	Positive	Stage IB***
T2	N1	M0	2	Positive	Positive	Positive	Stage IB***
T0–2	N2	M0	1–2	Positive	Positive	Positive	Stage IB***
T3	N1–2	M0	1	Positive	Positive	Positive	Stage IB***
T3	N1–2	M0	2	Positive	Positive	Positive	Stage IB***
T1	N0	M0	1	Negative	Negative	Negative	Stage IIA***
T1	N0	M0	2	Negative	Negative	Negative	Stage IIA***
T1	N0	M0	3	Negative	Positive	Negative	Stage IIA***
T1	N0	M0	3	Negative	Negative	Positive	Stage IIA***
T1	N0	M0	3	Negative	Negative	Negative	Stage IIA***
T0–1	N1mi	M0	1	Negative	Negative	Negative	Stage IIA
T0–1	N1mi	M0	2	Negative	Negative	Negative	Stage IIA
T0–1	N1mi	M0	3	Negative	Positive	Negative	Stage IIA
T0–1	N1mi	M0	3	Negative	Negative	Positive	Stage IIA
T0–1	N1mi	M0	3	Negative	Negative	Negative	Stage IIA
T0–1	N1	M0	1	Positive	Positive	Negative	Stage IIA
T0–1	N1	M0	1–2	Positive	Negative	Any	Stage IIA
T0–1	N1	M0	1	Negative	Positive	Negative	Stage IIA
T0–1	N1	M0	1	Negative	Negative	Positive	Stage IIA
T0–1	N1	M0	3	Negative	Positive	Positive	Stage IIA
T2	N0	M0	1	Positive	Positive	Negative	Stage IIA
T2	N0	M0	1–2	Positive	Negative	Any	Stage IIA
T2	N0	M0	1	Negative	Positive	Negative	Stage IIA
T2	N0	M0	1	Negative	Negative	Positive	Stage IIA
T2	N0	M0	3	Negative	Positive	Positive	Stage IIA
T0–2	N2	M0	1	Negative	Positive	Positive	Stage IIA***
T3	N1–2	M0	1	Negative	Positive	Positive	Stage IIA

T	N	M	G	HER-2*	ER	PR	Prognostic Stage Group
T0–1	N1	M0	1	Negative	Negative	Negative	Stage IIB
T0–1	N1	M0	2	Positive	Positive	Negative	Stage IIB
T0–1	N1	M0	2	Negative	Positive	Negative	Stage IIB
T0–1	N1	M0	2	Negative	Negative	Positive	Stage IIB
T0–1	N1	M0	3	Positive	Positive	Negative	Stage IIB
T0–1	N1	M0	3	Positive	Negative	Any	Stage IIB
T2	N0	M0	1	Negative	Negative	Negative	Stage IIB
T2	N0	M0	2	Positive	Positive	Negative	Stage IIB
T2	N0	M0	2	Negative	Positive	Negative	Stage IIB
T2	N0	M0	2	Negative	Negative	Positive	Stage IIB
T2	N0	M0	3	Positive	Positive	Negative	Stage IIB
T2	N0	M0	3	Positive	Negative	Any	Stage IIB
T2	N1	M0	1	Positive	Any	Any	Stage IIB
T2	N1	M0	1	Negative	Negative	Positive	Stage IIB
T0–2	N2	M0	2	Negative	Positive	Positive	Stage IIB
T0–2	N2	M0	3	Positive	Positive	Positive	Stage IIB
T3	N1–2	M0	2	Negative	Positive	Positive	Stage IIB
T3	N1–2	M0	3	Positive	Positive	Positive	Stage IIB
T0–1	N1	M0	2	Negative	Negative	Negative	Stage IIA***
T0–1	N1	M0	3	Negative	Positive	Negative	Stage IIA
T0–1	N1	M0	3	Negative	Negative	Any	Stage IIA
T2	N0	M0	2	Negative	Negative	Negative	Stage IIIA***
T2	N0	M0	3	Negative	Positive	Negative	Stage IIIA***
T2	N0	M0	3	Negative	Negative	Any	Stage IIIA***
T2	N1	M0	1	Negative	Positive	Negative	Stage IIIA
T2	N1	M0	2	Positive	Negative	Negative	Stage IIIA
T2	N1	M0	2	Negative	Positive	Negative	Stage IIIA
T2	N1	M0	3	Positive	Positive	Negative	Stage IIIA
T2	N1	M0	3	Positive	Negative	Negative	Stage IIIA

T	N	M	G	HER-2*	ER	PR	Prognostic Stage Group
T3	N0	M0	1	Negative	Positive	Negative	Stage IIIA
T3	N0	M0	2	Positive	Negative	Negative	Stage IIIA
T3	N0	M0	2	Negative	Positive	Negative	Stage IIIA
T3	N0	M0	3	Positive	Positive	Negative	Stage IIIA
T3	N0	M0	3	Positive	Negative	Negative	Stage IIIA
T0–2	N2	M0	1	Positive	Positive	Negative	Stage IIIA
T0–2	N2	M0	1	Positive	Negative	Any	Stage IIIA
T0–2	N2	M0	1	Negative	Positive	Negative	Stage IIIA
T0–2	N2	M0	1	Negative	Negative	Positive	Stage IIIA
T0–2	N2	M0	2	Positive	Positive	Negative	Stage IIIA
T0–2	N2	M0	2	Positive	Negative	Any	Stage IIIA
T3	N1–2	M0	1	Positive	Positive	Negative	Stage IIIA
T3	N1–2	M0	1	Positive	Negative	Any	Stage IIIA
T3	N1–2	M0	1	Negative	Positive	Negative	Stage IIIA
T3	N1–2	M0	1	Negative	Negative	Positive	Stage IIIA
T3	N1–2	M0	2	Positive	Positive	Negative	Stage IIIA
T3	N1–2	M0	2	Positive	Negative	Any	Stage IIIA
T4	N0–2	M0	1	Negative	Positive	Positive	Stage IIIA
Any	N3	M0	1	Negative	Positive	Positive	Stage IIIA***
T2	N1	M0	1–2	Negative	Negative	Negative	Stage IIB***
T2	N1	M0	3	Negative	Positive	Negative	Stage IIB***
T3	N0	M0	1–2	Negative	Negative	Negative	Stage IIIB
T3	N0	M0	3	Negative	Positive	Negative	Stage IIIB
T0–2	N2	M0	2	Negative	Positive	Negative	Stage IIIB
T0–2	N2	M0	2	Negative	Negative	Positive	Stage IIIB
T0–2	N2	M0	3	Positive	Positive	Negative	Stage IIIB
T0–2	N2	M0	3	Positive	Negative	Any	Stage IIIB
T0–2	N2	M0	3	Negative	Positive	Positive	Stage IIIB

T	N	M	G	HER-2*	ER	PR	Prognostic Stage Group
T3	N1-2	M0	2	Negative	Positive	Negative	Stage IIIB
T3	N1-2	M0	2	Negative	Negative	Positive	Stage IIIB
T3	N1-2	M0	3	Positive	Positive	Negative	Stage IIIB
T3	N1-2	M0	3	Positive	Negative	Any	Stage IIIB
T3	N1-2	M0	3	Negative	Positive	Positive	Stage IIIB
T4	N0-2	M0	1	Positive	Any	Any	Stage IIIB
T4	N0-2	M0	2	Positive	Positive	Positive	Stage IIIB
T4	N0-2	M0	2	Negative	Positive	Positive	Stage IIIB
T4	N0-2	M0	3	Positive	Positive	Positive	Stage IIIB
Any	N3	M0	1	Positive	Any	Any	Stage IIIB
Any	N3	M0	2	Positive	Positive	Positive	Stage IIIB
Any	N3	M0	2	Negative	Positive	Positive	Stage IIIB
Any	N3	M0	3	Positive	Positive	Positive	Stage IIIB
T2	N1	M0	3	Negative	Negative	Any	Stage IIIC***
T3	N0	M0	3	Negative	Negative	Any	Stage IIIC
T0-2	N2	M0	2	Negative	Negative	Negative	Stage IIIC***
T0-2	N2	M0	3	Negative	Positive	Negative	Stage IIIC***
T0-2	N2	M0	3	Negative	Negative	Any	Stage IIIC***
T3	N1-2	M0	2	Negative	Negative	Negative	Stage IIIC***
T3	N1-2	M0	3	Negative	Positive	Negative	Stage IIIC***
T3	N1-2	M0	3	Negative	Negative	Any	Stage IIIC***
T4	N0-2	M0	1	Negative	Positive	Negative	Stage IIIC
T4	N0-2	M0	1	Negative	Negative	Any	Stage IIIC
T4	N0-2	M0	2	Positive	Positive	Negative	Stage IIIC
T4	N0-2	M0	2	Positive	Negative	Any	Stage IIIC
T4	N0-2	M0	2	Negative	Positive	Negative	Stage IIIC
T4	N0-2	M0	2	Negative	Negative	Any	Stage IIIC
T4	N0-2	M0	3	Positive	Positive	Negative	Stage IIIC
T4	N0-2	M0	3	Positive	Negative	Any	Stage IIIC
T4	N0-2	M0	3	Negative	Any	Any	Stage IIIC

T	N	M	G	HER-2*	ER	PR	Prognostic Stage Group
Any	N3	M0	1	Negative	Positive	Negative	Stage IIIC
Any	N3	M0	1	Negative	Negative	Any	Stage IIIC
Any	N3	M0	2	Positive	Positive	Negative	Stage IIIC
Any	N3	M0	2	Positive	Negative	Any	Stage IIIC
Any	N3	M0	2	Negative	Positive	Negative	Stage IIIC
Any	N3	M0	2	Negative	Negative	Any	Stage IIIC
Any	N3	M0	3	Positive	Positive	Negative	Stage IIIC
Any	N3	M0	3	Positive	Negative	Any	Stage IIIC
Any	N3	M0	3	Negative	Any	Any	Stage IIIC
Any T	Any N	M1	1–3	Any	Any	Any	Stage IV

HER-2가 2013 ASCO/CAP HER-2 검사 지침에 따라 ISH(FISH 또는 CISH) 검사에서 "불분명"하다고 판단되는 경우, HER-2 "음성" 범주를 예후 병기 그룹 표의 병기 결정에 사용해야 한다.

Oncotype Dx(온코타입 디엑스) 검사를 하지 않았거나 사용할 수 없는 경우 또는 T1-2 N0 M0 HER-2 음성 ER 양성 암 환자에 대해 Oncotype Dx 점수가 11 이상인 경우 예후 그룹은 위에 표시된 해부학적 및 바이오마커 범주에 따라 지정된다. Oncotype Dx 점수가 11 미만인 환자에 대해서만 레벨1 전향적 데이터 사용을 지원하기 때문에 Oncotype DX는 예후 병기를 분류하기 위한 유일한 다유전자 패널이다. 이런 분류에 도움이 될 높은 수준의 데이터가 있을 때, 예후 병기 그룹에 환자 코호트를 할당하기 위한 다른 다중 유전자 패널의 결과가 포함될 수 있도록 향후 개선 예정이다.

등급 및 예후 인자를 병기 그룹에 사용하여 해부학적 병기에서 한 단계 이상의 다른 예후 그룹으로 변경됨을 표시했다.(예: 해부학적 병기 그룹 3B에서 예후 병기 그룹 1B로)

참고: 이러한 예후 병기 그룹의 예후 값은 적절한 내분비 또는 전신 화학 요법이 필요한 유방암 환자 중 실제 치료를 받았던 환자들을 대상으로 구성되어 있다.

누구에게나 놓치고 싶지 않은 꿈이 있고 간절히 소망하는 인생이 있다. 성공으로 가는 궤도에 오르기 위해 밤낮없이 공부하고 일을 하고 성공 철학을 정립하기 위해 끊임없이 자기 계발을 한다. 이렇게 전력투구하며 성장해 갈 때는 건강에 관심을 두지 않다가 막상 잃게 되면 세상 그 무엇보다도 소중한 우선순위가 '성공하기'가 아니라 '건강하기'라는 사실을 깨닫게 된다.

유방암을 수술하고 항암 치료를 하고 방사선 치료를 의뢰하던 시절에는 전혀 고려 사항이 아니었던 자율신경, 세포, 식이, 혈액 순환 등등이 하나씩 우선 고려 대상이 되어 가면서 의사로서 환자를 대하는 자세뿐만 아니라 진료와 치료 방식이 크게 변해 왔다. 유방암 세포를 제거하는 '성공'적인 치료도 중요하지만, 환자가 유방암 치료 후에도 '건강'한 삶을 살아갈 수 있도록 도와주는 치료에도 중점을 두게 되었다.

여기까지 이 책의 1권과 2권에 걸쳐 건강에 대한 중요성부터 질병의 예방과 치료, 현대의학과 자율신경기능의학 등에 대해 수없이 많은 이야기를 해 왔지만, 몇 마디 당부로 이야기를 마치려 한다.

건강에 대한 지혜를 얻기 위해서는 지식도 필요하지만, 올바른 목표를 향한 방향 설정이 훨씬 더 중요하다. 이를 위해서 '건강해진 후에 어떤 모습으로 살아가고 있을까?'에 대한 해답을 찾아보라. 또 건강해지려는 목적이 무엇인지, 건강을 위한 수단과 결과 중에 무엇이 더 중요할지도 고민해 보라.

성공적인 치료로 가는 과정은 대부분 어렵고 험난하다. 하지만, 힘든 과정을 견딘 후 좋은 결과를 얻었음에도, 뿌리 원인이 여전히 남아 있다면 다시 반복될 가능성을 품고 있다고 볼 수 있다. 그 때문에, 많은 사람들이 원인을 뿌리째 뽑고자 뭘 하지 말고, 뭘 먹지 말고, 스트레스 받지 말고, 과로하지 말고 등등 지속적으로 꾸준하게 지키기가 어려운 과도한 규칙에 빠져 버리는 실수를 범하곤 한다. 단박에 좋아지려고 무모하게 시작한 도전은 실패로 끝날 가능성이 매우 크다. 건강은 세상 어떤 일보다 조금씩 꾸준히 만들어 가야 하는데, 아프면 누구나 조급증이 생기게 되어 엉뚱한 길로 쉽게 벗어나 버리기도 한다.

건강해지려는 목적은 건강해진 다음에 다른 사람들과 비슷한 상황이 되기를 바라기 때문이라 생각한다. 건강해졌지만 남들과 다르게 먹어야 하고 남들과 다르게 살아야 하고 남들과 다르게 무언가를 해야만 하는 감옥살이라면 굳이 건강해질 이유가 뭐가 있을까? 그렇다. 건강한 몸으로 자유로이 일상을 향유하려면 자신의 신체에 항상 귀를 기울이며 자율신경과 장 건강의 기본을 지키고, 질병에 걸렸을 때 자연 치유력이 유지되도록 바른 생활 습관과 마음 다스리기 등 '건강 자유'를 위해 올바른 방향으로 꾸준히 전진하라고 당부하고 싶다.

만약 지금 당신이 몸과 마음이 지칠 정도로 결정하기 어려운 문제에 봉착해 있고 그 문제가 특히 질병이나 신체장애 등의 약점과 관련된다면, 이 책에서 설명하고 있는 질병의 원인과 해결 방법을 잘 이해하고 실천하여 건강을 되찾고 남들과 비슷하게 살아가는 데 도움이 되기를 바란다. 팍팍한 규칙을 지키느라 억지로 노력하면서 남들과 너무나 다르고 특별히 지내야만 하는 어렵고 힘든 인생을 살지 않기를 바랄 뿐만 아니라, 이와 더불어 삶이 전쟁터이고 인생이 사막 같다고 해도 건강한 몸으로 그 가운데 존재하는 오아시스 같은 평화와 희망을 찾아내어 찬란한 인생을 누리기를 역시 바란다.

마지막으로, 의사로서 세포와 인간을 이해하고 자율신경기능의학을 책으로 정리될 수 있게 알려주고 이끌어 주신 여러 스승님뿐만 아니라 같은 목표를 향해 외롭고 어려운 길에 동참하여 묵묵히 함께 하고 있는 동료들에게도 감사의 말씀을 전한다. 그리고 건강과 생명에 대한 걱정에 누가 되지 않도록 열심히 노력하겠다는 다짐을 하며 마친다.

자율신경기능의학을 통한
유방 치료2

초판 인쇄   2023년 1월 20일
초판 발행   2023년 2월 1일

지은이 | 김준영
발행인 | 김경숙

편 집 | 김지성, 윤수연
삽 화 | 박대진, 조선미
디자인 | 유지현
마케팅 | 윤상현
펴낸곳 | 에듀웰
출판등록 | 2007년 11월 13일 (제2007-000213호)
주소 | 서울특별시 서초구 서운로 19 서초월드오피스텔 1505호
전화 | (02)539-8446
이메일 | syypa@naver.com

정가 20,000원
ISBN 978-89-964187-9-5 (14510) | 세트 978-89-964187-7-1 (14510)

• 이 책의 내용을 무단 복제하는 것은 저작권법에 의해 금지되어 있습니다.

케톤 대사 식단 스케줄

0단계
사전 준비
개인의 건강 문제를 식단 시작 전에 해결하는 단계 (예: 디톡스, 건강 검진, 약물 조절 등)

1단계(2일~1주일)
인슐린/렙틴 민감화
세포 대사 이상을 만든 인슐린&렙틴 저항성을 교란하여 민감하게 만드는 단계

3단계(1주일간)
케톤 활성화
저탄수를 기본으로 유지하고 고칼로리 지방 섭취로 케톤 지방 대사를 고정하는 단계

2단계(3~5주간)
케톤 세팅
본격적으로 탄수화물을 줄이고 지방 섭취를 서서히 늘리며 케톤 대사 식단에 적응하는 단계

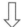

4단계(1개월간)
인슐린/렙틴 감수성 유지
적정 식사량을 찾아가며 체중을 관리하는 단계

5단계
사후 관리
식단 기간이 끝난 후 금지되었던 음식을 즐기면서 체중을 유지·관리하는 단계

케톤 대사 식단의 특징

- **세포 대사를 정상으로 회복시켜 신체를 적정 수준으로 변화시키는 식이 요법이다.**

  굶거나 편식에 가까운 식단으로 체중을 조절하지 않는다. 칼로리 섭취를 기준 이하로 제한하고자 음식 섭취량을 너무 줄일 경우 오히려 살이 빠지지 않거나 부작용이 생길 수 있다. 과격한 식단 변화의 부작용으로는 탈모, 생리 불순 또는 무월경, 어지럼증, 두통, 무기력 등이 있다.

- **케톤 대사 식단은 운동 요법보다 더 중요하고 우선되어야 한다.**

  식단:운동 비율은 7:3 또는 8:2이면 될 정도로 운동보다 식단 유지가 더 중요하다. 운동을 좀 더 효율적으로 하려면 고강도 인터벌 트레이닝 HIIT(High intensity interval training)를 추천한다. 30~40분 정도의 가벼운 걸음(산책보다는 약간 빠르지만 파워 워킹은 아님)으로 땀이 자작자작 날 정도면 충분하다.

- **잦은 요요 현상이나 시술을 한 경우 체중 감량이 더딜 수 있다.**

  체중 감량 후 몇 차례 요요 경험이 있거나 지방 흡입이나 주사 등의 시술을 받은 경우 체중 감량이 빠르지 않을 수 있다. 복용하는 약이 많거나 스테로이드를 과량 사용했던 경우에도 마찬가지이다.

- **케톤 대사 식단은 체중 감량 목적이 아니라, 세포 대사 교정이 최종 목표임을 잊지 마라!**

  식단을 꾸준히 유지하면 정체기를 거쳐 다시 체중이 변화된다. 마른 체격은 체중이 늘고, 뚱뚱한 체격은 체중이 줄어드는 등 적정 체중으로 변화되어 간다. 정체 기간 중에도 신체 세포 기능 회복과 세포 손상 치유는 계속

된다. 세포 대사가 정상으로 회복되어야 체중 변화가 시작되기 때문에 올바른 식단을 지속적으로 꾸준히 유지해야 한다.

• 체중이 빠져도 피부가 탄력 있고 안색이 밝다.

케톤 대사 식단은 단기간에 체중이 많이 빠지면서도 피부가 탄력을 회복하고 안색이 밝아지는 효과가 있다. 세포 대사와 기능을 정상화시키는 케톤 대사 식단은 무작정 체중을 줄이는 효과만 있는 게 아니라, 저체중일 때는 체중을 증가시키는 효과도 있다. 하지만, 식단만으로는 너무 오래 걸리므로 근력 운동을 추가하면 더욱 효율적인 체중 증가를 꾀할 수 있다.

• 음식 자유를 누릴 수 있다.

일정 기간이 지나면 제한해야 할 음식이 없어진다. 이때에는 이전에 제한했던 음식을 가끔씩이지만 원하는 만큼 마음껏 먹을 수 있다. 반면에 식단이 끝났을 때에는 그토록 먹고 싶었던 음식들에 대해 식탐이 많이 사라졌음을 느끼고 깜짝 놀랄 수 있다.

주의 사항

• 각 단계는 공백 기간을 두지 않고 바로 이어서 진행한다.
한 단계 과정이 끝나면 쉬지 않고 바로 그다음 단계 과정을 시작해야 한다.

• 다른 다이어트 방식을 함께 적용하면 안 된다.
케톤 대사 식단만으로 진행하며 정해진 규칙을 꼭 지켜야 한다.

• 질병이 있다면 주의하라.
신장이 좋지 않거나 심장 문제로 전신 부종이 있다면 급격한 변화가 필요한 식단 시도 시 많은 주의가 필요하다. 과정을 최적화해 단기간에 빠른 변화를 요구하는 특별 프로그램이므로 문제가 나타나면 반드시 의료진과 상의하여 빠르게 조치한다. 당뇨 환자에게는 케톤 대사 식단을 적극적으로 추천하지만, 인슐린을 사용하고 있다면 혈당 측정을 하고 인슐린 용량을 조절하면서 식단을 해야 한다.

식단 실천, 이것만은 알고 하자!

- 가능한 가공식품보다는 천연 식품을 섭취해야 한다. 어쩔 수 없이 가공식품을 골라야 할 때는 항상 탄수화물 함량을 확인해 보는 습관이 필요하다.

- 초기에는 세끼를 다 먹고 끼니 외에 간식 등은 가능한 먹지 말아야 한다. 식사 A와 그다음 식사 B 사이에 공복감을 느낀다면, 식사 A의 양이 부족했거나 단당류나 과당이 많은 탄수화물 식단일 가능성이 높다.

- 칼로리를 정확하게 계산하고 섭취량을 철저히 제한한다고 더 나은 효과가 있는 건 아니다. 최소한 한 끼 정도는 충분히 먹어야 배가 고프다거나 먹고 싶은 생각이 나지 않는다.

- 식단을 시작했다면 3일 이상은 지속해야 케톤이 생성되어 혈중에 적정 수준의 케톤 농도를 유지할 수 있다. 식단 변화의 첫 3일이 가장 힘들고, 3일 ~1주일 정도 지나면 식단을 끝까지 유지하기 쉬워진다.

- 식단을 꾸준히 유지하다가 어쩔 수 없이 탄수화물 치팅을 할 경우에는 '삼세판 이론'을 적용하면 된다. '세판 중에 2판만 이기면 된다'는 의미로, 1번 치팅을 하면 연이은 2번의 식사를 무탄수에 가까운 식단을 하고, 하루 치팅을 하면 연이은 이틀의 식사를 무탄수에 가까운 식단을 유지하면 대부분 케톤의 혈중 농도가 회복될 뿐만 아니라 다시 높게 잘 유지된다. 다만 너무 자주 이용하지 말아야 한다.

- 만성 질환이 있거나 노약자의 경우, 빠른 효과를 얻고 싶어서 처음부터 극단적 저탄수 식단이나 무탄수 식단으로 시작하면 안 된다. 몸 상태를 고려해서 점진적으로 탄수화물을 줄여 세포 대사를 탄수화물(포도당)에서 지방(케톤)으로 전환시키는 전략을 펴야 한다.

- 케톤의 빠른 상승을 위해 억지로 지방을 과도하게 추가할 필요는 없다. 음식으로 건강한 지방을 섭취하는 방법이 가장 좋다. 즉, 요리할 때 동물성 포화 지방(버터, 라드, 유지 등)이나 식물성 오일을 적극적으로 사용한 식단을 꾸준히 유지하면 누구나 혈중 케톤 수치가 높아진다.

- 충분한 수면 시간은 체중을 조절하는 데 좋다. 식단을 바꾼 뒤 에너지 생성이 많아져서 잠이 안 온다면 낮에 운동량을 늘린다. 식단 변화 전부터 불면증이 있었다면 수면제를 단기간 이용해서 수면 주기를 안정시켜 준다. 식단이 끝나 갈수록 수면은 저절로 좋아지게 된다. 하지만, 식단을 잘 유지하는 데도 수면의 질이 나쁘다면 자율신경 치료를 받아야 한다.

- 식사량을 줄이기 위해 1일 1식이나 간헐적 단식을 선택한 경우, 허기와 배고픔을 느끼지 않는 자연스러운 공복 상태를 유지해야 하며 1회 식사에서 너무 과식하지 않도록 한다. 특히 일상생활에서 움직임이 별로 없다면 반복적인 1끼 과식을 더욱 조심해야 한다.

- 염분과 수분을 충분히 섭취해야 한다. 케톤 세포 대사를 위한 저탄수 식단의 초반부에는 섭취하는 탄수화물 양이 적어지면서 인체 생리 기전에 의해 인슐린 호르몬 분비가 줄어든다. 그 결과 일시적인 탈수와 전해질 불균형이 생길 수 있고, 두통이나 어지럼증 등이 생기기도 한다.

- 알레르기 체질, 과민성 대장이나 크론병 등 장 기능 장애, 각종 암 또는 자가면역 질환 등으로 특히 3주 이상 복용 중인 약이 있다면, 식단을 시작하기 전에 자율신경기능의학 검사를 해서 몸 상태를 정확히 알고 반드시 의료진과 상의 후 식단을 시작해야 호전되거나 명현 증상으로 고생하지 않는다.

- 매 끼니마다 칼로리를 계산하기 번거로우면 허용된 식재료로 식단을 정해 놓고 지키면서 칼로리는 따로 계산하지 않아도 된다. 식단에서 칼로리 계산은 편의성을 위한 기준이므로 정밀하게 측정할 필요는 없다.

식단을 시작하기 전에 알아야 할 SMART 상식

렙틴(Leptin)

- **렙틴은 '포만 호르몬'이다.**

  렙틴은 '얇다(Thin)'의 그리스어 λεπτός(Leptos)에서 유래한 말이다. 렙틴은 포만감을 활성화시키고 배고픔을 억제함으로써 몸을 날씬하게 만들며, 인체 에너지 균형을 조절하는 기능을 한다. 배고픔 호르몬 즉, 식욕 자극 호르몬인 그렐린(Ghrelin)과 에너지 항상성(Homeostasis)을 얻기 위해 생성되는 호르몬으로 시상하부의 활 모양 핵에 있는 수용체에 작용한다.

- **식사한 지 20분이 지나야 분비되기 시작해 포만감을 느끼게 해 준다.**

  천천히 오래 씹어 먹어야 살찌지 않는다는 상식은 렙틴의 포만감과 관련 있다. 또한 식사를 거르면 식욕을 자극하는 그렐린이 증가해서 더 많이 먹게 돼 섭취 칼로리가 증가한다. 삼시세끼를 제때 먹는 식습관이 중요하다.

- **포만감을 못 느껴 계속 먹게 되는 현상을 '렙틴 저항성'이라고 한다.**

  렙틴은 신체 지방 세포량에 선형적으로 비례하지 않고 기하급수적으로 변화한다. 비만인 경우, 혈중 렙틴 농도가 폭발적으로 증가해도 포만감을 느끼지 못해 계속 먹게 된다. 고도 비만자의 몸무게가 200~300킬로그램까지 찌는 이유이다.

- **렙틴은 수면과도 밀접한 관련이 있다.**

  혈중 렙틴 농도는 한밤중과 이른 아침 사이에 가장 높다. 낮에 먹고 저녁에 잠자는 인류의 오랜 생활 양식과 혈중 렙틴 농도의 주간 리듬이 관련된다. 결국 잠이 모자랄수록 렙틴의 분비가 줄어들어 식욕 증가로 이어지므로,

하루 7~8시간 정도의 숙면은 적당한 몸매 유지에 필수이다. 사실 충분한 수면은 렙틴 호르몬뿐만 아니라 바이오 리듬(Bio-rythm)을 유지하여 각종 호르몬을 안정시키기 때문에 솟구치는 식욕을 억제시키는 역할을 한다.

케톤

- **케톤은 포도당을 대체하여 고효율 에너지를 만드는 데 활용된다.**

  지방은 신체 내에서 분해되어 최종적으로 '케톤'이 된다. 어떠한 형태든 세포에서 에너지로 활용되는 ATP를 만드는 재료로써 효용이 있으려면 TCA cycle(미국) 또는 Krebs cycle(유럽)을 거쳐야 한다. 포도당은 11단계를 거쳐야 하는 반면, 케톤은 3단계만 거치면 TCA cycle에 들어갈 수 있기 때문에 세포가 에너지를 만들 때 포도당보다 효율성이 훨씬 높다.

- **'케톤'은 화학적으로 3종류가 있고, 이를 통틀어 '케톤체'라고 한다.**

  탄소 3개당 산소 이중 결합(=O)이 하나 있는 화학 구조식일 때 케톤이라고 한다. 3b-OHB(3β-hydroxybutyric acid, BHB)는 산소 2중 결합(=O)이 있기 때문에 케톤체의 일종으로 분류는 하지만, 엄밀히 따지면 3b-OHB는 화학 구조식(-OH & =O)이 순수 케톤과는 달리 구성되어 있다. 그래서 케톤이라고 할 수는 없으나 아세토초산(Acetoacetic acid, Acetoacetate)으로 상호 변환될 수 있기 때문에 '케톤체'에 포함시킨다. 케톤체 중에서 에너지로써 효능이 있는 케톤체는 3b-OHB와 Acetoacetic acid이지만, 3b-OHB는 Acetoacetic acid로 변환되어야 에너지로 사용될 수 있다. Acetoacetic acid는 에너지로 일부 쓰이고, 나머지는 Acetone으로 변환되는데 이는 에너지로써 쓰이지 않고 호흡을 통해 몸 밖으로 빠져나간다. 혈중 케톤 수치가 높아지면 호흡할 때 알코올 비슷한 냄새가 난다.

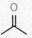

아세톤(Acetone)
- 아세토아세테이트에서 부산물로 소량 생성
- 빠르게 분해되고 호흡으로도 배출

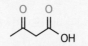

아세토초산(Acetoacetic acid)
- 지방산이 분해되어 생성
- BHB 또는 아세톤으로 변환됨

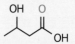

베타-하이드록시부티르산 (Beta-hydroxybutyric acid, BHB)
- 아세토아세테이트에서 생성
- 엄밀하게 케톤은 아니지만, 지방 대사 전환 여부 측정에 사용

- **수용성인 케톤체는 혈액을 따라 쉽게 전달된다.**

  케톤체는 간과 미토콘드리아가 없는 적혈구에서는 이용할 수 없다. 그 외의 세포에서는 포도당을 대신하여 에너지원으로도 사용 가능하며, 뇌에서도 포도당과 함께 에너지원으로써 사용(포도당의 75% 수준)된다. 지방은 물에 녹지 않아서 단백질과 붙어(Lipoprotein) 다녀야 하지만, 케톤체는 수용성이기 때문에, 혈액 흐름에 따라 다른 장기(특히 심장과 근육, 신장과 뇌)로 쉽게 전달되어 에너지로 변환된다.

고강도 인터벌 운동(High Intensity Interval Training, HIIT)

고강도 인터벌 운동(HIIT)이란 고강도 운동과 휴식을 일정한 간격으로 반복하는 운동 방법이다. 고강도 운동 시 최대 심박 수의 80%~90% 정도를 유지하고, 휴식할 때는 최대 심박수의 40~50%를 유지하면서 본인의 산소 섭취량(VO₂)을 최대치로 향상시킨다. 보통 30초~1분 동안 운동을 하였다면 10초~30초 정도 휴식을 하고 다시 반복한다. 이렇게 약 20분 정도에 걸쳐 총 3~7세트를 한다. HIIT는 어떠한 종류의 유산소 운동으로도 실행이 가능하며 다른 운동 방법보다 더 많은 에너지 소모를 불러일으키기 때문에 매우 효과적이다.(예: 30초 운동 /10초 휴식, 1분 운동/30초 휴식, 2분 운동 /1분 휴식)
고강도 인터벌 운동 후 몸은 다시 원래 상태로 돌아가기 위해 일정 시간 산소를 더 많이 섭취하게 되는데, 이를 EPOC(Excess post-exercise oxygen consumption)이라고 한다. 고강도 운동이 결과적으로 EPOC을 증가시켜 에너지 대사량이 증가하게 된다. 간단히 말하자면, 고강도 인터벌 운동을 하면 운동이 끝나고도 일정 시간 운동한 효과가 지속된다. 고강도 인터벌 운동은 체내 지방 감소를 효과적으로 도와주고 혈중 콜레스테롤 수치를 낮추며 혈압과 심혈관 건강에도 도움을 줘 신체 능력을 향상시킨다.

하지만 사람에 따라 운동 강도, 실시 일수, 반복 횟수가 각각 달라야 한다. 만약 운동을 못하거나 체력이 약하다면 일주일에 하루 혹은 이틀, 적당한 체력이면 3일, 운동 좀 한다 싶으면 4일 정도로 점차 늘려서 나중에는 일주일 내내 HIIT를 진행하면 된다.

그리고 장기간 운동을 하지 않아 체력이 매우 약하거나 당뇨병, 고혈압, 비만 등의 만성 질환이 있으면 천천히 부담되지 않도록 지속해야 효과를 볼 수 있다. HIIT는 효과가 매우 좋지만, 단지 몇 번 한다고 원하는 효과를 바로 얻을 수는 없다. **금기된 식품을 삼가하고, 정해진 식단을 꾸준하게 철저히 지키는 식습관이 성공적인 다이어트의 핵심이다.**

그렇다면 '어떤 운동을 어떻게 해야 할까?' 가장 간단히 할 수 있는 방법이 걷기이다. 사람이 일상적인 걸음으로는 보통 1시간에 3.6~4km(3.6~4km/hr) 정도 갈 수 있다. 러닝머신(treadmill, 트레드밀)에서 일상 걷기보다 조금 빠른 속도인 5km/hr로 10분 정도 걷기를 최소 주 3회 시작해라. 적응이 되면 7km/hr로 속도를 올린다. 그 후 9km/hr에서 10분을 할 수 있다면 HIIT 효과가 난다. 10분은 짧은 시간이 아니지만, 최소 주 3회, 한 달 이상 꾸준히 했다면 성공이다.

고강도 인터벌 운동 대신 등산도 효과적인데, 높은 산보다는 낮은 야산을 추천한다. 높은 산은 한 방향으로 계속 올라가기만 하거나 내려오기만 하기 때문에 근육 피로가 많이 생기는 반면에, 낮은 야산은 오르락내리락 반복하면서 근육의 이용 부위가 바뀌면서 운동이 골고루 된다.

케톤 대사 식단의 단계별 프로그램

케톤 대사 식단 0단계

사전 준비
개인에 따라 디톡스나 필요한 건강 문제를 식단 시작 전에 점검하라!

< 식단 시작 전에 준비해야 할 사항 >

- **문진표 점검:** 식이요법 전·후에 점검하여 변화 확인

- **기능의학 건강 검진 검사**
  - 강력 추천 검사: 혈액 검사, 전 척추 엑스레이 사진 촬영, 자율신경 균형 검사, 세포 탈수 검사
  - 권장 검사: 헬리코박터균 호기 검사, 유기산 대사 균형 검사, 급성(MAST)과 만성 지연성(IgG4) 음식물 알레르기 검사, 혈액/모발 중금속 검사

- **식단 전 'BEFORE' 전신사진 촬영:** 앞/옆모습 전신과 얼굴 각 1장씩

- **냉장고와 찬장 정리:** 설탕 또는 밀가루가 많이 포함된 재료나 음식, 식용유와 오래된 식물성 오일 버리기

- **체중계:** 가정용 체지방 분석 저울(일주일에 한 번 측정 *주의: 매일 측정 금지)

- **식단 일기장:** 섭취한 시간과 식단의 식재료와 요리 이름 쓰기

- **'제1일' 선택과 사회적 지지:** 4단계까지 이어 갈 수 있는 첫 번째 날을 정한 후 주변에 알리고, 최종 모습에 대한 희망 사항 이야기하기

- **식료품 준비:** 가능한 포장된 제품은 제외하기

자가 건강 체크 리스트

확인 일시 :   년   월   일

이름	(남/여)	생년월일	/ /	나 이	만 세
신 장(키)	cm	체 중	Kg	허리둘레	inch/cm
체중 변화	작년보다 kg (증/감) 3개월 전보다 kg (증/감)			다이어트 경험	많다/있다/없다
취미	뜨개질	텃밭가꾸기	즐기는 운동	헬스	골프

운동 습관	☐ 매일한다 ☐ 전혀 하지 않는다 ☐ 가끔 1주일 동안 [ ]회 / 운동 종류[ ]
식사 습관	☐ 좋다 ☐ 보통이다 ☐ 나쁘다 [문제 원인:]
	아침 [과일] 점심 [구내식당] 저녁 [한식] 저염식 [예 / 아니오]
	평소 즐겨 드십니까? 국물 [예 / 아니오] 야식 [예 / 아니오]
흡연	1일 갑 음주 회/1주 잔/병 // 맥주·소주·양주·막걸리
물 섭취량	[찬물/따뜻한 물] 잔/ml 커피, 녹차, 홍차, 기타 잔
밀가루 식사	라면/칼국수/파스타/냉면 기타 [ ] 1주일 [ ]회
간식	빵 / 과자 / 떡 / 과일 1주일 [ ]회
수면 상태	☐ 좋다 ☐ 보통이다 ☐ 나쁘다 [문제 원인:]
	평균 수면 5 시간 // 취침 시각 새벽 1 시 // 입면 장애 // 유지 장애
생리	마지막 월 일 // 주기 일 규칙/불규칙 // 생리통 무/약/강 진통제 복용
폐경	세 갱년기 증상 무/약/강 호르몬치료 유/무 년

과거력	수술	(복강경/개복/로봇) 자궁근종 / 우측 대장암 절제	세
		백내장 렌즈 삽입	세
		안면 실리프팅 / 매선	세
	난임 치료	배란 유도 회 / 인공 수정 회 / 시험관 회	
	출산	세 자연/제왕 세 자연/제왕 세 자연/제왕 세 자연/제왕	

불편 증상	뒷장 설문 내용에 없는 증상을 써 주세요	
질병 경험	☐ 없다 ☐ 있다 [진단 병명: 알러지비염 / 아토피 / 고혈압 / 당뇨 / 위암 3기]	
복용약	1) 고혈압약 – 약 이름	기간: 년 개월
	2) 신경 안정제 – 약 이름	기간: 년 개월
	3) 영양제 종류	기간: 년 개월

내 몸 건강 문진표

아래의 증상을 읽고 증상의 정도에 따라 해당 점수를 기록 하세요.

0 - 증상이 전혀 없거나 거의 없을 때	1 - 증상이 약하게 있거나 가끔 있을 때
2 - 증상이 중간 정도 있거나 종종 있을 때	3 - 증상이 심하거나 거의 항상 있을 때

구분	증상	점수	증상	점수
위장 소장 대장 증상	속이 쓰리다		설사나 묽은 변이 있다	
	소화가 안 된다		피나 점액 섞인 대변이 나온다	
	헛구역질 느낌이나 구토가 잦다		녹색이나 검푸른 대변을 본다	
	치아는 좋은데 입 냄새가 난다		복통/가스가 많고 배가 더부룩하다	
	아랫배가 차다		변이나 방귀 냄새가 독하다	
	변비이거나 변 보기가 힘들다		대장염이 있다	
	배탈이 나거나 자주 체한다		과민성 대장 증상이 있다	
피부 증상	몸에 부스럼이나 종기가 있다		상처 치유가 잘 안 된다	
	무좀(손, 발, 발톱, 몸)이 있다		피부염/두드러기/가려움	
	멍이 잘 든다		기미, 주근깨가 있다	
	음식 알레르기가 있다		얼굴/등에 여드름이 잘 생긴다	
점막 증상	안구 건조증이나 안구 출혈이 있다		이유 없이 기침이나 가래가 있다	
	알레르기성 비염, 코막힘, 축농증		천식이 있다	
	잇몸/입안 염증이 자주 반복된다		질염이 잦고 자주 가렵다(여성)	
	입안이나 목이 마른다		소변을 자주 본다	
	혀 안쪽에 백태가 낀다		잠자다 말고 밤에 소변을 본다	
	목이 쉽게 쉰다		소변 볼 때 통증이 있다	
순환 장애	편두통이 있다(오른쪽/왼쪽/양쪽)		손발이 차고 뜨겁기를 반복	
	얼굴이나 몸이 붓는다		손발에 쥐가 잘 난다	
	가슴에 쥐어짜는 통증이 있다		퇴행성 관절/관절 부종이나 통증	
	가슴이 답답하고 자주 숨이 차다		하지 정맥류가 있다	
	아랫배가 차다		다리가 무겁다/저리다	
	냉이 있고 냄새가 난다(여성)		전보다 발기력이 덜하다(남성)	
면역 기능	1년에 2회 이상 감기로 고생한다		류마티스 관절염이 있다	
	목 감기가 잘 걸린다		아토피가 있다	
	감기는 아닌데 며칠간 몸이 쑤신다		자가 면역 질환 ( ) 있다	
뇌 기능	정신이 흐릿하다		집중력이 떨어진다	
	기억력이 떨어진다		얕은 잠을 자고 자주 졸린다	

'케톤 대사 식단'을 시작하기 전 문진표에 안내한 자신의 몸 상태를 스스로 점검하고 확인해 봐야 한다. 각각의 점수가 상태의 경·중을 나타내기도 하지만 각 항목당 1/2 이상의 문항에 점수가 매겨진다면 기능의학 병원에서 정밀 검사를 한 후 식단을 진행하기 바란다. 만약 2/3 이상의 문항에서 점수가 매겨진다면 식단을 시작하기보다 자율신경기능의학 치료를 한 후에 문제가 해결되어 1/3 이하로 줄었을 때 식단을 시작하면 더 효과적이다. 문진표는 식단 후에도 반드시 점검하고 확인해야 하며, 식단 전 문진표와 비교해 변화의 정도를 확인해야 한다.

구분	증상	점수	증상	점수
인지 기능	할 일을 자꾸 잊어 버린다		단어가 잘 생각이 안 난다	
	지인들 이름이 잘 생각이 안 난다		내 주소, 전화 번호가 생각이 안 난다	
	과거보다 돈 계산이 어렵다		대화 중 말문이 막힌다	
호르몬 장애	당뇨병이 있다		갑상선 기능 이상이 있다(항진/저하)	
	물 많이 먹고 자주 소변 본다		갑자기 얼굴이 달아오른다	
	갑자기 살이 많이 쪘다/빠졌다		갑자기 설사/변비가 생겼다	
	갑자기 더위/추위를 못 참는다		갑자기 가슴이 두근거린다	
	생리통이 있다(여성)		유즙분비/유방 몽우리(여성)	
	생리 주기가 불규칙하다(여성)		성욕이 떨어진다	
부신 기능	심한 피로가 있다		잠을 자도 피로가 안 풀린다	
	운동 후 쉽게 지친다		일하기 힘들 정도로 피곤하다	
	밤 늦게 일하는 것이 가장 좋다		무릎 안쪽에 통증이 있다	
	짠/매운 음식이 땡긴다		쉽게 땀이 나고 운동 후 두통	
미네랄 비타민 부족	입가 갈라짐/쉽게 피부 벗겨짐		휴식 시 장딴지, 발, 발가락 통증	
	손발톱이 쉽게 부서지고 벗겨짐		오전에 팔 다리가 뻣뻣하다	
	손톱에 백색점이 있다		손발 저림이 무디거나 가렵다	
	움직이면 관절에서 뚝뚝 소리난다		밤에 땀이 난다	
	근육이 쉽게 피로해진다		맥박이 불규칙하거나 두근거린다	
단순당 의존	식사를 거르거나 늦으면 두통		식사가 늦어지면 과민해지고 떨림	
	식후에 피로감이 풀린다		단 음식이 당긴다	
해독 기능	눈 밑에 다크서클이 있다		이유 없이 피곤하거나 기운이 없다	
	매슥거리거나 헛구역질이 난다		화학 약품 냄새에 점점 더 민감	
	술을 마시면 온 몸이 힘듦		화학 제품(화장품/향수)을 많이 쓴다	
스트레스	신경이 예민하고 불안하다		우울하다	
	전보다 화를 잘 낸다		스트레스가 많다	
	잠들기 어렵다/자주 깬다		작은 스트레스에도 상처를 받는다	
	목에 이물감이 느껴진다		스트레스 시 폭식하거나 안 먹는다	
척추 배열 이상	어지럽다		척추 측만증이 있다	
	귀에서 소리가 난다(이명)		긴장성 두통/뒷목통증/어깨통증	
	귀가 잘 안 들린다(난청)		등통증/요통/디스크/엉치통	
	턱 관절이 안 좋다		발목을 자주 삔다	
	턱선이 대칭이 아니다		발바닥/발뒷꿈치가 아프다	

인슐린/렙틴 민감화
식습관의 변화로 인슐린과 렙틴 기능을 회복시켜라!

목표 인슐린과 렙틴 호르몬의 저항성을 만드는 잘못된 식습관 교정 훈련

원리 음식을 천천히 먹는 연습으로 섭취량을 줄여 인슐린과 렙틴 분비량을 줄이는 동시에 세포의 호르몬 민감성을 회복시킨다.

- 인슐린과 렙틴 저항성은 세포 대사 이상을 의미하며, 혈당을 빨리 올리는 탄수화물 섭취량이 너무 많을 때 발생한다. 하지만, 첫 시작은 대충 씹고 빨리 삼키는 데서 생긴다. 소화시키기 어려운 음식이 장의 만성 염증을 일으키며 호르몬 교란을 만든다. 때문에, 꼭꼭 씹으며 천천히 삼키는 연습이 1단계의 핵심이다.

- 각자 원하는 날짜 수만큼 1단계를 시행하면 되지만, 최소 2일 이상은 식사 섭취 교정 훈련을 해야 한다.

- 음식은 배부를 때까지 충분히 먹어도 되며, 시간이 부족해서 끼니를 충분히 먹지 못했을 경우에는 평소 식사 횟수보다 늘려도 된다. 1단계에서는 간식도 허용된다. 하지만 2단계부터는 간식은 금지된다.

- 오래 씹으면 조금 먹어도 배가 부르게 된다. 천천히 먹는 연습을 위해 음식을 씹으면서 식재료의 식감과 맛을 구별하며 종류를 맞춰 본 후 삼킨다. 반드시 처음 한 입부터 시작해야 한다. 하지만 일부러 씹는 횟수를 정해서 천천히 씹어 삼킬 필요는 없고, '밥 따로 물 따로' 또는 '식사 순서 바꾸기' 등과 같은 특이한 식사 규칙을 정할 필요도 없다.

- 평상시 즐겨 먹던 음식을 포함하여 어떤 음식이라도 괜찮다. 다양한 식재료를 사용한 햄버거와 같은 음식이면 더 좋다. 이는 햄버거가 식단에 유용

하다기보다 다양한 식재료의 맛을 느끼는 데 유용하다는 의미이다.

- 적정량의 탄수화물 섭취는 쌀밥 반 공기~한 공기 정도로 유지하고, 가끔 씩은 무탄수 식단을 해도 괜찮다. 다만, 초기에는 튀김이나 곡류 또는 전분 (녹말)이 많이 들어 있는 고구마, 감자, 옥수수 같은 식재료는 피해야 한다.

- 5~7시간 간격(식후)으로 하루 세 번, 공복에 영양제를 같이 복용해야 한다. 이는 세포 기능을 정상화시키고 만성 염증을 없애기 위한 필수 요소이다. 그리고 음식의 소금 간을 충분히 하는 조리법이 영양제 섭취보다 중요하다. 건강에 좋다고 알려진 '저지방'과 '무염식'은 잘못된 이론이며 식단의 효과를 반감시키는 가장 주요 요인이다.

- '오메가3 불포화 지방산'(오메가3 영양제, 생들기름, 올리브오일 등)과 MCT 오일 또는 코코넛 오일을 같이 복용하면 더 좋은 효과를 기대할 수 있다. MCT 오일 또는 코코넛 오일을 섭취하면 울렁거리거나 복통 등의 위장 장애가 생길 수 있는데, 복용했을 때 부작용이나 거부감이 생긴다면 마사지 하듯이 피부에 발라도 비슷한 효과를 얻을 수 있다.

케톤 대사 식단 2단계 (3~5주간)

케톤 세팅
체지방을 줄이고 적정 체중으로 복귀하라!

목표 저탄수 식이를 하며 지방 섭취 비율을 늘려 체중을 줄인다.

원리 탄수화물 제한 식단을 통해 렙틴이 본격적으로 효과를 발휘하여, 근육을 보존하고 지방을 태워 케톤으로 변화시키면서 신체 활동에 필요한 에너지와 영양을 공급하게 된다. 탄수화물(포도당) 대사를 지방(케톤) 대사로 전환시키며, 케톤은 손상된 세포를 회복시키는 데 도움을 주고 에너지 효율성을 높여 준다.

- '케톤 대사 식단'은 무조건 굶거나 적게 먹는 다이어트가 아니다. 무작정 감(본인의 느낌)으로 적게 먹기보다는 이 식단에서 제안하는 방식에 따라 열량 섭취는 탄수화물과 단백질만 계산해서 하루 500~800 칼로리로 낮추어야 한다. 지방은 칼로리 계산에서 제외한다.

- 하루에 최소 두 끼는 기본으로 먹어야 하므로 '아침/점심'이나 '점심/저녁' 또는 개인에 따라 다르게 선택할 수 있다. 다만, 저녁 8시 이후에는 물을 제외한 어떤 음식도 가능한 섭취하지 않아야 한다. 저녁 6시 이후 금식을 하면 단식 시간을 충분히 확보하기에 더 좋다. 보통 바쁜 아침 시간의 식사를 거르고 배가 고플 때 점심 식사를 하고 나중에 저녁 식사를 하는 패턴이 편해서 생활 습관으로 유지하기 적당하다.

- 이 기간에는 5~7시간 간격으로 하루 두세 번(개인의 식사 횟수에 따라), 식후에 '지용성 비타민 A(선택), D, K'와 비타민 B-6, 9, 12를 반드시 섭취해야 한다. 영양 공급이 제한된 상태에서도 뇌 활동력을 높이고, 면역력을 강화하기 위해서 꼭 필요하다. 각각의 영양제를 챙겨서 복용해도 되지만, 질 좋은 종합 영양제 하나만 복용해도 된다. 비타민B 계열은 가능한 '활성형'으로 복용해야 더 효과적이며. 단일 항목 단품보다는 복합형이 더 낫다. 건강 상태에 따라 의료진이 처방하는 다른 영양제를 추가로 복용할 수도 있다.

- 기존의 처방약을 복용하고 있는 환자라도 '케톤 대사 식단'을 병행할 수 있다. 특히 인슐린 저항성이 있거나 당뇨 전 단계를 포함하여 당뇨 환자에게는 더욱 도움이 되는 식단이다. 다만, 담당 의사의 처방을 잘 따르고, 처방약과 중복되지 않도록 복용 시간을 피해서 음식과 함께 지용성 비타민과 비타민B를 복용하면 된다. 그러나 당뇨약 복용 기간이 오래되었거나 인슐린을 사용하는 당뇨 환자라면 혈당을 수시로 확인하면서 약 용량을 조절해야 한다. 만약, 저혈당 증상이 생긴다면 설탕을 빨리 먹어야 한다.

- 매일 1~2L 정도의 물을 마셔야 하는데, 500ml 생수병을 이용하면 쉽게 계

산할 수 있다. 마시는 물이 많아지면서 소변을 자주 보는 번거로움이 생길 수 있지만, 이는 수용성 독소를 버리는 신체의 자연스러운 반응이다. 해독과 독소 배출의 과정이라고 즐겁게 생각하면서 식단을 유지하면 일정 기간이 지난 후 소변 횟수는 자연스럽게 줄어든다. 물을 많이 마셔야 건강에 좋다는 생각으로 너무 많은 물을 마시면 오히려 해가 될 수 있으므로 주의한다.

수면 중간에 소변보느라 수면의 질이 나쁘다면, 꼭 필요한 경우를 제외하고는 저녁 8시 이후에 물을 마시지 말아야 하고, 혹 음식의 소금 간이 싱거운 상태는 아닌지 반드시 확인해야 한다.

- 2단계 기간은 개인에 따라 차이가 있다. 정체기가 길어지거나 식단 중간에 신체상의 부정적인 증상이 나타나면 음식의 소금 간을 다시 확인하고 너무 싱겁지 않도록 조리해야 한다. 명현 현상으로 불리는 증상들은 물 대신에 국 섭취량을 늘리면 대부분 호전된다. 외식을 할 때도 '탕'이나 '전골' 같은 국물 음식이 좋다.

- 체중 감량이나 병세 호전을 빠르게 하려고 손상된 세포가 견디기 어려울 정도로 탄수화물을 너무 줄이면 감기 몸살 증상의 케토플루(Keto-flu) 또는 몸통에 피부 발진이 생기는 키토래쉬(Keto-rash)가 생길 수 있다. 이는 장이 매우 나빠서 간에서 해독된 독소들이 망가진 장 점막과 장 세포를 통해 다시 유입될 때 발생한다. 이런 증상이 생기면 장 치료를 하면서 일반 식단을 유지하다가 증상 완화 시 다시 케톤 대사 식단을 하면 된다.

- 케톤 대사 식단으로 초과 체중이 얼마나 빨리 줄어들지는 사람마다 다르지만, 전체 기간으로 계산하면 일주일에 평균 0.5~1.5kg 정도씩 빠지게 된다. 그런데 많은 사람들이 체중을 천천히 줄이는 게 더 좋다고들 하지만 이에 대한 과학적 증거는 없다. 반면에 체중이 적은 사람은 적정 체중으로 늘어나는 효과도 있는데 체중이 빠지는 경우보다 시간은 훨씬 더디다.

2단계 식단 중에 주의할 사항

- 과자와 아이스크림 같은 군것질과 간식을 자제하고 설탕을 절대로 많이 먹지 않는다. 초기에는 무가당(Sugar free)을 위해 천연 감미료인 스테비아(Stevia)를 소량 사용해도 되지만, 단맛에 길들여지면 4단계 이후 식단 유지에 실패하거나 요요가 발생할 가능성이 매우 높다.

- 뉴트라스위트(Nutrasweet)나 이쿠알(Equal) 브랜드 같은 아스파탐(Aspartame), 수크랄로스(Sucralose) 성분이 들어간 다이어트 감미료 역시 피한다. 이들은 신경 독소 또는 발암 물질 의혹이 있으므로 다이어트와 상관없이 끊어야 한다. 모든 다이어트 음료에는 감미료 성분이 들어 있다.

- 맥도날드, KFC, 피자헛, 롯데리아와 같은 패스트푸드는 1단계(인슐린/렙틴 민감화)에서만 허용하며, 3단계부터는 금지한다.

- 설탕이나 녹말을 포함하지 않은 샐러드 드레싱이나 허브 양념은 괜찮지만 일반적인 드레싱 소스는 당분이 너무 많으므로 피한다. 하지만, 요리 시 소금이나 후추, 천연 감미료, 향신료 허브 등은 자유롭게 사용해도 좋다.

- 똑같은 500칼로리 다이어트라 하더라도, 패스트푸드와 탄산음료, 닭가슴살 샐러드로 이루어진 절식 식단은 신진 대사를 조정하고 회복시키는 데 아무런 도움이 되지 않는다. 절식 식단은 일시적인 체중 감량과 컨디션 회복을 느끼게 하지만, 장기적으로는 체중 감량의 효과도 볼 수 없고, 식생활 개선을 통해 건강한 체질로 변화시키고자 하는 목표도 이룰 수 없게 된다. 식단이 잘 진행되고 있는지는 컨디션과 신체 에너지로 판단하면 된다.

- 컨디션이 좋아지고, 먹는 양이 자연스럽게 줄어들게 되면 배가 고플 때만 먹는 습관을 들여야 한다. 배가 고프지 않으면 두 끼만 먹어도 되고(간헐적 단식), 하루에 한 끼만 먹어도(1일 1식) 충분하다. 단, 단식이 너무 길어지면

근육이 줄어들어서 정체기가 오거나 장이 예민해질 수 있으므로 주의한다. 만약, 어떠한 경우에도 적당량 이상 먹을 수 없다거나 입맛이 없어서 식사량이 줄어든다면 건강에 이상이 있다는 신호이다.

- 식단에 적응해 가면서 익힌 채소는 늘리고, 육류는 적당히, 지방은 서서히 늘리되, 맵고 자극적인 음식은 조금씩 줄여야 한다.

- 단백질을 고기로 섭취할 때에는 단계적으로 줄여 나가야 한다. 1인분의 고기 양을 120g~150g 정도로 잡고, 1단계는 '1~3인분/끼니', 2단계는 '1~3인분/일', 3단계는 '1~3인분/주' 정도의 양을 목표로 하면 적당하다.

- 무리하지 않는 선에서 몸에 맞는 운동을 하면 효율적이다. 일반적으로는 땀이 약간 날 정도의 걷기만으로도 충분하고, 조금 더 강도를 높인다면 몸무게를 이용한 근력 운동이나 저항성 운동, 또는 요가나 필라테스 같은 스트레칭 위주의 좌·우 동시에 자극이 가능한 운동을 한다. 운동 경험이 많고 체력이 충분하다면 고강도 인터벌 운동 또는 타바타 운동을 권장한다. 하지만, 골프, 테니스, 탁구, 배드민턴, 볼링 등과 같은 한 방향 운동은 격렬하게 하지 말고, 꼭 해야겠다면 평소에 양방향 운동을 반드시 해야 한다.

- 칼로리 계산법에 의해 잉여 칼로리가 지방으로 전환되지 않도록 해야 한다. 일반적으로 더 많은 지방을 태우기 위해 과도한 운동을 선택하기 쉽다. 그런데 운동 과학으로 보면 운동으로 태운 칼로리가 체중 감량에 직접적으로 도움이 되지는 않는다. 과도한 운동으로 체중을 엄청나게 줄였다 하더라도 식단의 변화 없이 감량한 체중을 계속 유지하기란 불가능하다. 감량 체중을 유지하기 위해서는 같은 양의 운동을 계속적으로 해야 하는데 그도 어렵거니와 세월이 흐르면서 노화에 의해 근력이 줄어든다. 논문에 의하면, 식단 관리를 하는 중에 활동량을 최소로 한 그룹은 41%까지 체중을 줄였지만, 매우 활동적이었던 그룹은 체중이 3% 정도밖에 줄어들지 않았다.

- 평소 공기 좋은 날에는 햇볕을 충분히 쬐도록 한다. 햇빛은 비타민D를 만들어 주고, 수많은 빛 파장이 세포를 건강하게 해 주기 때문에 영양제보다 훨씬 낫다. 하지만 유리를 통해서 들어오는 햇빛은 유용한 파장이 차단되기 때문에 효과가 떨어진다.

- 근육을 늘리기 위해서는 단백질 섭취를 늘리거나, 운동 1시간 전에 50g 정도의 탄수화물을 섭취하거나 운동 직후에 단백질 쉐이크를 먹는 방법도 도움이 된다. 지연성 음식물 알레르기 단계가 높게 측정된 경우에는 흔히 유통되는 저품질 단백질 쉐이크보다 알레르기 유발 가능성이 거의 없는 가수분해 분리 유청 단백 쉐이크를 권장한다.

- 케톤 상태가 유지될 수 있는 탄수화물의 적정량을 찾아서 유지하고 있는 중이었다고 해도 필요할 때(생리 전, 업무 과다, 활동량 증가, 케토플루 또는 케토레시 등)는 좋은 탄수화물을 적극적으로 먹어도 좋다.

- 간식으로 견과류를 매일 섭취하는 습관은 권장하지 않는다. 간식은 가능한 먹지 않도록 하고, 견과류와 과일 등은 후식으로 조금만 먹어야 한다. 뿐만 아니라, 간식으로 섭취하던 음식을 끼니로 대신하지 말아야 한다.

케톤 활성화
높아진 세포 대사의 속도 변화를 고정시켜라!

목표 세포 대사로 만들어지는 에너지 ATP의 원료가 포도당(탄수화물)에서 케톤(지방)으로 변화된 상태를 확실히 고정시킨다.

원리 2단계에서 조절했던 탄·단·지 적정량을 유지하면서 식단을 이어 간다. 즉, 비율을 바꾸거나 식사량을 늘이거나 줄이지 않고 지속하면 적정 수준으로 높아진 세포 대사 속도가 유지된다.

- 최대의 효과를 위해서 3단계 동안에는 어떤 종류라도 단순 탄수화물(빵, 설탕과 같은 단당류)이나 알콜류는 절대로 먹으면 안 된다. 2단계 때 가끔씩 하던 치팅 밀(cheating meal)도 하지 말고, 과일류도 먹지 말아야 한다.

- 몸에는 좋지만 맛이 없다고 느꼈던 음식을 거부감 없이 먹을 수 있게 되면, 더 이상 단맛을 찾지 않게 되고 빵집도 지나칠 수 있게 된다.

- 한 끼 대용으로 방탄커피를 마시지 말아야 하며, 지방과 지용성 비타민을 영양제로 섭취하는 방법도 나쁘지는 않지만, 요리한 음식의 식재료가 가지고 있는 본연의 지용성 영양소와 지방을 섭취해야 효율이 가장 높다.

- 장 건강에 도움이 되는 발효 탄수화물은 전통 방식으로 제조된 낫또, 김치, 그릭요거트, 된장, 간장 등이다. 시중에 판매되는 발효 제품들은 전분을 추가하여 급속 발효를 한 제품들이 대부분이다. 이 규칙은 요쿠르트나 치즈에도 똑같이 적용된다.

- 급격히 혈당을 올리는 고당분 치팅밀은 3단계에서 절대 금지해야 한다. 치팅밀은 2단계와 4단계에서 아주 드물게, 4단계 이후에는 비교적 자유롭게 하되 너무 잦지 않게 하고 체중 증감이나 부종 여부에 따라 조절한다.

케톤 대사 식단
4단계
(1개월)

인슐린/렙틴 감수성 유지
본인에게 맞는 소식 식사량을 찾아라!

목표 적정 식사량을 찾아가며 요요를 방지하고 체중을 유지한다.

원리 망가졌던 세포가 케톤(지방) 대사로 바뀌어 가면서 점차 회복된다. 정상 기능을 하는 세포에서는 영양소의 재활용율이 높아져 음식에 대한 식탐이 줄어든다. 더 이상 먹고 싶은 본능을 참으려고 노력하지 않아도 저절로 먹고 싶은 욕구가 줄어드는 단계이다.

• 체지방의 과도한 연소를 중지하고, 칼로리 소모량을 재조정하여 세포가 정상적으로 칼로리를 소모할 수 있도록 훈련하는 단계이다. 요요 현상을 방지하는 가장 중요한 단계이다.

• 본인의 상황에 맞게 식사 횟수를 줄이거나 섭취량 조절이 가능하다. 단 하루 중 최소한 1번의 식사는 충분한 양을 먹어서 (과식은 금물) 공복감이나 허기짐을 유발하지 않아야 급격한 요요 현상을 피할 수 있다.

• 체중의 변화가 올 수 있으나 변화 폭이 2kg 이내에 머물러야 한다. 만약, 체중을 감량/증량할 목적이었는데 2kg 이상으로 급격하게 증량/감량(목적과 반대 결과)될 때에는 2단계를 처음부터 다시 시행해야 한다.(중요)

• 식물성 오일, 버터류, 모든 종류의 고기, 과일 주스, 대부분의 과일과 야채를 먹어도 좋지만 배가 부를 때는 단호하게 식사를 중단하는 습관을 기르고 유지한다.

• 이 기간에는 파인애플, 멜론과 같은 열대 과일과 수박과 포도 등과 같은 당분이 높은 과일류는 주의한다.

• 전체적인 하루 식사량을 줄여 소식할 수 있는 방법으로 1일 1식, 간헐적 단

식 등도 좋고, 일정상 특이 식사법을 평소에 지키기 어렵다면 주말 24시간 단식도 권장한다. 예를 들면, 토요일 점심부터 물을 제외한 음식을 제한하여 일요일 점심까지 24시간 단식을 하는 방법이다.

- 식사를 하지 않는 날이나, 공휴일 등에는 영양 보충제를 섭취하지 않아도 되며, 식사량이 줄어들면 복용하는 영양제의 양과 개수를 같이 줄여도 된다. 기본적인 영양제는 비타민 B, C, D, 오메가3, 유산균 중에서 선택하면 된다. 특수한 신체 상황에서는 알맞은 영양제를 추가하되 하루에 복용하는 영양제의 개수는 최대 7~8개 정도가 적당하다. 장내 유익균의 일부에 해당하는 유산균 제품보다는 장에 있는 유익균 전체를 증식시키는 방법이 더 좋다. 즉, 좋다고 하는 어떤 유산균 제품보다도 헤미셀룰로스(Hemicellulose)인 미강을 섭취하는 편이 훨씬 낫다.

케톤 대사 식단 5단계

사후 관리
금지된 음식을 즐기면서도 체중을 적정하게 유지·관리하라!

- 사후 관리는 본인이 원하는 정도의 식사량이 저절로 관리되는 단계이므로 라이프 스타일로 유지한다.

- 참았던 음식이나 나쁘니까 먹지 말라던 음식을 가끔씩 즐기기도 하지만 탄수화물 중독이었던 예전 시절의 빵순이처럼 음식을 찾아 헤매지 않게 된다.

- 식사량의 조절과 식탐의 변화가 억지로 노력하는 게 아니라 입맛이 바뀌면서 저절로 되기 때문에 '음식의 자유'를 느낄 수 있다.

케톤 대사 식단 시
절대 잊지 말고 나아가야 할 최종 목표

1. 소식을 해도 배고프지 않아야 한다.

2. 영양제를 안 먹어도 건강해야 한다.

3. 아무거나 먹어도 탈이 없어야 한다.

목표를 달성하기 위한 모든 과정이 완벽할 수는 없다. 하지만, 지금보다는 나아야 한다. 늘 똑같은 과정은 늘 똑같은 결과를 만들 수밖에 없다. 무엇이 다른 결과를 만들까? 치료가 아플 듯해서 피하고 규칙을 지키는 게 어렵고 귀찮아서 할 수 없다면, 시간이 지나면서 세포 노화가 진행될수록 지금보다 더 나빠질 게 뻔하다. 회복될 수 있는 기회도 지금 이 순간이 가장 빠른 때이고, 회복할 힘이 있는 시기도 앞으로 남아 있는 날들 중에서 가장 젊은 때이다. 오늘을 넘기면 기회도 힘도 세포와 함께 낡아 갈 뿐이다. 치료를 '할까? 말까?' 치료가 '될까? 안 될까?'를 고민한다면 내가 나아가야 할 방향을 올바르고 정확히 짚어 주고 도와줄 수 있는 식단 처방을 따라가야 한다.

케톤 대사 식단은 체중 조절용 다이어트 식단이 아니다. 망가진 세포 대사를 정상적인 생리작용이 가능하도록 복구시키는 식이 요법이다. 세포의 대사가 정상화되면 몸이 건강해지면서 체중 변화는 그저 따라오는 이차적인 이득일 뿐이다.

케톤 대사 식단의 **영양소별 섭취 방법**

A. 탄수화물

설탕, 밀가루, 과일, 음료수는 식단 기간 중에는 반드시 끊거나 아주 최소량만 섭취하도록 한다. 식단 기간 외에는 어느 정도 허용되지만, 끼니를 대신해서 섭취하는 식습관으로 돌아가지 않도록 주의한다.

1. 정제된 설탕과 (액상)과당이 들어간 음식은 먹지 않는다.

조청, 꿀, 매실청 등도 추천하지는 않지만 음식의 조미를 위해 조금씩 들어간다면 괜찮다. 건강식은 맛이 없다는 편견이 생길 수 있고, 맛이 없는 음식을 억지로 참으면서 먹는다면 식단을 지속할 수 없기 때문이다.

❶ 정제 당분은 뇌세포와 신체 세포에 인슐린 저항성을 유발하여 세포가 포도당을 필요로 할 때 제대로 공급하지 못하게 만든다. 정제 당분 섭취의 금지는 세포를 치유해서 좋은 건강 상태를 유지하기 위해 반드시 필요하며, 음식에 첨가되는 모든 정제 당분이 해당된다.

❷ 정제 당분은 식품 성분 목록에 수십 가지 이름으로 등장한다.
예) 사탕수수 설탕, 사탕무당, 대추야자당, 황설탕, 파우더 설탕, 증발시킨 사탕수수즙, 조청, 옥수수 시럽, 고과당 옥수수 시럽, 꿀, 아가베, 메이플 시럽, 당밀, 슈크로스, 덱스트로스(-os로 끝나는 모든 성분), 말리톨, 글리세린, 맥아 추출물, 말토덱스트린 등

인공 감미료는 괜찮지 않을까?

① 인공 감미료는 열량이 하나도 없어 세포가 연료로 사용할 수 없으며, 단맛만 낼 뿐 혈당에 영향을 주지도 않으면서 그대로 다 버려진다. 그런데 설탕

과 마찬가지로 인슐린 호르몬 체계를 간접적으로 교란할 수 있다.

② 단맛이 혀를 자극하면 그에 상응하는 도파민 분비가 늘어나고 인슐린 반응이 강화되며, 장내 세균들을 변화시킴으로써 포도당 과민증을 유발하는 새로운 신체 반응을 유발시키게 된다.

③ 일부 실험 논문에서 인공 감미료는 일종의 뇌 기아 상태와 정보 혼란을 유발하여 먹이 섭취를 50%나 늘린다는 보고가 있고, 인체에 적용된 결과를 유추하면 온종일 계속 뭔가를 입안에 집어넣는 행동을 유도하여 결국에는 체중 감량 계획을 100% 실패하도록 만든다.

④ 종류: 사카린, 뉴트라스위트, 아스파탐, 수크랄로스, 당알콜계 감미료(자일리톨, 솔비톨, 말리톨), 스테비아, 트루비아 등

2. 정제 밀가루로 만든 빵과 면을 먹지 않는다.

밀과 쌀, 그리고 기타 곡물을 갈아서 가루를 만든 후 가공한 음식은 가급적 먹지 않는다. 예) 빵, 떡, 국수, 통곡물 시리얼 등

❶ 외식을 할 때 가장 주의해야 할 식재료이다. 대부분은 설탕에 더 신경을 쓰지만, 밀가루 때문에 체중 감량에 실패하는 경우가 훨씬 더 많다.

❷ 설탕을 끊으면서 생기는 '설탕 금단 증상' 때문에 밀가루를 더욱 찾게 되는 경향이 생길 수 있으므로 주의한다.

❸ 식단 기간에는 통밀도 주의해야 한다. 현미 속에 쌀알이 있듯이 통밀 속에도 밀이 들어 있으므로 통밀을 갈아서 만든 밀가루에 불과하다. 식이 섬유와 함께 있어 정제 밀가루보다는 나을 수 있지만, 식이 섬유 섭취가 목적이라면 통밀보다는 미강 같은 제대로 된 다른 식이 섬유를 선택하는 편이 낫다.

❹ 밀가루뿐만 아니라 형태를 변형시켜 가루로 만든 모든 식재료를 주의해야 한다. 적절한 예로 쌀가루를 이용해서 만든 떡이나 곡물 가루를

이용한 씨리얼 등이 있다. 커다란 얼음 덩어리보다 곱게 갈아놓은 얼음이 더 빨리 녹는다는 특성을 고려하면 가루로 만든 식재료는 원래 형태 그대로 섭취하는 방법보다 훨씬 빨리 혈당을 증가시키게 된다.

⑤ 그 외 감자, 옥수수 또는 고구마 같은 전분 탄수화물이 많은 음식들은 섭취량을 최소한으로 해야 한다. 감자보다는 식이 섬유가 더 많은 고구마가 오히려 낫다.

소화기에 문제가 있거나 식사 시간이 짧고 빠르다면?

통밀이나 현미뿐만 아니라 잡곡도 피하고, 생채소를 섭취하지 않는 편이 장 세포 회복에 도움이 된다. 특히, 고기를 먹으면서 쌈 싸 먹기는 반드시 피해야 한다. 소화력이 약하고 장이 좋지 않다면 굳이 현미밥이나 잡곡밥을 억지로 먹기보다는 쌀밥이 오히려 낫다. 건강식의 대표격인 샐러드도 소화기가 약하다면 오히려 장 문제를 일으키므로 피해야 한다.

3. 당분이 많은 과일은 되도록 먹지 않는다.

베리류나 레몬류는 적당량 섭취해도 되지만, 당분이 많은 과일은 가능하면 소량(1~3쪽 정도)만 먹거나 아예 먹지 않는 편이 식단 초기에는 훨씬 유리하다(예: 수박, 사과, 배, 포도, 복숭아, 그리고 바나나를 비롯한 대부분의 열대 과일 등). 특히 과일로 1끼 때우기는 반드시 피하고, 배가 너무 부르거나 너무 고플 때 과일을 먹는다면 체지방 감소는 더디게 된다.

❶ 최근의 과일은 여러 장점이 무색할 만큼 당도가 높아 단점이 더 많다. 과일이 좋다는 얘기는 최소한 최근의 국내 과수나무 열매에는 해당되지 않아 보인다. 요즘 유통되는 과일은 영양 성분 표시와 포장지가 없는 가공식품이라고 해야 할 정도이다. 최고급 과일로 인정받기 위해 크고 달고 깨끗한 과일이 어떻게 생산될지 추측해 보면 된다.

❷ 과일이 좋다는 내용을 살펴보면, 생과일 속에 들어 있는 천연 과당은 정제된 설탕처럼 뇌와 몸에 나쁜 영향을 미치지 않으며, 과일을 먹을 때 같이 먹게 되는 수용성 섬유질과 불용성 섬유질의 효과로 과일 속 천연 과당이 장에서 흡수되는 속도를 늦추고 인슐린 및 도파민 반응을 무디게 한다는 등의 설명이 주요 내용이다. 하지만 과다 섭취 시 발생하는 과당의 유해성까지 막아 주지는 못한다.

❸ 말린 과일, 과즙, 혼합된 과일(특히 과일 주스에 우유나 아이스크림 또는 얼음을 넣어 만든 스무디 음료) 등은 절대적으로 피한다.

당분이 적은 과일과 뿌리채소는 마음껏 섭취해도 될까?

① 체중을 극단적으로 줄이고자 할 때 고려할 식재료이다. 단지 포만감만 충분히 만들 뿐 맛도 영양도 부족하기 때문이다. 뇌는 속일 수 있겠지만, 세포 회복에는 별로 도움이 되지 않는 영양 섭취 방법이다.

② 건강상의 문제가 있거나 세포 대사가 케톤(지방)으로 전환되는 속도가 느린 사람은 적정량 정도는 섭취할 필요가 있다. 하지만, 식재료의 대부분으로는 선택하지 말아야 한다.

4. 음료수는 반드시 끊는다.

❶ 신진 대사에 교란을 가져오는 탄산음료, 이온 음료, 에너지 음료를 피한다.

❷ 탄산수(Sparkling water)는 청량감과 포만감 때문에 다이어트나 변비 개선의 목적으로 많이 찾지만, 산성을 띄고 가스가 위장 팽만을 유발하기 때문에 역류성 식도염이 있거나 위가 약하다면 피해야 한다. 자주 마시면 위장의 괄약근이 약해질 수 있고 위궤양, 위염 등의 위험이 있을 수 있으며, 특히 잠들기 전에 마시면 치아 건강에도 좋지 않다. 또

한 알코올 흡수를 촉진시키므로 술자리에서 마실 때도 주의한다.

❸ 커피는 허용되지만 공복감과 배고픔을 유발할 수 있으며, 만성 탈수를 만든다. 가능하다면 자제한다. 탈수는 카페인이 유발한다고 하여 '디카페인(Decaffein) 커피'로 바꾸려고 시도하는데, 오랜 기간 커피를 마셔왔다면 약하기는 해도 여전히 탈수 효과가 있다.

❹ 가능하다면 우유, 요거트, 아이스크림과 같은 유제품은 섭취하지 않거나 줄인다. 골다공증이나 성장을 위해 유제품이 도움 된다고 알려져 있지만 사실무근이고 오히려 건강에 좋지 않다는 의견이 더 많다.

B. 단백질

1. 영양가 높은 고품질의 단백질을 섭취해야 한다. 가공식품보다는 풀을 먹여 키운 소, 무항생제 또는 동물 복지 육류나 달걀 등의 천연 음식의 단백질을 우선 권장하지만, 펩타이드 또는 아미노산화된 100% 가수 분해 분리 유청 단백 분말을 단백질 섭취용으로 선택해도 좋다.

   예) 좋은 단백질: 소고기, 돼지고기, 닭 가슴살, 칠면조, 타조, 메추리, 게살, 랍스터, 새우, 흰살생선, 코티즈 치즈, 달걀 등
   피해야 할 단백질: 햄, 소시지, 인공 감미료와 향신료가 포함된 훈제 고기 등과 같은 육류 가공식품, 양념된 고기, 우유 가공제품 등

2. 고기는 100g 단위로 포장을 해 두면 좋은데, 보통 핸드폰 2개를 겹쳐 놓은 정도보다 약간 작은 크기이다.

3. 고기를 섭취하면서 자연스럽게 동물성 지방을 함께 섭취하기를 권장한다. 처음부터 굳이 고기 양을 제한할 필요는 없으나, 단백질 역시 인슐린 분비를 자극하므로 과식하지 않도록 주의한다.

4. 지방이 없는 닭 가슴살, 소고기 안심 등이나 돼지고기에서 비계(지방)를

제거한 살코기 부분만을 지속적으로 섭취하면 체중 조절이 어려울 수 있고, 오히려 소화에 더 부담이 갈 수 있다.

5. 고기 단백질 섭취가 많아지면, 특히 지방이 없는 고기 단백질을 섭취하면 소화 장애나 알레르기 반응 등이 증가하거나 변비를 유발할 수 있다. 천천히 본인에 맞는 단백질(고기) 양을 찾아가는 식단을 권장한다.

6. 운동이 필요하기는 하지만, 체중을 빨리 줄이기 위해 운동을 추가하거나 공복감을 없애기 위해 또는 근육량을 높이기 위해 단백질 양을 무리하게 늘리지 말아야 한다. 소화력이 약해서 단백질을 아미노산으로 소화시키지 못하면 근육량은 더 줄어들고 체중 감소는 더 어려워진다.

7. 단백질을 줄이기 위해 버터나 오일을 일부러 많이 늘리면 안 된다. 지방 대사가 안 되는데 지방(특히, 포화지방) 섭취량을 무리하게 늘리면 살이 더 찌고 콜레스테롤 수치가 너무 올라가는 경우도 많다. 충분히 적응이 되었다고 해도 버터나 오일은 항상 음식과 같이 조리하여 섭취한다.

8. 치즈는 좋은 단백질 식품이다. 하지만, 슬라이스 되어 있거나 착색료를 사용하여 가공한 제품은 피하고, 가능한 자연 발효된 고품질 치즈를 선택한다.

9. **식단의 단계별 고기 섭취량**

- **1단계**: 배가 부르고 충분히 먹었다 싶을 만큼 마음껏 먹되 쌈을 싸 먹거나 생채소 반찬은 같이 먹지 않는다.
- **2단계**: 2단계 기간이 지나면 자연스레 1일 2~3인분을 먹는데, 1끼에 다 먹어도 되고 하루에 나눠서 먹어도 된다.
- **3단계**: 1주에 2~3인분 정도 고기를 섭취하며 소식을 유지하면 적당하다.

이 과정은 자연스럽게 변해 가게 되므로 빠른 결과를 위해 굳이 단계를 건너뛰지 않아도 된다.

아미노산 결핍이 있다면?

탄수화물이 자꾸 당기고 일명 '빵순이'가 되는 이유이다. 식단 과정을 잘 지나서 탈수와 아미노산 결핍이 교정되면 탄수화물과 단맛이 별로 생각나지 않을 수 있다. 어떤 규칙보다도 몸에서 단맛을 찾지 않는 순간이 될 때까지 꾸준히 식단을 유지해야 한다는 규칙 준수가 가장 중요하다.

C. 지방

1. 육류는 가장 좋은 지방 공급원이다. 육류 지방은 포화 지방이며 신체에 꼭 필요하기 때문에 단백질과 함께 적절한 양의 섭취가 반드시 필요하다. 예) 삼겹살, 항정살, 꽃등심, 차돌박이, 대창 등

2. 동물의 지방에는 여러 환경 독소가 포함돼 있음을 반드시 인지한다. 그래서 열악한 사육 시설에서 생산된 고기보다는 '동물 복지' 마크로 인증받은 제품 또는 자연에서 풀을 먹고 자란 가축 등에서 생산되는 고기 또는 달걀을 선택하기를 권장한다. 하지만, 여건이 여의치 않은 경우에는 육류에 포함된 여러 가지 독소가 재흡수되지 않도록 장 건강 관리에 더욱 유의한다.

3. 동물성 포화 지방이 많이 함유된 제품이 '버터(butter)'이다. 지방의 품질이 좋고 고농축화한 '기버터(Ghee butter)'는 최고의 포화 지방 재료가 되며, 알레르기를 일으키는 성분이 없다.

4. 여러 종류의 식물성 오일에는 불포화 지방이 많지만, 포화 지방 함유량이 상대적으로 높은 코코넛오일, 올리브유, 아보카도유, 팜유, MCT오일 등을 권하며 시중에 판매하고 있는 어떠한 종류라도 식용유는 사용하지 말아야 한다. 아마씨유 또는 생들기름에는 오메가3와 알파리놀렌산이 풍부하며, 암 환자의 경우에는 블랙커민시드오일 또는 사차인치오일과 같은 질 좋은 불포화 지방산 오일도 도움이 된다.

5. 모든 오일은 냉압착의 방식으로 추출한 제품을 섭취해야 한다. 고온 압착의 경우에는 오메가3가 파괴되거나 제조 과정 중에서 발생되는 산패된 오일이 포함되어 있을 가능성이 높기 때문이다. 이런 이유로 냉압착 생들기름이 참기름보다 더 낫다고 할 수 있지만, 맛을 내는 목적으로는 고온으로 볶아 향을 극대화한 참기름을 적극 이용해도 괜찮다.

6. 견과류는 식감뿐만 아니라 지방 섭취에도 도움이 된다. 특히 브라질넛, 마카다미아, 피칸, 호두, 잣 등은 좋은 식물성 지방이 함유돼 있어 좋지만, 단백질과 지방뿐만 아니라 적지 않은 양의 탄수화물도 들어 있으므로 한꺼번에 많이 먹지 않는다. 아몬드, 땅콩, 캐슈넛은 특히 탄수화물이 많이 함유되어 있으므로 주의하고, 대부분의 아몬드 제품은 볶은 상태이기 때문에 질 좋은 지방을 기대하기 어렵다. 땅콩의 경우에는 곰팡이가 포함되어 있을 가능성이 높은 식재료이므로 주의한다.

7. 생선과 해산물도 좋다. 꼭 등푸른 생선이 아니어도 갈치, 장어, 조기, 옥돔, 가자미 등의 지방이 많은 생선들은 건강에 좋은 식재료이다.

케톤 대사 식이 요법에서 권하는 고품질 지방 식품

코코넛 오일	야생에서 수렵한 알래스카 연어, 정어리, 멸치(엔초비) 및 크릴과 같은 건강한 동물성 오메가-3 지방(멸치가 비용 대비 효율적)	올리브와 올리브 오일 (대부분의 올리브 오일은 식물성 오일로 희석되기 때문에 공인인증 마크를 받았는지 확인해야 함.)
야생 목초 버터	마카다미아, 아몬드 및 피칸과 같은 생 견과류	호박, 깨, 커민 그리고 마와 같은 다양한 씨앗
아보카도 오일	생 카카오 버터	굳힌 돼지 기름(라드), 우지
기(Ghee) 버터		유기농 방목 유정란

D. 기타

1. 감자와 고구마, 옥수수를 제외한 모든 채소는 자유롭게 섭취 가능하다. 그렇다고 감자, 고구마, 옥수수를 절대 먹으면 안 된다는 의미가 아니다. 다른 채소에 비해서 훨씬 가끔씩만 섭취하라는 의미이다.

2. 혈당을 올리지 않는 식이 섬유로서의 탄수화물은 충분히 섭취해야 한다. 상추, 샐러리, 양파, 무, 시금치, 토마토, 근대, 치커리, 오이, 아스파라거스, 비트, 브로콜리 등의 채소는 자주 먹어도 좋다. 식이 섬유가 많다고 해도 당분 역시 많이 함유된 채소(고구마, 양배추, 양파, 마늘 등)는 소량 적정 수준에서 섭취한다.

3. 식이 섬유가 풍부한 해조류도 많은 도움이 된다. 특히 식이 섬유인 이눌린이나 후코이단 등의 수용성 식이 섬유가 풍부한 음식이나 저항성 전분도 좋은 선택이다. 요오드가 풍부한 해조류는 좋은 식재료가 될 수 있다. 그러나 다시마는 칼로리가 낮지만 당 함량이 높아 한꺼번에 많은 양을 먹는 식단은 권장하지 않는다. 과량 섭취 시 요오드 부작용이 생길 우려도 있다. 다시마로 우려낸 국물 정도는 괜찮다.

4. 마늘이나 생강 등을 통으로 먹거나, 많은 양의 향신료를 이용해서 만든 자극적으로 매운 음식은 위장 회복을 느리게 하므로 피한다. 뿐만 아니라, 매운 맛의 음식을 배달이나 외식으로 할 때에는 적지 않은 양의 설탕도 들어간다는 사실을 알아야 한다.

5. 과민성 장 문제 등으로 장이 좋지 않다면 생채소는 피해야 한다. 장 건강을 위해 매일 샐러드를 먹고, 고기를 먹을 때 매번 쌈을 싸 먹기를 즐긴다면 나쁜 장을 오히려 더 악화시키게 된다. 채소는 가급적 데치거나 삶거나 볶는 조리법으로 익혀서 먹고, 가장 좋은 방법은 국건더기와 같이 푹 익힌 채소가 가장 좋다.

6. 김치는 여러 가지 종류를 먹어도 되지만, 식당에서 외식할 때 제공되는 깍두기나 겉절이 등은 대부분 당 함량이 높기 때문에 적당히 먹는다. 깍두기는 가급적 작게 잘라서 먹어야 턱관절 손상을 예방할 수 있다.

7. 증류주에 속하는 위스키, 고량주, 일본식 소주(사케) 등은 당분이 거의 없고, 화이트 와인이나 레드 와인까지는 어느 정도 마셔도 된다. 하지만, 술은 가능한 피한다. 한국식 소주, 맥주, 막걸리, 아이스 와인, 샴페인 등은 인공 감미료를 포함하여 당분이 많다. 특히 맥주와 막걸리는 가급적 마시지 않기를 권하고, 어떠한 주류든지 술의 종류에 따라 1~2잔 정도까지만 마신다.

8. 커피는 좋은 지방과 플라보노이드가 많이 들어간 좋은 음료이다. 미디엄 로스팅 된 원두의 드립 커피가 가장 좋고 하루에 2잔 이하가 적당하다. 믹스 커피는 가능한 피하고, 만성 탈수가 있다면 어떤 종류이든 상관없이 차와 커피는 체력이 회복될 때까지 피해야 회복이 빠르다. 커피에 버터나 코코넛 오일을 넣어서 '방탄커피'를 만들어 마셔도 좋지만, 지방 섭취 목적으로는 금물이다. 커피를 많이 마시면 카페인이 열량 소모를 증가시키므로 일시적으로 유익해 보이지만, 결국에는 탈수로 이어지고 부신에 무리가 와서 몸이 더 피로해질 수도 있다. 커피나 차는 기호 식품일 뿐 지방을 첨가했다고 해서 1끼 식사를 대신할 수 없기 때문이다.

9. 따뜻한 차를 많이 마셔도 되지만, 편의점이나 마트에서 판매하는 차는 어떤 종류라도 권장하지 않는다. 뿐만 아니라, 커피 대신에 마시는 차가 건강에 더 좋다는 착각은 금물이다. 화장실을 자주 갈 정도로 차를 많이 마시고 즐긴다면 반드시 저염식을 피해야 한다.

10. 충분한 수분을 섭취한다. 수분 섭취는 일반적으로 평균 1.5L/일 정도를 권하지만, 본인의 상황에 맞게 조절하면 된다. 대신에 1L/일 이상은 마시고, 건강 상태가 좋지 않다면 상온의 미온수를 마신다. 물을 잘못 마시거나

물을 마시면 속이 불편해지는 경우에는 소금을 적당히 타서 마시면 되고, 음식의 소금 간이 혹시 약하지 않은지 확인해 볼 필요가 있다.

11. 너무 싱거운 저염식은 피해야 한다. 소금 간을 할 때는 다른 사람의 입맛과 맞추어서 조절할 필요도 있다. 왜냐하면, 저염식에 적응되어 있는 경우에는 약간의 소금 간만으로도 음식이 짜게 느껴질 수 있기 때문이다. 그렇다고 음식을 짜게 먹어야 한다는 의미는 아니지만, 만성 탈수일수록 절대 싱겁지 않게 먹어야 한다.

탈수에는 한국인의 식성에 맞는 기름기 있는 국물 음식들이 도움이 된다. 곰탕, 갈비탕, 돼지국밥의 국물, 닭백숙, 오리백숙, 소고기 미역국, 소고기국, 차돌박이 된장국, 추어탕, 장어탕 등 국으로 단백질을 섭취할 수 있는 방법이 다양하다. 하지만, 만성 탈수를 교정하기 위해서는 미역국, 무국, 시래기 된장국, 콩나물국, 북어국 등 간을 잘 맞춘 맑은 국물이 더 낫다. 국물 요리를 할 때 적당량의 버터를 사용해서 국을 끓이면 훨씬 더 풍미 있는 국물 맛을 낼 수 있다.

주의 사항

케톤 대사 식단은 손상된 세포를 회복시켜 세포 대사를 정상화하는 데 목적이 있다. 하지만, 세포 대사가 정상적인 생화학적 생리 기전으로 회복되었는지 여부는 정밀한 검사를 해야 하기 때문에 매일매일 일상에서 효과를 알아차리기 어렵다. 다만, 신체 전반의 회복 속도 또는 기력 정도로 유추해 볼 수 있다. 뿐만 아니라, 세포 대사가 정상화되면 가장 먼저 체중의 변화를 수치로 확인할 수 있다. 비만은 체중 감소, 약골은 체중 증가로 표준 편차의 중앙값에 가까워지게 된다. 이런 근거로 케톤 대사 식단은 '체중 변화'에 대한 언급을 많이 하고 있을 뿐 원래의 의도에서 벗어난 '체중 감량 다이어트 식단'이 아님을 다시 강조한다.

체중 감량 시 명심해야 할 주요 포인트

- 처음부터 무조건 단식이나 절식을 시도해 빠른 효과를 보려고 하지 말고 에너지를 채울 수 있는 몸 상태를 먼저 만들어야 한다.

- 탄수화물은 일단 최대한 줄였다가 몸에 맞는 적정 수준을 찾아 다시 탄수화물 양을 늘리고 줄였다 반복해 보는 시도가 필요하다.

- 빠른 체중 감량을 위해 끼니를 대신하는 목적으로 방탄커피를 매일 꼭 마실 필요는 없다. 방탄커피가 오히려 식단의 효과를 방해하기도 한다.

- 근육량이 적고 대사가 느리면 최소한 밥 반 공기 정도의 탄수화물 섭취가 반드시 필요하다.

- 충분한 수면과 천천히 꼭꼭 씹어 먹는 습관이 중요하다. 소화의 첫 번째 단계는 씹는 행동부터 시작이며, 크고 딱딱하고 질긴 음식은 가능한 피해야 한다.

- 이전에 초절식, 한약 다이어트, 또는 식욕 억제제를 이용한 과격한 체중 감량을 시도한 경험이 있다면 포화 지방의 양은 천천히 늘려야 한다.

- 한 번에 많이 감량하기보다는 조금씩이라도 꾸준히 감량하는 편이 더 좋다. 그러니 마음을 편하게 가지고 충분한 기간에 걸쳐서 체중을 감량/증량하겠다는 의지로 식단을 꾸준히 유지하면 결국 목표에 도달하게 된다.

식단 변화가 처음에는 규칙이 많아 어렵고, 즐기지 않던 음식을 먹어야 하는 괴로움이 있을 수 있지만 당신의 인생을 바꿀 수 있는 계기의 첫 걸음이라고 확신한다. 무기력하거나 아프지 않은 건강한 신체와 함께 늘 행복하고 멋진 나날이 되기를 기원한다.